Schlaf: Rasch erklärt

Schlaf: Rasch erklärt

Björn Rasch

Björn Rasch

Schlaf: Rasch erklärt

200 Fragen und Antworten rund um den Schlaf

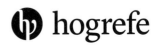

Prof. Dr. Björn Rasch
Universität Freiburg
Departement für Psychologie
Rue P.-A-de-Faucigny 2
1701 Freiburg
Schweiz
E-Mail: bjoern.rasch@unifr.ch

Bibliografische Information der Deutschen Nationalbibliothek
Die Deutsche Nationalbibliothek verzeichnet diese Publikation in der Deutschen Nationalbibliografie; detaillierte bibliografische Daten sind im Internet über http://www.dnb.de abrufbar.

Anregungen und Zuschriften bitte an:
Hogrefe AG
Lektorat Psychologie
Länggass-Strasse 76
3012 Bern
Schweiz
Tel. +41 31 300 45 00
info@hogrefe.ch
www.hogrefe.ch

Lektorat: Dr. Susanne Lauri
Bearbeitung: Lydia Zeller, Zürich
Herstellung: René Tschirren
Umschlagabbildung: Anne Karen Rasch, Pelago
Umschlaggestaltung: Claude Borer, Riehen
Illustrationen (Innenteil): Anne Karen Rasch, Pelago
Satz: punktgenau GmbH, Bühl
Druck und buchbinderische Verarbeitung: Multiprint Ltd., Kostinbrod
Printed in Bulgaria

1. Auflage 2021
© 2021 Hogrefe Verlag, Bern
(E-Book-ISBN_PDF 978-3-456-95932-0)
(E-Book-ISBN_EPUB 978-3-456-75932-6)
ISBN 978-3-456-85932-3
http://doi.org/10.1024/85932-000

Für Amrei, Ronja & Charlotte

Inhaltsverzeichnis

Danksagung

Dieses Buch ist durch die Mithilfe von vielen verschiedenen Personen entstanden. Zunächst einmal gehört mein Dank Prof. Lutz Jäncke, der dem Verlag Hogrefe den Vorschlag gemacht hat, ein „Schlafbuch" aufzunehmen. Zudem möchte ich mich gern bei Dr. Susanne Lauri bedanken, die die Entstehung des Buches als Programmleiterin Psychologie des Verlags mit hilfreichen Kommentaren, Diskussionen und Vorschlägen begleitet hat.

Ein ganz besonderer Dank gebührt allen, die die verschiedenen Entwürfe der einzelnen Kapitel Korrektur gelesen und mich auf Fehler und schwer verständliche oder fehlende Informationen hingewiesen haben. Dazu gehören Jonas Beck, Christine Blume, Selina Combertaldi, Maren Cordi, Susanne Diekelmann, Stephany Fulda, Mareike Hülsemann, Ursula Rasch, Cristina Staub, Barbara Droth, Sven Passmann und Nathalie Wannaz.

Dieses Buch wäre gar nicht erst ohne die entscheidende Mitarbeit weiterer Personen entstanden. So hat Dunja Ingold die Erstellung des gesamten Literaturverzeichnisses übernommen und mir zusätzlich noch Rückmeldung über die einzelnen Kapitel gegeben. Carolina Schenk, Masterstudentin im Fach Psychologie, hat schon lange bevor ich überhaupt anfangen konnte das Buch zu schreiben, Literatur gesichtet und zusammengestellt, Webseiten gesucht und mich auf spannende Themen und Fragen hingewiesen. Und sie hat alle Kapitel ab der ersten Version wieder und wieder Korrektur gelesen und verbessert. Vielen Dank für die tolle Unterstützung. Weiterhin freue ich mich sehr, dass ich das Buch zusammen mit meiner Schwester, der Illustratorin Anne Rasch, erstellen konnte. Ich entdecke immer noch neue lustige Details bei den vielen

Schafen. Und ich möchte auch meinen Eltern danken, die ich während der Höhen und Tiefen des Schreibens immer wieder um Rat fragen konnte. Mein allergrößter Dank aber gebührt meiner Frau Amrei Rasch. Ohne ihre Unterstützung wäre das Buch nie zustande gekommen. Insbesondere möchte ich dir danken, dass du mir während der intensiven Schreibphasen den Rücken freigehalten und fast die gesamte Betreuung der Kinder übernommen hast – gerade in Zeiten von Corona eine echte Herausforderung. Und natürlich einen herzlichen Dank an die besten Kinder der Welt – Ronja und Charlotte Rasch!

Vorwort

Einleitung

„Herr Rasch, wie lange soll ich schlafen?" Diese Frage wurde mir schon unzählige Male gestellt, und viele weitere schließen sich meist an. Jeder Mensch schläft, daher kann eigentlich jeder etwas zu diesem Thema sagen. Doch während früher der Schlaf eher als vertane Zeit angesehen wurde, gewinnt er heutzutage an Bedeutung. Dies liegt auch daran, dass unser persönliches Wohlbefinden und ein gesundes Leben in unserer Gesellschaft an Bedeutung gewonnen haben. Und da ist der Schlaf natürlich ein wichtiger Aspekt. Gleichzeitig steigen die Ansprüche: Im Sinne der Selbstoptimierung möchte man nicht nur bei der Arbeit und in der Freizeit Höchstleistungen erbringen, sondern man will sich auch möglichst effizient erholen und dafür den Schlaf optimieren.

Wissenschaft und Technik haben ebenfalls dazu beigetragen, dass der Schlaf in unserer Gesellschaft präsenter geworden ist. In den letzten zwei Jahrzehnten ist eine Reihe von wissenschaftlichen Studien erschienen, die auf die wichtige Rolle des Schlafs für unsere Gesundheit, unser Wohlbefinden und unser Gedächtnis hinweisen. In den Medien erscheinen diese Aussagen oft so, als würde man sofort „dick, dumm und krank", wenn man einmal eine Nacht nicht schläft. Gleichzeitig haben wir erstmals in der Menschheitsgeschichte die Möglichkeit, unseren eigenen Schlaf kostengünstig jede Nacht zu Hause zu erfassen – mithilfe von Fitnessuhren oder unserem Mobiltelefon. Dies ermöglicht eine vollkommen neue Art, unseren Schlaf zu protokollieren, Erkenntnisse über ihn zu gewinnen, sich darüber mit anderen auszutauschen und ihn mit dem Schlaf anderer zu vergleichen. Doch genau das erzeugt auch neue Fragen und Unsicherheiten.

Mein Weg zum Schlaf

Ich befasse mich seit 2003 mit Schlafforschung. Früher habe ich mich immer als Gedächtnisforscher bezeichnet und war daran interessiert, wie sich die Gedächtnisprozesse im Gehirn abbilden lassen. Erst als ich als Doktorand Teil des Forschungsprogramms zu Schlaf und Gedächtnis unter der Leitung von Prof. Jan Born an der Universität Lübeck wurde, kam die Schlafforschung dazu. In meiner Zeit als Postdoktorand an der Universität Basel habe ich zusätzlich genetische Aspekte untersucht. Als Assistenzprofessor an der Universität Zürich ging es mir hauptsächlich um die Frage, ob man im Schlaf das Gedächtnis verbessern kann. Und nach und nach ist für mich der Schlaf an sich immer interessanter geworden. Heute bin ich Professor für Psychologie an der Universität Fribourg in der Schweiz. Mein Hauptinteresse gilt jetzt der Frage, wie unser Schlaf in seiner Qualität und Dauer mit psychologischen Prozessen (also unseren Gedanken, Gefühlen und Vorstellungen) zusammenhängt und wie wir ihn verändern und verbessern können. Denn Schlaf ist keinesfalls nur ein rein körperlicher Zustand, den wir nicht oder nur durch Medikamente beeinflussen können. Im Gegenteil: Ein Hauptgrund für viele Schlafschwierigkeiten, wie zum Beispiel beim Ein- oder Durchschlafen, liegt darin, dass wir angespannt sind, uns Sorgen machen und grübeln. Doch wie genau beeinflussen diese negativen Gedanken unseren Schlaf? Und wenn wir stattdessen positive Gedanken hätten, könnten wir so unseren Schlaf verbessern? Welche psychologischen Prozesse spielen für die Regulation unseres Schlafs insgesamt eine Rolle?

Zur Entstehung dieses Buches

Im Laufe meiner Arbeit tausche ich mich immer wieder mit den unterschiedlichsten Menschen über das Thema Schlaf aus. Dabei fällt mir auf, wie viele Fragen die Menschen zum Schlaf haben, auf die sie zunächst keine Antwort wissen. In meinen Einführungsseminaren an der Universität beginne ich deshalb meist mit einer Fragestunde, in der mir die Studierenden ihre Fragen zum Thema Schlaf stellen können. Auch bei Vorträgen oder Informationsveranstaltungen versuche ich, möglichst viel Zeit für Fragen einzuplanen. Dies gilt insbesondere für Anlässe mit einem allgemeinen Publikum. Und die meisten Fragen zum Schlaf stellen ältere Menschen

Aus dieser Erfahrung heraus ist die Grundidee zu diesem Buch entstanden: eine Sammlung von Antworten auf Fragen zum Schlaf, die mir im Laufe der Jahre häufig gestellt wurden. Einige Fragen habe ich hinzugenommen, um bestimmtes Wissen zum Schlaf zu vermitteln, das wiederum für die Beantwortung anderer Fragen wichtig ist. Weitere Fragen betreffen meine Forschungsthemen zum Schlafen und Lernen oder psychologische Beeinflussungsmöglichkeiten des Schlafs. Einige Fragen fand ich sehr lustig und kreativ, die habe ich einfach untergemischt. Das Buch zeigt also meine subjektive Auswahl an Fragen und keine Auswahl nach wissenschaftlichen oder medizinischen Kriterien.

Ein Wort zur Wissenschaft

In den Antworten auf die Fragen habe ich versucht, den aktuellen Stand der Wissenschaft zugrunde zu legen. In den meisten Fällen verweise ich auf eine Auswahl von wissenschaftlichen Arbeiten, mit denen sich das jeweilige Thema weiter vertiefen lässt. Dabei versuche ich die Ergebnisse so darzustellen, wie sie sind, und auf die Einschränkungen und Probleme in der Interpretation hinzuweisen. Schwierig ist die Einschätzung insbesondere, wenn nur wenige wissenschaftliche Studien zu einem Thema vorliegen. „Eine Studie hat gezeigt, dass ..." hört sich zwar meist so an, als sei etwas wissenschaftlich bewiesen worden. Das ist es aber nicht. Eine einzelne Studie gibt zwar wichtige Hinweise, aber erst wenn ein Ergebnis in mehreren Studien von unterschiedlichen Forschergruppen bestätigt wurde, kann man sicher sein, dass es wirklich zutrifft.

Gerade berühmte einzelne Studien, die in sehr anerkannten wissenschaftlichen Zeitschriften veröffentlicht werden, sind problematisch. Sie generieren ein sehr starkes Echo in den Medien und bekommen viel Aufmerksamkeit in der Öffentlichkeit. Doch manchmal sind es gerade solche Studien, deren Ergebnisse sich in weiteren Forschungen nicht bestätigen lassen. Ein Problem ist, dass oft gar nicht versucht wird, Studien zu wiederholen und zu bestätigen. Schlafstudien sind oft sehr aufwendig, sie erfordern viel Geld, Personal und Zeit. Und Wiederholungen von Studien erzeugen auch meist nicht so viel Ruhm für die Wissenschaftler. Glück-

licherweise verändert sich diese Ansicht heutzutage auch in der Schlafforschung, und es werden vermehrt Replikationsstudien durchgeführt.
Ich habe deshalb versucht, mich nicht auf einzelne Untersuchungen,
sondern möglichst auf Überblicksarbeiten zu stützen, die die Ergebnisse
von vielen verschiedenen Studien zusammenfassen. Wenn sich dabei ein
Ergebnis einheitlich über viele Studien hinweg bestätigt, werte ich das als
einen starken Hinweis. Wenn mehrere Studien aber zu unterschiedlichen
Ergebnissen kommen, also einige Studien z. B. einen Zusammenhang mit
Schlaf finden, aber andere nicht, dann muss ich diesen Zusammenhang
als nicht bewiesen ansehen. Doch manchmal berichte ich auch Ergebnisse von einzelnen Studien. Diese sind dann immer nur unter dem Vor-
behalt der Bestätigung durch weitere Studien zu interpretieren.

Die Interpretation von wissenschaftlichen Ergebnissen

Doch selbst bei einem sehr einheitlichen Ergebnis ist weiterhin Vorsicht
geboten. So zeigen zum Beispiel sehr viele Studien, dass ein zu kurzer
Schlaf das Risiko von Übergewicht erhöht (siehe Frage *Macht kurzer
Schlaf dick?* in Kapitel 5). Damit ist dies ein gut abgesicherter wissenschaftlicher Befund und ein starker Hinweis auf einen Zusammenhang
zwischen zu kurzem Schlaf und Übergewicht. Doch was heißt das für
den Einzelnen? Werde ich bei zu kurzem Schlaf automatisch dick? Zunächst ist es wichtig zu betonen, dass wissenschaftliche Studien im Prinzip immer auf Vergleichen von Gruppen beruhen. Wenn man also 100
normale Schläfer mit 100 Kurzschläfern vergleicht, dann sind vielleicht
bei den normalen Schläfern 40 Personen übergewichtig, bei den Kurzschläfern sind es dagegen 54. Es gibt bei den Kurzschläfern mehr übergewichtige Personen, also hängt kurzer Schlaf mit Übergewicht zusammen. Natürlich gibt es aber auch bei der Gruppe der normalen Schläfer
Übergewichtige (nämlich 40). Und auch bei der Gruppe der Kurzschläfer
gibt es Personen mit normalem Körpergewicht (nämlich 46). Das heißt,
für eine einzelne Person bedeutet dieses wissenschaftliche Ergebnis erst
mal – nichts. Denn man kann normal- oder übergewichtig sein und dabei
kurz oder lang schlafen. Das heißt aber auch: Wenn ich jemanden kenne,
der kurz schläft und kein Übergewicht hat, dann kann ich mit dieser

Beobachtung *nicht widerlegen*, dass ein kurzer Schlaf das Risiko von Übergewicht erhöht.

Trotz der genannten Einschränkungen ist das Ergebnis insgesamt natürlich sehr wichtig, denn es zeigt, dass das Risiko, also die Wahrscheinlichkeit von Übergewicht, bei einem kurzen Schlaf erhöht ist. Noch spannender wird es, wenn man durch eine Verlängerung des Schlafs dann tatsächlich das Körpergewicht positiv beeinflussen kann. Erst Studien, in denen der Schlaf oder das Schlafverhalten verändert und eine Wirkung erzeugt wird, zeigen letztendlich, ob es wirklich der zu kurze Schlaf war, der das Übergewicht mitverursacht hat. Gerade von derartigen Studien gibt es leider (noch) nicht so viele, obwohl diese für Empfehlungen zum Schlaf und für die Auswirkungen einer Schlafoptimierung am besten geeignet wären.

Wissenschaftliche Ergebnisse sind also immer mit größter Vorsicht zu interpretieren, und man kann meist nur recht allgemeine Verhaltensempfehlungen daraus ableiten. Zudem ist gerade Schlaf individuell sehr verschieden. Deshalb werde ich an vielen Stellen des Buches betonen, dass Sie hier für sich nur die Empfehlungen verwenden sollten, die wirklich zu Ihnen passen.

Zum Aufbau des Buches

Die Fragen und Antworten in diesem Buch sind in sechs Kapitel unterteilt. Im ersten Kapitel geht es um Fragen rund um die Dauer des Schlafs. Erst im zweiten Kapitel befasse ich mich mit verschiedenen Fragen, die den Aufbau und den Ablauf von Schlaf erklären. Der Grund für diese Reihenfolge ist mein Eindruck, dass auch Menschen ohne Vorwissen zum Schlaf mit der Schlafdauer gut etwas anfangen können. Es erleichtert so den Einstieg in das Thema und stellt gleich einen guten Bezug zum eigenen Schlaf her. Erst nach diesem Einstieg kommen Erklärungen zum Aufbau des Schlafs und seiner Regulation. Wer lieber mit den allgemeinen Prinzipien des Schlafs anfangen möchte, dem empfehle ich, mit Kapitel 2 zu beginnen.

Das dritte Kapitel beschäftigt sich dann mit dem Einfluss der Tageszeit und unserer inneren Uhr auf den Schlaf. Im vierten Kapitel geht es um Fragen rund um Störungen des Schlafs. Dabei gehe ich absichtlich nur auf eine Auswahl der medizinischen Schlafstörungen ein. Für die ausführlichere Darstellung der verschiedenen medizinischen Diagnosen und Behandlungen von Schlafstörungen verweise ich an den entsprechenden Stellen auf die Fachliteratur.

Im fünften Kapitel habe ich die Fragen gesammelt, die sich mit der Funktion und dem Nutzen des Schlafs beschäftigen. Dieses Kapitel legt die Grundlage dafür, warum es sich lohnen könnte, ausreichend zu schlafen und den eigenen Schlaf zu optimieren. Die verschiedenen Ansätze zur Schlafoptimierung beschreibt dann Kapitel 6. Dabei beschränke ich mich auf Mittel und Wege, den Schlaf ohne den Einsatz von Medikamenten und Substanzen zu verändern. Das abschließende Nachwort soll die Punkte und Aussagen zum Schlaf, die mir am wichtigsten sind, noch einmal zusammenfassen.

Welche Fragen und Antworten habe ich in dem Buch weggelassen?

Man könnte natürlich unendlich viele weitere Fragen zum Schlaf formulieren. Thematisch bewusst weggelassen habe ich die meisten Fragen zum Schlaf und zur Verbesserung von Schlaf bei Babys und Kleinkindern. Dieses Thema wäre sehr umfangreich gewesen und hätte den Rahmen dieses Buches gesprengt. Weiterhin habe ich mich auf den Schlaf beim Menschen konzentriert und nur wenig zu Tieren gesagt, obwohl es natürlich eine Vielzahl von wissenschaftlichen Erkenntnissen zum Schlaf bei Tieren gibt. Und auch die neurobiologischen Mechanismen habe ich zugunsten der Verständlichkeit meist nur kurz und sehr grob beschrieben. Insgesamt war es meine Absicht, die Fragen zu beantworten, die mir andere Menschen zum Schlaf gestellt haben. Ich orientiere mich also an diesen Fragen und gebe darauf eine wissenschaftlich fundierte Antwort.

Wie sollten Sie dieses Buch lesen?

Sie sollten sich die Fragen und Antworten heraussuchen, die Sie interessieren, dafür finden Sie zu Beginn jedes Kapitels ein Inhaltsverzeichnis. Sie können auch die Antwort zu einer Frage lesen, dann die nächste Frage überspringen und an anderer Stelle weiterlesen. Im Prinzip sollten die Fragen und Antworten für sich alleine stehen. Das ist natürlich nur begrenzt möglich, weil viele Antworten auf bestimmtem Wissen zum Schlaf aufbauen. Deshalb macht es durchaus Sinn, sich einige Grundlagen in den Kapiteln 2, 3 und 4 anzuschauen, bevor man Kapitel 5 und 6 liest. Zusätzlich finden Sie innerhalb der Antworten Verweise auf andere Fragen im Buch, wo Sie die entsprechenden Informationen weiter vertiefen oder nachlesen können.

Meist habe ich versucht, das Thema einer Frage zunächst allgemein einzuleiten und schon eine erste Antwort auf die Frage zu geben. Dann folgen die wissenschaftlichen Befunde zu der Frage. Am Schluss formuliere ich meine Einschätzung und Interpretation der Ergebnisse. Falls es Ihnen zu schwierig erscheint, können Sie den wissenschaftlichen Teil also auch überspringen.

Für wen ist dieses Buch?

Das Buch richtet sich an jeden, der sich für Schlaf interessiert. Obwohl ich so verständlich wie möglich geschrieben habe, erschweren der Anspruch der Wissenschaftlichkeit und die häufigen Verweise auf Studien die Lesbarkeit zu einem gewissen Grad. Dabei beschreibe ich auch Widersprüche in den Ergebnissen. Und wenn die Studienlage nicht einheitlich ist, dann bleibt auch eine eindeutige Antwort aus. Der geneigte Leser dieses Buches sollte mit bestehenden Widersprüchen und Unklarheiten umgehen können und akzeptieren, dass es zwischen Schwarz und Weiß noch unendlich viele Graustufen gibt.

Das Buch richtet sich insbesondere an Menschen, die mit ihrem Schlaf mal mehr und mal weniger zufrieden sind und generell mehr über Schlaf wissen und ihn vielleicht verbessern wollen. Nicht gut geeignet ist dieses Buch als Ratgeber bei schweren medizinischen Schlafstörungen. Hier wenden Sie sich bitte an Ihren Arzt, Psychologen oder an Fachpersonen in einem spezialisierten Schlaflabor. Es gibt auch eine Reihe von guten Ratgebern für Patienten mit Schlafstörungen.

Welche Funktion haben die abgebildeten Schafe im Buch?

Durch das sprichwörtliche „Schäfchen zählen" zum Einschlafen sind Schafe eng mit dem Schlaf verbunden. Weiteres (außer der sehr ähnlichen deutschen Schreibweise von Schaf und Schlaf) gibt es da nicht: Schafe schlafen weder besonders lang oder kurz noch haben sie sonst irgendeinen besonderen Bezug zum Schlaf. So ist es auch mit den Illustrationen der Schafe. Sie sind einfach da. Die Abbildungen und Tabellen dagegen sollen helfen, wichtige Studienergebnisse und Erklärungen zu veranschaulichen.

Abschließende Bemerkungen

Ich verwende in meinem Buch entweder die geschlechtsneutrale Form eines Wortes oder *eine* der beiden Geschlechterformen. Wann ich die männliche und wann ich die weibliche Form benutze, hat dabei kein System und lässt auch keine Rückschlüsse auf das Geschlecht der angesprochenen Personen zu. Dadurch versuche ich, Wiederholungen durch die ausformulierte Bezeichnung beider Geschlechter zu vermeiden und den Text flüssiger zu gestalten.

Nun wünsche ich Ihnen viel Spaß und Freude beim Lesen dieses Buches. Ich würde mich sehr über Ihre Rückmeldungen freuen. Und wenn Sie weitere Fragen zum Schlaf haben, die nicht in diesem Buch enthalten sind, schicken Sie mir diese gerne zu. Ich freue mich auf Ihre Anregungen.

Björn Rasch, im November 2020, Fribourg, Schweiz

1
Wie lange soll ich schlafen?

Einführung

Schlaf braucht Zeit. In dieser Zeit tun wir anscheinend erst einmal nichts. Einige Menschen stört das, sie sehen Schlaf als vertane Zeit. Sie würden gerne weniger schlafen und dadurch mehr Zeit zum „Leben" haben. Sie sind neidisch auf Leute, die nur sehr wenig Schlaf brauchen und dadurch an einem einzigen Tag viel mehr schaffen und erreichen können. Andere Menschen dagegen schauen morgens auf die Uhr und denken sich: Oje, ich habe heute nur sieben Stunden geschlafen. Ich werde den ganzen Tag müde, gereizt und schlecht gelaunt sein. Ich muss in der nächsten Nacht unbedingt wieder mehr schlafen. Andere wiederum schimpfen auf die neuen Medien und behaupten, dass wir in unserer digitalen Welt immer weniger schlafen. Doch wie viel Schlaf braucht der Mensch? Was ist meine optimale Schlafdauer? Kann ich lernen, kürzer zu schlafen? Und hat sich die Schlafdauer in den letzten 50 Jahren wirklich verändert? Diese Fragen werde ich in diesem ersten Kapitel beantworten.

Wie lange sollte ich schlafen?

Die optimale Schlafdauer für Erwachsene (zwischen 26–64 Jahre alt) beträgt sieben bis neun Stunden Schlaf pro Nacht. Sechs oder zehn Stunden Schlaf werden ebenfalls als „eingeschränkt angemessen" erachtet. Es wird dagegen nicht empfohlen, regelmäßig weniger als sechs oder mehr als zehn Stunden zu schlafen. Dies sind die Empfehlungen einer 18-köpfigen Expertenkommission der amerikanischen Schlafgesellschaft [1]. Sie geben auch Empfehlungen für andere Altersgruppen an, z. b. zehn bis dreizehn Stunden Schlaf für Vorschulkinder (3–6 Jahre) und sieben bis acht Stunden für Senioren (über 65 Jahre, s. Abb. 1-1).

Wie sind diese Empfehlungen entstanden? Sie basieren natürlich auf einer ganzen Reihe von wissenschaftlichen Studien und Ergebnissen. Aber so ganz eindeutig sind die Ergebnisse nicht immer, vor allem nicht für alle Altersgruppen. Deshalb hat einfach jeder der 18 amerikanischen Experten den Bereich angekreuzt, den er oder sie für richtig hielt. Dies wurde dann gemittelt – und voilà. Kommt neues Wissen hinzu, können sich die Empfehlungen auch leicht ändern (z. B. Vorschulkinder von früher elf bis dreizehn auf heute zehn bis dreizehn Stunden [3]).

Insgesamt ist zu beachten, dass der Bereich der optimalen Schlafdauer recht groß ist, vor allem wenn man die „begrenzt angemessene"

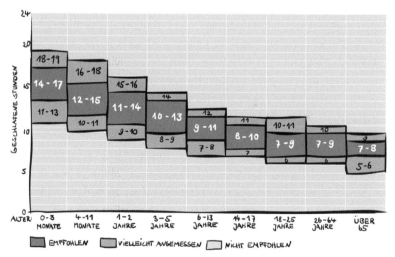

Abbildung 1-1: Empfehlungen zur optimalen Schlafdauer. Die dunklen Abschnitte geben die empfohlenen Stunden Schlaf je nach Altersgruppe an. Die etwas weniger dunklen Bereiche geben die Schlafdauer an, die eingeschränkt angemessen ist. Die hellen Bereiche werden nicht empfohlen. Diese Empfehlungen beziehen sich auf die durchschnittliche Schlafdauer über einen längeren Zeitraum, nicht auf einzelne Nächte. Schlafdauer bezeichnet dabei die Zeit, die man tatsächlich während der 24 Stunden geschlafen hat. Schlaf am Tag sollte also dazugezählt werden. Abbildung adaptiert von [2], mit freundlicher Genehmigung.

Kategorie hinzuzieht (z. B. sechs bis zehn Stunden für Erwachsene). Es ist deshalb nicht angemessen zu behaupten, alle Menschen müssten mindestens 7,5 Stunden schlafen. Die durchschnittliche Schlafdauer lässt sich nämlich nicht einfach als Empfehlung auf einzelne Personen übertragen. Dieter Kunz, Leiter der Schlafklinik in Berlin, hat dies einmal so ausgedrückt [4]:

> *„Wenn Forscher also beispielsweise in einer Studie mit hunderttausenden Menschen herausfinden, dass der perfekte Schlaf 7,425 Stunden lang ist und ewiges Leben beschert, gilt das nur für den absoluten Durchschnittsmenschen. Es ist ähnlich wie mit Schuhen: Nur weil alle im Durchschnitt eine Größe von 42 tragen, passt diese noch lange nicht jedem."*

Menschen unterscheiden sich insgesamt stark in ihrer Schlafdauer. So kann es also sein, dass eine Person, die regelmäßig sechs Stunden schläft, genauso gesund und leistungsfähig ist wie jemand, der regelmäßig neun Stunden schläft. Für eine einzelne Person kann es hingegen einen großen Unterschied machen, ob sie regelmäßig sechs oder neun Stunden schläft (siehe Frage *Wie kann ich herausfinden, wie lange ich schlafen sollte?*).

Brauchen ältere Menschen weniger Schlaf?

Der Schlafbedarf von Kindern und Jugendlichen ist eindeutig höher als der von Erwachsenen (s. Abb. 1-1). Dagegen wird für Personen über 65 Jahren weiterhin eine optimale Schlafdauer von sieben bis acht Stunden empfohlen. Aus der Sicht der Schlafforschung wäre es also günstig, auch im hohen Alter noch ausreichend zu schlafen. Allerdings gelingt dies vielen älteren Menschen nicht mehr. Der Schlaf im Alter ist allgemein weniger tief und häufiger unterbrochen als bei jüngeren Erwachsenen (siehe Frage *Wie viel Tief- oder REM-Schlaf ist normal?* in Kapitel 2). Auch nimmt der Anteil an Schlafstörungen und die Verwendung von Schlafmedikamenten im Alter stark zu (siehe Frage *Sollte eine Insomnie mit Medikamenten behandelt werden?* in Kapitel 4). Insgesamt scheinen die Veränderungen des Schlafs generell mit dem Prozess des Alterns zusammenzuhängen. Trotzdem kann man nicht sagen, ältere Personen „brauchen" weniger Schlaf. Sie bräuchten ihn wahrscheinlich schon, nur können sie einfach nicht mehr so gut schlafen wie in jüngeren Jahren. Verbesserungen des Schlafs und Behandlung von Schlafstörungen bei Senioren und Seniorinnen sind deshalb ein extrem wichtiges Forschungsfeld für die Zukunft. Denn ein verbesserter und erholsamerer Schlaf könnte sowohl die Lebenszufriedenheit als auch die Gesundheit älterer Menschen verbessern. In Kapitel 6 gehe ich auf verschiedene Möglichkeiten der Schlafoptimierung ein.

Kann ich zu kurz schlafen?

Ganz sicher. Jeder weiß, wie man sich fühlt, wenn man einmal wirklich viel zu wenig geschlafen hat. Man ist müde, gereizt, unkonzentriert: unausgeschlafen eben. Und wenn das über einen längeren Zeitraum so geht, dann ist man anfälliger für körperliche Erkrankungen und Infekte, kann sich tagsüber nur noch schwer wach halten und sich schlechter langfristig konzentrieren.

Normalerweise kompensiert der Körper in der Folgenacht den Schlafmangel. Man schläft tiefer und hat insgesamt eine längere Schlafdauer in dieser „Erholungsnacht". Unser Körper ist also sehr gut dafür eingerichtet, kurzfristigen Schlafentzug und fehlenden Schlaf nachzuholen. Einer ausgelassenen Feier bis spät in die Nacht trotz frühen Aufstehens steht also nichts im Wege, man sollte einfach am nächsten Tag die Aufmerksamkeitseinbußen durch den Schlafentzug mit einkalkulieren und z. B. nicht Auto fahren. Das gilt übrigens auch für das Autofahren direkt nach der Feier – selbst wenn man nichts getrunken hat, ist die Aufmerksamkeit durch den fehlenden Schlaf und die nächtliche Uhrzeit so weit verschlechtert, als hätte man über ein Promille Alkohol im Blut [5]. In der Schweiz droht hier eigentlich Führerscheinentzug und eine Freiheitsstrafe von bis zu drei Jahren, wenn wirklich Alkohol der Grund wäre und nicht Schlafentzug. Trotzdem sind viele Menschen nachts unausgeschlafen mit dem Auto unterwegs. Es ist daher nicht verwunderlich, dass die meisten Unfälle nachts und in den frühen Morgenstunden passieren. Also gilt: auch nüchtern nach der Party besser die öffentlichen Verkehrsmittel benutzen!

Welche Folgen hat regelmäßig zu kurzer Schlaf?

Wie sieht es aus, wenn ich über einen längeren Zeitraum immer weniger als die empfohlenen sechs Stunden pro Tag (inklusive Mittagsschlaf)? Hier gibt es eine Reihe von Studien, die zu wenig Schlaf mit einer Vielzahl von Erkrankungen in Verbindung bringen, wie z. B. Erkrankungen des Herz-Kreislauf-Systems, Übergewicht und Fettleibigkeit, Diabetes, Bluthochdruck etc. [6]. Menschen mit wenig Schlaf haben ein erhöhtes Risiko, an einem Infekt zu erkranken [7]. Kurzer Schlaf erhöht auch das Risiko für mentale Erkrankungen: Wenn Personen im Alter von ca. 50 Jahren regelmäßig weniger als sechs Stunden schlafen, entwickeln sie im Alter von ca. 70–80 Jahren eher kognitive Einbußen im Gedächtnis, wie z. B. Demenz oder die Alzheimer Krankheit [8]. Auch die Lebenserwartung ist bei diesen Personen vermindert und das Sterblichkeitsrisiko leicht erhöht (um ca. 5 % im Vergleich zu Personen mit sieben Stunden Schlaf) [9] (s. Abb. 1-2). In Kapitel 5 *Was nützt der Schlaf?* gehe ich ausführlicher auf diese einzelnen Aspekte ein.

Es lohnt sich also, einen regelmäßig gestörten Schlaf als Alarmzeichen zu betrachten und nach Ursachen und Behandlungsmöglichkeiten zu suchen. Insbesondere bei starker Tagesmüdigkeit und einem zu kurzen oder gestörten Schlaf sollten Sie eine Schlafspezialistin, eine Schlafklinik und/ oder eine auf Schlaf spezialisierte Psychotherapeutin aufsuchen.

Gibt es auch Menschen, die kurz schlafen und trotzdem gesund sind?

Auf jeden Fall. Denn ein erhöhtes Risiko von Erkrankungen bedeutet nicht, dass alle Menschen, die weniger als sechs Stunden schlafen, krank und leistungsunfähig werden, an Gewicht zunehmen oder früher sterben. Die Wahrscheinlichkeit, dass diese Folgen eintreten, sind bei zu kurzem Schlaf nur höher als bei ausreichendem Schlaf. Eine höhere Wahrscheinlichkeit heißt, dass etwas eintreten *kann*, aber nicht muss. Es wird also auch Menschen geben, die kürzer als sechs Stunden schlafen und kerngesund sind und es auch bleiben.

Und es liegen auch andere Ergebnisse vor. So hat eine aktuelle Studie mehr als 600 Personen über 25 Jahre lang begleitet [10]. Zu Studien-

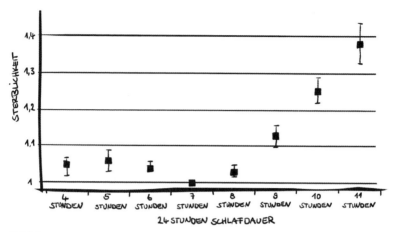

Abbildung 1-2: Sterblichkeitsrisiko in Abhängigkeit von der berichteten Schlafdauer. Die Daten basieren auf 2,2 Millionen Erwachsenen aus 40 wissenschaftlichen Studien. Das Sterblichkeitsrisiko von Personen mit einer regelmäßigen Schlafdauer von sieben Stunden ist am niedrigsten und bildet den Vergleichswert. Deshalb ist hier das Sterblichkeitsrisiko auf eins gesetzt. Eine kürzere Schlafdauer als sieben Stunden erhöht das Sterblichkeitsrisiko leicht um etwa 5 %. Dies trifft allerdings auch schon fast auf Personen mit acht Stunden Schlaf zu. Wirklich erhöht ist das Sterblichkeitsrisiko allerdings erst bei regelmäßig zu langem Schlaf. Insbesondere bei einer regelmäßigen Schlafdauer von zehn oder elf Stunden ist es um 25–38 % erhöht, im Vergleich zu Personen mit sieben Stunden Schlaf. Wichtig ist, dass hier die Schlafdauer gemeint ist und nicht die Zeit, die im Bett verbracht wird. Abbildung adaptiert von [9], mit freundlicher Genehmigung.

beginn waren sie im Durchschnitt 42 Jahre alt, bei Studienende ca. 67 Jahre. Die Forscher haben vor allem Funktionen des Gehirns gemessen, also zum Beispiel das Erinnerungsvermögen, Konzentrationsleistung etc. Einige Personen schliefen nach eigenen Angaben regelmäßig fünf Stunden, andere fast acht Stunden. Die angegebene Schlafdauer war über die 25 Jahre relativ ähnlich lang bzw. kurz und veränderte sich für den Einzelnen eher wenig. Gleichzeitig ist der Unterschied zwischen fünf und acht Stunden Schlaf pro Nacht recht groß: Die Personen unterschieden sich also ziemlich stark in ihrer Schlafdauer. Trotz dieser großen Unterschiede in der regelmäßigen Schlafdauer zeigten sich keine Unterschiede im Erinnerungsvermögen oder der Aufmerksamkeit. Auch bildliche Aufnahmen der Struktur des Gehirns ergaben keine Unterschiede. Einen deutlichen Unterschied gab es allerdings: Kurzschläfer hatten im Durchschnitt ein niedrigeres Bildungsniveau als Personen mit einer Schlafdauer von sieben bis acht Stunden. Doch bei der Interpretation solcher Zusammenhänge muss man aufpassen: Denn es ist keineswegs klar, ob die Personen ein niedriges Bildungsniveau haben, *weil* sie zu kurz schlafen. Es könnte auch umgekehrt sein, dass sie zu kurz schlafen, weil sie ein niedriges Bildungsniveau haben. So könnte ein niedrigeres Bildungsniveau mit einer niedrigeren sozialen Schicht einhergehen, was wiederum durch das Leben in unsicheren Wohnvierteln, engeren Wohnverhältnissen und lauteren Schlafumgebungen den Schlaf verkürzt. Und es wäre auch noch möglich, dass der Zusammenhang zwischen dem Bildungsniveau und der Schlafdauer durch andere Faktoren verursacht wird: So könnten finanzielle Nöte sowohl zu schlechteren Bildungschancen als auch zu Schlafproblemen oder einer lauteren und unsicheren Schlafumgebung führen. Auch ungesündere Ernährung könnte sowohl mit dem Bildungsniveau als auch mit einem kürzeren Schlaf zusammenhängen. Zusammenhänge in wissenschaftlichen Studien dürfen deshalb nur sehr vorsichtig interpretiert werden.

Insgesamt legen aber die Ergebnisse nahe, dass es tatsächlich Menschen gibt, die auch mit fünf oder weniger Stunden Schlaf wunderbar auskommen und gesund und fit sind. Prominente Beispiele von Kurzschläfern werden ja immer wieder genannt: Napoleon, Edison, Churchill, Cäsar! Auch zeitgenössischen Politikern wie Ueli Maurer oder Angela Merkel wird nachgesagt, dass sie nur wenig Schlaf benötigen. Meist sind dies subjektive Berichte oder sogar Gerüchte, die nur schwer nachprüfbar sind. In seinem Buch „Das Geheimnis des Schlafs" [11] berichtet der Zürcher Schlafforscher Alexander Borbély auch von Einzelfällen, deren Schlafverhalten über mehrere Nächte im Schlaflabor überprüft wurde. So behaupteten zwei australische Männer im Alter von 30 und 45 Jahren, dass sie nur drei Stunden Schlaf pro Nacht benötigen. Und eine 70-jährige Krankenschwester gab an, nicht mehr als eine Stunde pro Nacht zu schlafen und den Rest der Nacht mit Malen und Zeichnen zu verbringen. Die Aufzeichnungen im Schlaflabor bestätigten die Angaben der Personen, und es konnten keine offensichtlichen Einbußen bei den Betroffenen nachgewiesen werden. Wie genau die Frau so kurz schlafen kann und dabei gesund und fit bleibt, ist nicht geklärt.

Es ist wohl genauso wie im Sport, in der Musik oder in Mathematik: Anscheinend gibt es „Ausnahmetalente" im Schlafen oder besser gesagt im Nicht-Schlafen. Allerdings sind diese Fälle nicht die Regel: Die meisten Menschen, die behaupten, sie kämen mit nur vier bis fünf Stunden Schlaf pro Nacht aus, schlafen wohl einfach zu wenig.

Kann ich zu lange schlafen?

Ein gesunder Mensch kann nicht wirklich zu lange schlafen. Unser Körper hat ein bestimmtes Schlafbedürfnis, und das ist nach einer bestimmten Schlafdauer erfüllt – und man wacht auf. Allerdings sollte man nicht unbedingt ewig im Bett weiter dösen, sondern dann auch wirklich aufstehen. Wenn sich aber Langschläfer mit ihrem langen Schlaf wohl fühlen und auch am Tage ausgeruht und fit sind, dann gibt es keinen Grund, das Schlafverhalten zu verändern.

Allerdings zeigen viele Studienergebnisse, dass ein regelmäßig sehr langer Schlaf (mehr als neun Stunden jede Nacht über viele Nächte hinweg) mit einer höheren Sterblichkeit und vielen verschiedenen Erkrankungen verbunden ist. Die Abbildung 1-2 zeigt das Sterblichkeitsrisiko in Bezug auf die Schlafstunden [9]. Die Daten basieren auf insgesamt 2,2 Millionen Menschen aus 40 wissenschaftlichen Studien. Das Sterblichkeitsrisiko war bereits bei einem regelmäßigen Schlaf von neun Stunden um das 1,13-Fache erhöht, während es bei elf Stunden schon fast 1,4-fach erhöht war (im Vergleich zu sieben Stunden Schlaf). Das bedeutet, dass Personen mit einer regelmäßigen Schlafdauer von elf Stunden ein 40 % erhöhtes Risiko haben, früher zu sterben, als Personen mit einer Schlafdauer von sieben Stunden. Dabei sind die tatsächlich geschlafenen Stunden gemeint, nicht die Stunden, die im Bett verbracht werden. Wer also neun Stunden im Bett bleibt, schläft wahrscheinlich nur acht Stunden oder weniger. Und es geht auch nicht um einzelne Nächte mit viel Schlaf, sondern um eine regelmäßige Schlafdauer über mehrere Wochen hinweg bei Erwachsenen. Insgesamt hat mich bei meiner Literatursuche zu diesem Buch selber überrascht, dass die Erhöhung des Sterblichkeitsrisikos für zu langen Schlaf viel höher ist als für zu kurzen Schlaf. Langer Schlaf ist auch mit einem Risiko für Depressionen, Herz-Kreislauf-Erkrankungen, Diabetes und einem höheren Risiko für Schlaganfall assoziiert [12].

Ist also zu langer Schlaf gesundheitsschädlicher als zu kurzer? Möglicherweise. Einige Wissenschaftler vermuten allerdings, dass der

Zusammenhang zwischen langem Schlaf und Erkrankungen eher von den Erkrankungen verursacht wird: Wenn Menschen z. B. an Depressionen, Schmerzen oder Herz-Kreislauf-Erkrankungen leiden, dann kann dies zu einer krankheitsbedingten Schlafverlängerung führen. Vielleicht ist die Schlafverlängerung auch ein frühes Symptom einer Erkrankung, die jedoch erst später wahrgenommen wird. Es gibt tatsächlich auch Erkrankungen, die direkt eine verlängerte, nicht erholsame Schlafdauer verursachen, wie z. B. die Narkolepsie. Patienten mit Narkolepsie schlafen am Tag immer wieder ungewollt ein, ohne dass sich dadurch der Nachtschlaf verkürzt (siehe Frage *Was ist exzessive Tagesschläfrigkeit?* in Kapitel 4). Andersherum können Atemaussetzer im Schlaf die Erholsamkeit des Nachtschlafs stark verringern, ohne dass dies von den Patienten selbst bemerkt wird (siehe Frage *Was sind schlafbezogene Atemstörungen?* in Kapitel 4). Dies führt dann zu einer starken Tagesmüdigkeit und zusätzlichen Tagesschlafperioden. Zu langer Schlaf ist zusätzlich – wie auch der zu kurze Schlaf – mit einem niedrigeren sozioökonomischen Status verbunden. Es könnte also auch eine ungesündere Lebensführung das Krankheitsrisiko erhöhen. Allerdings werden diese Gründe zwar häufig genannt, sie können aber nicht überzeugend den starken Zusammenhang zwischen zu langem Schlaf und der erhöhten Sterblichkeit erklären. Es bleibt also festzuhalten, dass eher ein deutlich zu langer Schlaf mit einem erhöhten Sterblichkeitsrisiko zusammenhängt, ein zu kurzer Schlaf dagegen nur minimal.

Wenn ich zu lange schlafe, sollte ich dann meinen Schlaf verkürzen?

Zunächst einmal, was heißt zu lange schlafen? Das wären jeden Tag mehr als neun Stunden Schlaf (also nicht nur mehr als neun Stunden im Bett verbringen, sondern tatsächlich schlafen). Viele Menschen können das gar nicht. Und wenn man es doch tut und am Tag wach und ausgeruht ist, dann ist auch erst einmal alles in Ordnung. Wenn aber trotz langen Schlafs immer noch eine hohe Müdigkeit am Tag besteht und man zusätzlich vielleicht noch eine oder mehrere Mittagsschlafpausen macht oder machen muss, sollte man dies besser abklären lassen. Vor allem regelmäßige Atemaussetzer im Schlaf müssen in einem medizinischen Schlaflabor ausgeschlossen werden. Auch mögliche andere Ursachen (Störungen des Herz-Kreislauf-Systems, Diabetes, Narkolepsie etc.) sollten von einem Arzt abgeklärt werden. Antriebslosigkeit trotz langen Schlafs kann auch ein Anzeichen für eine Depression oder depressive Verstimmung sein, dies sollte man ebenfalls bei einer Psychologin abklären und behandeln lassen. Wenn Sie dagegen trotz der regelmäßig sehr langen Schlafdauer zufrieden und gesund sind und sich am Tag ausgeruht fühlt, dann sollten Sie Ihr Schlafverhalten nicht ändern und einfach den langen Schlaf genießen – andere beneiden Sie um dieses „Ausnahmetalent".

Wann ist es sinnvoll, die Schlafdauer zu verkürzen?

Bei einem gesunden Schlaf ist es nicht sinnvoll, die Schlafdauer über einen längeren Zeitraum zu verkürzen. Es gibt aber mindestens zwei Ausnahmen: Patienten mit bestimmten Schlafstörungen und bei starken depressiven Verstimmungen bzw. Depressionen.

Bei Patienten mit einem stark gestörten Schlaf kann eine systematische Verkürzung der Schlafdauer sehr heilsam sein und die Schlafqualität verbessern. Diese Methode der Schlafrestriktion ist eine wirksame Komponente der Therapie gegen die Insomnie [13] (siehe Frage *Wie wird eine Insomnie behandelt?* in Kapitel 4). Viele Patienten mit Insomnie können jahrelang nicht gut einschlafen, wachen nachts häufig auf und werden in den frühen Morgenstunden wach und können nicht mehr einschlafen. Diese Menschen haben manchmal den Eindruck, ihr Körper *könne* gar nicht mehr durchschlafen. Sie sind am Tag müde, gehen lieber früher ins Bett oder schlafen auch am Tag, wodurch sie wiederum nachts wach liegen. Dieser Teufelskreis lässt sich durch eine systematische Verkürzung der im Bett verbrachten Zeit (z. B. auf fünf Stunden) durchbrechen. Dadurch, dass ich weniger schlafe, ist mein Schlafdruck in der nächsten Nacht größer, und es fällt mir leichter, ein- und durchzuschlafen (siehe Frage *Was bestimmt mein akutes Schlafbedürfnis?* in Kapitel 2). Und wenn ich dies über mehrere Nächte durchhalte, steigt mein Schlafdruck entsprechend an. Wird der Schlaf besser, so kann die im Bett verbrachte Zeit schrittweise verlängert werden.

Patienten mit Depression leiden unter einer lang anhaltenden depressiven Verstimmtheit und Antriebslosigkeit, die sich auf ihre Lebensqualität und Leistungsfähigkeit auswirkt. Es hat sich gezeigt, dass eine Nacht ohne Schlaf die emotionale Stimmungslage vieler Patienten erheblich aufhellen kann. Allerdings hält dieser positive Effekt nur bis zum nächsten Schlaf an. Da die Patienten ja irgendwann wieder schlafen müssen, wird auch bei Depressionen zum Teil eine starke Verkürzung des Schlafs auf wenige Stunden angewendet. Auch diese scheint bei einigen Patienten die Stimmung verbessern zu können (siehe Frage *Verbessert Schlaf meine Stimmung?* in Kapitel 5).

Die Methoden der Schlafverkürzung oder des Schlafentzugs sind aber häufig recht anstrengend für die Patienten und sollten nur mit professioneller Begleitung durch Psychologen oder Psychiater durchgeführt werden.

Wann ist es noch sinnvoll, seinen Schlaf zu verkürzen? Nun ja, bei allen schönen Erlebnissen mit Freunden, Partys, Nachtwanderungen und ähnlichen positiven und sozialen Aktivitäten natürlich. Solange in den nachfolgenden Nächten genügend Zeit für den Erholungsschlaf besteht, spricht überhaupt nichts gegen eine einmalige Verkürzung des Schlafs. Denn eine hohe Lebenszufriedenheit ist ebenfalls wichtig für einen guten Schlaf.

Kann ich trainieren, weniger zu schlafen?

Das ist wohl der Traum eines jeden leistungsorientierten Menschen. Wie kann ich diese unnütze und unproduktive Schlafzeit verkürzen und endlich mehr Zeit für mein Leben haben? Ich könnte doch viel mehr hinbekommen, wenn ich pro Tag zwei, vier oder sogar acht Stunden mehr Zeit hätte!

In unserer Leistungsgesellschaft bewundern wir Menschen, die regelmäßig nur vier oder fünf Stunden schlafen. Viele Politiker brüsten sich damit, aber auch Manager oder andere erfolgreiche Unternehmer prahlen, extrem kurz zu schlafen und trotzdem absolut leistungsfähig zu sein und sinnvolle und durchdachte Entscheidungen treffen zu können. Für die meisten Ärzte in Kliniken und Spitälern scheinen sowieso andere Regeln zu gelten als für normale Menschen, dort wird oft nach durchwachten Nächten noch fleißig weitergearbeitet und operiert. Und objektiv ist es ja auch so: Ich habe mehr (Wach-)Zeit, wenn ich nur vier statt acht Stunden schlafe. Lässt sich das denn nicht trainieren? Viele Menschen glauben, dass man die kurze Schlafdauer nur eine Weile aufrechterhalten müsse, dann würde sich der Körper schon daran gewöhnen.

Dies ist natürlich der entscheidende Punkt: Wir wollen nicht einfach länger wach, sondern in der gewonnenen Zeit genauso konzentriert, effizient und ausgeruht sein. Denn was bringen einem zusätzliche vier Stunden, in denen man müde, unkonzentriert, schlapp und schlecht gelaunt ist? Dann kann man doch gleich acht Stunden schlafen und dafür einen kürzeren, aber ausgeschlafenen und angenehmen Tag verbringen.

Können wir also trainieren, ohne Einbußen kürzer zu schlafen? Um die Antwort vorwegzunehmen: Nein. Wissenschaftler haben hier tatsächlich eine Studie über zwei Wochen durchgeführt, in der die Probanden entweder nur vier, sechs oder acht Stunden pro Tag schlafen durften [14]. Die Forscher testeten regelmäßig, wie müde sich die Probanden fühlten. Und sie testeten ihre Konzentrationsfähigkeit mithilfe eines Daueraufmerksamkeitstests. Es kam zu zwei wichtigen Ergebnissen:

· Die Probanden der Gruppe mit vier und sechs Stunden Schlaf fühlten sich zwar etwas müder als diejenigen mit acht Stunden Schlaf, aber diese Müdigkeit stieg schon ein paar Tage nach Beginn der Studie nicht weiter an. Auch fühlten sich die Probanden mit vier Stunden Schlaf nicht müder als die mit sechs Stunden. Sie hatten sich also irgendwie an die kurze Schlafdauer gewöhnt. Zumindest ihr Gefühl gab ihnen keinen Hinweis mehr darauf, dass sie eigentlich regelmäßig zu wenig Schlaf erhielten.

· Die objektiv gemessene Leistungsfähigkeit zeichnete ein völlig anderes Bild: Die Konzentrationsfähigkeit wurde mit jeder zu kurz geschlafenen Nacht immer schlechter. Auch schnitten die Probanden mit vier Stunden Schlaf schlechter ab als die mit sechs Stunden. Die Probanden mit acht Stunden Schlaf zeigten die beste Leistungsfähigkeit.

In der Wissenschaft sprechen wir von einer Dissoziation: Obwohl mir mein subjektives Gefühl sagt, dass ich mich an die zu kurze Schlafdauer gewöhnt habe, ist meine messbare Leistungsfähigkeit stark beeinträchtigt. Man könnte dies mit einem Alkoholiker vergleichen, der sich an ein gewisses Pensum von Alkohol gewöhnt hat. Er fühlt sich nüchtern, obwohl bei ihm Alkohol im Blut nachweisbar ist, und er in objektiven Leistungstests weniger gut abschneidet.

Es scheint also nicht zu funktionieren, dass wir ohne Einbußen trainieren können, weniger zu schlafen. Die langfristigen Folgen über mehr als zwei Wochen wurden übrigens in der Studie nicht getestet. Trotzdem gibt es Beispiele von Personen, die berichten, dass sie sich extrem kurze Schlafzeiten antrainiert hätten (siehe Frage *Was ist polyphasisches Schlafen?* in Kapitel 3). Insgesamt möchte ich stark davon abraten, zu versuchen, sich kürzere Schlafzeiten anzutrainieren, wenn man eigentlich ein normales Schlafbedürfnis hat. Sehr wahrscheinlich gibt es eine Vielzahl von Menschen, die sich von ihrem Gefühl her an eine zu kurze Schlafdauer gewöhnt haben, aber eigentlich ein Bedürfnis nach einem längeren Schlaf hätten. Viel wichtiger ist die Frage, wie viel Schlaf ich als Individuum brauche, um optimal zu funktionieren (siehe Frage *Wie kann ich herausfinden, wie lange ich schlafen sollte?*). Dabei ist es nun mal so, dass einige Menschen weniger Schlaf brauchen als andere. Und ja, diese Menschen haben tatsächlich mehr Zeit pro Tag, denn sie brauchen weniger Schlaf und sind dabei trotzdem gesund und munter. Und ja, sie schaffen wahrscheinlich in der Zeit tatsächlich mehr. Aber dagegen kann man leider nichts tun. Es verhält sich dabei wohl so wie mit der Körpergröße: Menschen sind einfach unterschiedlich groß. Aber es bringt nichts, neidisch auf größere (oder kleinere?) Menschen zu blicken, denn man kann seine eigene Körpergröße nicht ändern. Genauso ist es mit dem ganz individuellen Schlafbedürfnis: Ich muss mich damit abfinden.

Sollte ich einen Wecker benutzen?

Aus Sicht der Schlaf- und Chronobiologie-Forschung: nein. Der Chronobiologe Til Roenneberg erklärt dies am Beispiel der Waschmaschine: Würde ich ein von Experten programmiertes Waschprogramm vorzeitig abstellen? Wohl eher nicht. Warum sollte ich dann ein von der Evolution optimiertes Schlafprogramm mit einem Wecker frühzeitig beenden? [15] Idealerweise sollte man also einfach so lange schlafen, wie man eben schläft. Und erst dann aufstehen, wenn man von allein wach geworden ist (dann aber auch aufstehen, einfach weiter wach im Bett herumlümmeln ist hier nicht gemeint). Der gesunde Organismus holt sich normalerweise den Schlaf, den er braucht, da kann man ruhig auf das eigene Schlafbedürfnis vertrauen. Dabei kann der Schlaf mal länger und mal kürzer ausfallen, je nachdem, wie groß das Schlafbedürfnis gerade ist. Die genaue Uhrzeit spielt da keine Rolle. Leider lässt sich diese Empfehlung in unserer nach Uhrzeit getakteten Gesellschaft oft nur schwer umsetzen. Aber vielleicht sind wir mit den Ideen von Gleitzeit, flexiblen Arbeitszeiten oder sogar flexiblen Schulanfängen schon auf dem Weg zu einer individuelleren Aufstehzeit – ohne Wecker (siehe Frage *Sollte ich nachts auf die Uhr schauen?* in Kapitel 4).

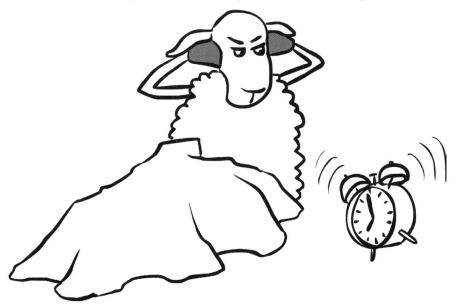

Sollte ich den „Snooze"-Knopf benutzen?

Viele Wecker bieten die Möglichkeit zu „snoozen": Der anfängliche Alarm des Weckers wird gestoppt, und der Wecker klingelt nach einigen Minuten erneut. Einige Menschen wiederholen dieses Spiel morgens mehrere Male und können so bis zu einer Stunde oder mehr weiterdämmern. Schlafforscher raten davon aber ab [16]. Wenn man beim Weckerklingeln noch nicht ausreichend geschlafen hat, ist es wesentlich sinnvoller, noch eine längere Zeit weiterzuschlafen. Nur dann lässt sich auch eine Schlaftiefe erreichen, die für die Erfüllung unseres Schlafbedürfnisses ausreichend ist. Zudem führt das häufige Wecken zu ständigen Unterbrechungen des Schlafs. Dies könnte langfristig sogar zu einem gestörten Schlaf führen. Wer sich also morgens noch sehr müde fühlt, wenn der Wecker klingelt, sollte lieber früher ins Bett gehen, als zu „snoozen".

Hat man dagegen ausreichend geschlafen, wenn der Wecker klingelt, dann sollte man lieber aufstehen. Nach den Empfehlungen ist es insbesondere für Personen mit Schlafstörungen besser, klar zwischen den Zuständen „schlafen" und „wach sein" zu unterscheiden und das Bett so wenig wie möglich für das Wachliegen zu verwenden (siehe Frage *Wie wird eine Insomnie behandelt?* in Kapitel 4).

Obwohl sehr einhellig vom „Snoozen" abgeraten wird und dies auch unserem Verständnis des Schlafs entspricht, gibt es meines Wissens keine wissenschaftlichen Studien zu direkten Auswirkungen des „Snoozens". Gerade bei Personen mit einem gesunden Schlaf, die ab und zu an freien Tagen morgens gerne länger im Bett liegen und dösen, scheint ein solches Verhalten unbedenklich. Doch von einer regelmäßigen Verwendung ist abzuraten. Ideal wäre es natürlich, gar keinen Wecker benutzen zu müssen (siehe Frage *Sollte ich einen Wecker benutzen?*).

Bringt es etwas, länger zu schlafen als gewöhnlich?

Absolut – zumindest, wenn man bisher zu wenig geschlafen hat. Eine aktuelle Studie von Michael Scullin, Professor an der Baylor Universität in Texas, macht dies deutlich [17]. Er bot Studierenden Bonuspunkte in der Prüfung an, wenn sie es schaffen würden, auch in der Zeit vor den Klausuren mindestens acht Stunden pro Nacht zu schlafen. Der Schlaf wurde mit Bewegungssensoren aufgezeichnet. Die Studierenden, die in der Lage waren, in der Woche vor der Prüfung pro Nacht mehr als acht Stunden zu schlafen, hatten am Ende bessere Noten als die Studierenden, die im Schnitt weniger als acht Stunden geschlafen hatten. Und das auch ohne die versprochenen Bonuspunkte. Allerdings könnten die Studierenden mit mehr Schlaf auch die gewesen sein, die sowieso besser, motivierter und/oder weniger gestresst durch die Prüfung waren. Trotzdem liefert die Studie den wichtigen Hinweis, dass Schlafverlängerungen zu einem gewissen Ausmaß möglich sind und etwas bringen könnten. Denn meistens reduzieren Studierende in der stressigen Lernphase ihre Schlafdauer. Einige Studenten schätzen es sogar als negativ ein, vor den Prüfungen viel zu schlafen, da sie so weniger Zeit zum Lernen haben. Die Studienergebnisse widerlegen diesen Irrglauben und zeigen, dass sich ein bewusster Umgang mit dem Schlaf gerade in stressigen Lernphasen auf die Noten auswirken kann. Ein Teilnehmer der Studie, der in der Woche vor der Prüfung mehr als acht Stunden geschlafen hat, soll gesagt haben: *„Zum ersten Mal hat mein Gehirn während einer Prüfung funktioniert."*

In einer anderen Studie baten die Forscher ihre Studienteilnehmerinnen, während sechs Nächten ca. acht anstatt sieben Stunden zu schlafen [18]. Auch hier zeigten sich nach dem regelmäßig längeren Schlaf Verbesserungen in der Aufmerksamkeit. Allerdings fühlten sich die Personen nicht unbedingt wacher an den Tagen mit vermehrtem Schlaf, was erneut zeigt, dass die subjektive Einschätzung der eigenen Müdigkeit nicht unbedingt die Leistungsfähigkeit widerspiegelt. Interessanterweise konnten die Teilnehmer nach der Woche mit über acht Stunden Schlaf eine nachfolgende Nacht ohne Schlaf besser aushalten.

Auch bei Patienten- oder Risikogruppen wird mittlerweile untersucht, ob eine Schlafverlängerung Vorteile bringen kann. Wenn der Schlaf wirklich verlängert werden konnte, zeigten sich positive Effekte besonders im Bereich der gesunden Ernährung und des Metabolismus: Ausreichend Schlaf verringert z. B. die Lust auf süße und salzreiche Ernährung und führt zu einem verminderten Konsum von zuckerhaltigen Nahrungsmitteln [19]. Insgesamt gibt es Hinweise, dass eine erfolgreiche Schlafverlängerung bei vorherigen Kurzschläfern zu einer Abnahme des Körpergewichts, Reduktion von Bluthochdruck und Herzfrequenz führen kann [20]. Allerdings ist die Forschung in diesem Bereich noch in den Kinderschuhen, groß angelegte Studien fehlen bislang. Und es ist noch vollkommen unklar, ob neben der Dauer des Schlafs nicht eine Veränderung der Schlafqualität und der Tiefe des Schlafs viel entscheidender sein könnte.

Insgesamt ist es sehr vielversprechend, dass schon Schlafverlängerungen von einer Stunde Effekte auf unsere Leistungsfähigkeit, unsere Ernährung und Verdauung und die allgemeine Gesundheit haben können. Es weist auch darauf hin, dass viele Menschen in unserer Gesellschaft wahrscheinlich nicht den Schlaf bekommen, den sie eigentlich bräuchten, sondern eher zu wenig schlafen. Nach einer von der Techniker Krankenkasse in Auftrag gegebenen repräsentativen Umfrage im Jahr 2017 gaben in Deutschland nur die Hälfte der befragten Personen eine regelmäßige Schlafdauer von sieben Stunden oder mehr an [21]. Schlafbezogene Interventionen zur Gesundheitsförderung und Prävention werden daher in Zukunft immer wichtiger sein, insbesondere für Menschen, deren durchschnittliche Schlafdauer zu gering ist oder die einen gestörten Schlaf haben.

Wie kann ich länger schlafen als gewöhnlich?

Am besten einfach früher zu Bett gehen und weniger Zeit am Abend mit Fernsehen, Serien oder anderen Medien verbringen. Dies gilt natürlich nur für Menschen, die durch die selbst gewählte Lebensführung zu wenig schlafen. Oder die einfach keine Lust haben, ins Bett zu gehen, weil es abends doch so schön ist, da hat man endlich Zeit für sich und kann es sich gemütlich machen. Oder weil man noch schnell etwas für morgen fertig machen muss. Oder eben doch noch die 354. Folge seiner Lieblingsserie schauen möchte. Nein, einfach ins Bett gehen. Und wie die

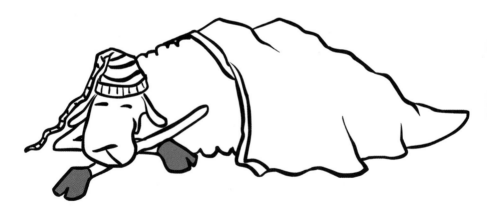

Engländer sagen: *Let's call it a day*, Schluss für heute. Wenn man normalerweise zu wenig schläft, dann wird es kein Problem sein, einzuschlafen. Und der verlängerte Schlaf wird sich positiv auf die Leistungsfähigkeit und die Gesundheit am nächsten Tag auswirken. Mit dieser Einstellung ist es vielleicht leichter, abends einfach ins Bett zu gehen: Selbstoptimierung durch ausreichenden Schlaf.

Für Menschen mit Schlafstörungen, die gerne länger schlafen wollen und es trotzdem nicht können, trifft diese Antwort nicht zu. Bei bestimmten Schlafstörungen macht es sogar Sinn, eher später ins Bett zu gehen und den Schlaf aktiv zu verkürzen (siehe Frage *Wann ist es sinnvoll, die Schlafdauer zu verkürzen?*). Für Patienten mit Schlafstörungen gibt es bereits eine Vielzahl von fundierten Ratgebern. Scheuen Sie sich auch nicht, professionelle Hilfe bei einem Psychologen, Coach oder in einer Schlafklinik zu suchen.

Haben Sie einen Tipp, damit ich abends früher ins Bett gehe?

„Ich wecke morgens früh die Kinder, bringe sie in die Kita. Dann arbeite ich den ganzen Tag, hole abends die Kinder ab, kümmere mich um sie und bringe sie ins Bett. Wenn die Kinder schlafen, habe ich endlich Zeit für mich. Und da soll ich früher ins Bett gehen? Das kann ich einfach nicht. Ich brauche diese Zeit für mich, sonst komme ich doch einfach zu kurz."

Solche oder ähnliche Gedanken kennen Sie bestimmt, von sich oder anderen. Und es macht ja auch erst einmal Sinn. Allerdings hat der Tag nur 24 Stunden, und vielleicht ist es tatsächlich einfach zu viel, was man sich so auflädt. Das Wichtigste ist aber wohl, dass man es schaffen sollte, während des ganzen Tages auch „Zeit für sich" zu haben. Also, regelmäßige Pausen machen, auch mal andere zurückweisen, seine eigenen Grenzen respektieren und seinen eigenen Bedürfnissen folgen. Dadurch würde das Bedürfnis nach eigener Zeit schon am Tage erfüllt, und man kann abends zufrieden ins Bett gehen. Denn diese Zeit von seinem Schlaf abzuknapsen, macht einfach hinten und vorne keinen Sinn. Dadurch ist man am nächsten Tag nur noch gereizter und hat noch eher das Gefühl, man bräuchte abends Zeit für sich. Dies zeigt auch wieder, dass die Gestaltung des Tages natürlich wesentlich unseren Schlaf beeinflusst und umgekehrt. Und wenn es abends partout nicht möglich sein sollte, früher ins Bett zu gehen, dann sollte man vielleicht morgens länger schlafen. Oder am Tag Zeit und Gelegenheit für eine oder mehrere kurze Schlafepisoden einplanen (siehe *Frage Wie lang sollte ein Power-Nap sein?* in Kapitel 6).

Wie kann ich andere Menschen dazu bringen, länger zu schlafen?

Nun ja, jeder ist zunächst selbst verantwortlich für sein Leben. Wenn also jemand unbedingt wenig schlafen will und auch die negativen Konsequenzen des Schlafmangels in Kauf nimmt, dann ist dies schwer zu ändern. Obwohl möglicherweise auch die Umwelt der Person darunter leidet. Menschen entscheiden sich ja auch zu rauchen, obwohl die negativen Folgen des Rauchens bekannt und mittlerweile auf jeder Packung Zigaretten zu finden sind. Trotzdem ist eine Aufklärung über die wichtige Funktion des Schlafs schon einmal ein erster Schritt – vielleicht schenken Sie Ihrem Partner dieses Buch? ;-) Aber die reine Information und das Wissen über negative Folgen des eigenen Verhaltens reichen oft nicht aus, um etwas daran zu ändern. Natürlich wäre es eine Idee, dass z. B. eine außenstehende Fachperson (Ärztin, Psychologin oder Coach) einfach zwei bis drei Wochen Schlafverlängerung „verordnet". Ihre Partnerin könnte dann am eigenen Leib erfahren, wie es sich anfühlt, ausgeschlafen zu sein. Oder vielleicht bringt es etwas, sich mit anderen auszutauschen? Im Zeitalter der Digitalisierung gibt es mittlerweile viele Möglichkeiten, den eigenen Schlaf mit dem der anderen zu vergleichen. Oder mit einem Freund oder einer Freundin gemeinsam zu versuchen, den eigenen Schlaf zu verlängern und die Folgen zu beobachten. Es gibt mittlerweile ganze Schlaf-Communities, die sich regelmäßig über ihren Schlaf austauschen. So schließen sich bei einigen Anbietern von Fitnessuhren Freunde oder Gruppen zusammen, tauschen ihre Trainingszeiten aus und feuern sich gegenseitig an, alles angeboten über die integrierte „App". Dies gibt es auch für die gemessene Schlafzeit: Man kann sich austauschen oder sich eben gegenseitig anfeuern, wenn man es wieder geschafft hat, ausreichend zu schlafen. Sicherlich nicht für alle das geeignete Mittel – aber warum es nicht einmal ausprobieren?

Wie kann ich herausfinden, wie lange ich schlafen sollte?

Alle Menschen schlafen sehr unterschiedlich und haben ein individuelles Schlafbedürfnis. Das heißt, die Empfehlungen zur Schlafdauer (siehe Frage *Wie lange sollte ich schlafen?*) sind gute Richtwerte, die vielleicht auf einen zutreffen, vielleicht aber auch nicht. Gleichzeitig haben viele Menschen den Eindruck, ausreichend zu schlafen, tun dies aber nicht. Sie merken einfach nicht (mehr), dass sie eigentlich mehr Schlaf bräuchten (siehe Frage *Kann ich zu kurz schlafen?*) Wenn ich also sowieso nicht merke, wie viel Schlaf ich eigentlich brauche, wie soll ich dann mein individuelles Schlafbedürfnis herausfinden?

Wenn man sich außerhalb der empfohlenen Schlafzeiten von regelmäßig sechs bis zehn Stunden für Erwachsene befindet, dann sollte man auf jeden Fall versuchen, sein Schlafverhalten zu ändern oder sich professionell beraten zu lassen. Was soll man aber machen, wenn man sich innerhalb der empfohlenen Stunden befindet?

Das ist tatsächlich gar nicht so einfach. Man kann sich eben nicht vollkommen auf sein Gefühl verlassen. Hinweise auf zu kurzen Schlaf sind z. B. ein längerer Schlaf am Wochenende oder in den Ferien. Dieser sogenannte „soziale Jetlag" ist ein Hinweis darauf, dass man seinen Schlaf in der Arbeitswoche künstlich verkürzt und damit ein Schlafdefizit anhäuft, das man am Wochenende wieder „abschläft" (siehe Frage: *Habe ich am Wochenende einen „Jetlag"?* in Kapitel 3). Für die nachhaltige Leistungsfähigkeit und Gesundheit wäre es günstiger, die Schlafdauer in der Arbeitswoche entsprechend zu erhöhen. Dies kommt übrigens auch dem Arbeitgeber zugute: Seine Mitarbeiter sind dann auf der Arbeit ausgeglichener, konzentrierter und werden seltener krank.

Ein anderer Weg, als während der Arbeits- oder Schulwoche länger zu schlafen, ist etwas aufwendiger und erfordert Disziplin: Sie müssten versuchen, jeweils über mehrere Wochen (z. B. drei Wochen) jede Nacht eine exakte Schlafdauer aufrechtzuerhalten, die in den Folgewochen variiert wird. Konkret heißt dies: zuerst drei Wochen mit sieben Stunden Schlaf, dann drei Wochen mit acht Stunden Schlaf, vielleicht sogar einmal drei Wochen mit neun Stunden Schlaf. Idealerweise sollten Sie die Schlafdauer protokollieren und am Tag kurz notieren, wie es Ihnen ging. Wenn Sie sich bei mehr Schlaf nach zwei bis drei Wochen insgesamt ausgeruhter, frischer und konzentrierter fühlen, dann brauchen Sie wohl dieses Mehr an Schlaf. Wenn Sie z. B. bei neun Stunden Schlaf lange brauchen, um einzuschlafen, oder häufig und länger wach liegen, dann ist es wahrscheinlich zu viel. Wichtig ist aber, dass Sie Ihren Zustand nicht bereits nach ein oder zwei Nächten mit der veränderten Schlafdauer erklären. Kurzfristig kann es sein, dass Sie sich nach längerem Schlaf sogar erst einmal müder oder antriebsloser fühlen als sonst. Das Gefühl, besser ausgeruht zu sein, stellt sich erst nach ein bis zwei Wochen ein.

Das hört sich nun sehr aufwendig an. Und oft lassen unsere Routinen im Alltag eine solche Veränderung gar nicht zu. Das glauben wir zumindest. Denn im Prinzip haben wir es natürlich selbst in der Hand, wie wir unseren Tag gestalten. Insofern lohnt es sich, sein individuelles Schlafbedürfnis herauszufinden. Denn wäre es nicht schön, mal wieder so richtig ausgeschlafen einen Tag zu erleben?

Hat sich die Schlafdauer in den letzten 50 Jahren verändert?

Wir hören das immer wieder: Die Einflüsse der modernen Welt verkürzen unseren Schlaf durch digitale Medien, künstliches Licht, Stress am Arbeitsplatz etc. Wir verkürzen unseren Schlaf und gefährden unsere Gesundheit.

Natürlich haben die digitalen Medien in den letzten 50 Jahren unser Leben kolossal verändert. Aber haben die Veränderungen in dieser Zeit wirklich die Schlafdauer systematisch verkürzt? Amerikanische Forscher haben objektive Schlafmessungen aus den Jahren 1960 bis 2013 zusammengetragen. Sie kamen auf 186 Studien mit über 6000 gesunden Erwachsenen (18–90 Jahre) [22]. Sie fanden keinerlei Zusammenhang zwischen dem Jahr der Studie und der Schlaflänge, egal ob die Studie im Labor oder zu Hause stattfand. Auch bei den subjektiven Angaben zu den üblichen Schlaflängen im Alltag zeigte sich keine konsistente Abnahme der Schlafdauer in den letzten Jahrzehnten [23]. So ergab sich zwischen den Jahren 1960 und 2000 in Deutschland eine Verringerung von ca. 19 Minuten pro Nacht. In Frankreich zeigte sich dagegen eine Verlängerung des Schlafs um ca. 26 Minuten pro Nacht für den gleichen Zeitraum. In Polen liegt diese Schlafverlängerung sogar bei 36 Minuten. In Amerika

wurden für diesen Zeitraum in verschiedenen Studien sowohl Verlänge-
rungen als auch Verkürzungen der Schlafdauer berichtet. Die Behauptung, wir würden generell kürzer schlafen als noch vor 50 Jahren, stimmt
also nicht [24].

Schlafen Menschen in Europa unterschiedlich lang?

Tatsächlich gibt es Unterschiede in der typischen Schlafdauer in Europa
(s. Tab. 1-1). Die Daten dazu basieren auf Erhebungen der Europäischen
Union aus den Jahren 1998–2002, die Personen aus verschiedenen Ländern zu ihren täglichen Aktivitäten befragt haben. Dabei wurde nach
Dauer des Schlafs in der Nacht und am Tag gefragt. Allerdings flossen
auch die Einschlafzeit und das passive Liegen im Bett mit ein, z. B. bei
einer Krankheit. Die Werte spiegeln also eher die Zeit im Bett wider als
die reine Schlafdauer und sind deshalb auch etwas höher als die meisten
Berichte zur Schlafdauer.

Norweger und Schweden gaben bei den Befragungen an, durchschnittlich am wenigsten Zeit im Bett zu verbringen (ungefähr acht Stunden).
Franzosen schätzten ihre regelmäßige Zeit im Bett dagegen auf fast acht
Stunden und 50 Minuten pro Tag. Deutschland und England lagen im
Mittelfeld bei acht Stunden und 15 Minuten. Dabei zeigte sich sehr einheitlich in allen dargestellten Ländern, dass Frauen im Schnitt länger
schlafen als Männer (siehe Frage *Schlafen Männer und Frauen unterschiedlich?* in Kapitel 2).

Hat sich der Anteil an Kurzschläfern in den letzten Jahrzehnten erhöht?

Ja, schon. Aber es scheint sehr darauf anzukommen, welchen Zeitraum
man betrachtet und mit welchem Jahr verglichen wird. In einer amerikanischen Studie gaben im Jahr 1975 7,6 % der Befragten an, Kurzschläfer zu
sein (d. h. regelmäßig weniger als sechs Stunden pro Nacht zu schlafen)
[26]. 30 Jahre später – im Jahre 2006 – waren es dann 9,3 %, also eine
leichte Erhöhung des Kurzschläferanteils. Interessanterweise ergab sich
der höchste Wert (11,8 %) im Jahr 1998. Von 1998 bis 2006 scheint der

LAND	FRAUEN	MÄNNER
FRANKREICH	8:55 h	8:45 h
UNGARN	8:42 h	8:32 h
ESTLAND	8:35 h	8:31 h
FINNLAND	8:32 h	8:22 h
BELGIEN	8:29 h	8:15 h
UK	8:27 h	8:19 h
SLOWENIEN	8:24 h	8:17 h
DEUTSCHLAND	8:19 h	8:12 h
SCHWEDEN	8:11 h	8:01 h
NORWEGEN	8:10 h	7:57 h

Tabelle 1-1: Berichtete Zeit, die Männer und Frauen in verschiedenen europäischen Ländern im Bett verbringen. Angegeben ist die berichtete, subjektive Schlafdauer, gemittelt über die Schlafdauer während der Arbeitswoche und dem Wochenende. Zusätzlich fließen die Zeit des Einschlafens und das passive Liegen im Bett (z.B. bei einer Krankheit) mit ein. Die befragten Personen waren 20 bis 74 Jahre alt. Norweger und Norwegerinnen geben die kürzeste regelmäßige Dauer an (ca. acht Stunden). Französinnen und Franzosen dagegen berichten von einer Zeit im Bett von 8 Stunden und 45 Minuten. Grundsätzlich schlafen Männer und Frauen ähnlich viel oder wenig in den einzelnen Ländern. In allen Ländern berichten Frauen eine längere Schlafdauer als Männer. Für die Schweiz lagen die Daten in einer vergleichbaren Form leider nicht vor. Daten basieren auf [25].

Anteil an Kurschläfern also wieder abzufallen. Eine Verringerung des Anteils von Kurzschläfern wird auch von einer anderen Studie zwischen den Jahren 2004 und 2007 berichtet [27]. Für den Zeitraum von 2010 und 2018 wurde dann wieder eine Erhöhung des Kurzschläferanteils in Amerika gefunden [28]. Allerdings wurden als Kurzschläfer in dieser Studie Personen bezeichnet, die regelmäßig weniger als sieben Stunden pro Nacht schliefen. Der Anteil an Kurzschläfern scheint also über die Jahrzehnte eher zu schwanken, als sich systematisch zu erhöhen.

Hat die Einführung des elektrischen Lichts die Schlafdauer verkürzt?

Auch das klingt erst einmal plausibel: Die Verfügbarkeit von künstlichem Licht verkürzt unseren Schlaf. Früher, als es nur (teure) Kerzen gab, haben sich die Menschen viel mehr an den natürlichen Tag-Nacht-Rhythmus gehalten. Deshalb haben sie wahrscheinlich deutlich mehr geschlafen als wir heute, denn sie konnten ja abends oder frühmorgens nicht einfach das Licht anmachen. Allerdings ist die Frage historisch nur schwer zu untersuchen.

Es gibt einige wenige Studien, die den Schlaf in Kulturen untersuchen, die auch heute noch über kein elektrisches Licht verfügen. Eine Studie hat dabei auch objektive Schlafparameter über Bewegungsmessungen bei 58 Bewohnern eines Dorfes in Haiti untersucht [29]. Keiner der Untersuchungsteilnehmer verfügte zu Hause über elektrisches Licht. Die Messungen über drei Nächte hinweg ergaben, dass die Teilnehmerinnen tatsächlich längere Zeit im Bett verbrachten – im Durchschnitt ca. 9,3 Stunden. Dies ist wesentlich länger, als US-Amerikaner sonst im Bett verbringen (ca. 7,5 Stunden). Die eigentliche Schlafdauer der Dorfbewohner betrug allerdings nur ca. sieben Stunden, was der Schlafdauer von US-Amerikanern eher entspricht. Die vermehrte Dunkelheit ohne elektrisches Licht führt also vor allem dazu, dass man mehr Zeit im Bett verbringt. Aber deshalb wird der Schlaf nicht unbedingt länger.

Eine weitere Studie hat Schlaf in drei verschiedenen Jäger-Sammler-Populationen in Afrika und Südamerika untersucht [30]. Die untersuchten Personen trugen ebenfalls einen Bewegungsmesser während 6–28 Tagen und Nächten. Die Schlafdauer in der Nacht lag zwischen 6,9 und 8,5 Stunden und war damit ebenfalls sehr ähnlich den Werten, die in industrialisierten Regionen mit elektrischem Licht gemessen werden. Im Unterschied zu industrialisierten Regionen war aber die Schlafdauer stärker von der Sonnenscheindauer bestimmt: Die Teilnehmer schliefen im

Winter knapp eine Stunde länger als im Sommer. Allerdings begann der Schlaf keineswegs bei Sonnenuntergang. Die Dunkelheit am Abend führt also nicht unbedingt zu einer längeren Schlafdauer. Denn die Nacht ist auch eine Zeit für Gespräche, Geschichtenerzählen, Beten und andere spirituelle Handlungen. Gleichzeitig ist die Nacht auch immer potenziell gefährlich, sodass man nicht unbedingt besser schläft, wenn man nicht in festen und sicheren Unterkünften wohnen kann.

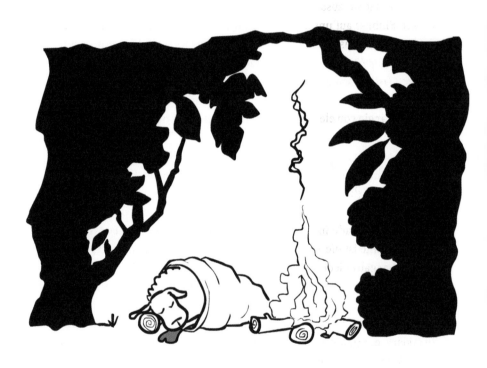

Eine weitere Studie kam allerdings zu einem anderen Ergebnis [31]. Hier wurden zwei relativ isoliert lebende Gemeinschaften in Argentinien direkt verglichen. Beide haben einen ähnlichen soziokulturellen Hintergrund als Jäger und Sammler. Die eine Gemeinschaft hatte Zugang zu elektrischem Licht, die andere nicht. Hier zeigte sich (ebenfalls mit Bewegungsmessern), dass die Gruppe mit Licht im Durchschnitt einen um ca. 50 Minuten kürzeren Schlaf hatte als die Gruppe ohne Licht. Während beide Gruppen etwa zur gleichen Zeit bei Sonnenaufgang aufstanden, ging die Gruppe mit Licht ca. 50 Minuten später ins Bett. Allerdings muss man bedenken, dass die Verfügbarkeit von Elektrizität nicht nur Licht mit sich bringt, sondern auch das Fernsehen. Theoretisch könnte die verkürzte Schlafdauer in dieser Studie als auch mit mehr Zeit vor dem Fernseher zusammenhängen.

Insgesamt lässt sich nicht eindeutig beantworten, ob und wie stark die Einführung des elektrischen Lichts unsere Schlafdauer verkürzt hat. Trotzdem hat sie zusammen mit der Industrialisierung natürlich einen starken Einfluss auf unsere Schlafgewohnheiten mit sich gebracht, denn sie macht die massenhafte Schichtarbeit, Nachtarbeit, Medienkonsum und aktive Verkürzung der Ruhezeiten erst möglich. Die reine durchschnittliche Schlafdauer ist aber nur bedingt vom künstlichen Licht betroffen. Es scheint vielmehr eine biologische optimale Länge zu geben, die unabhängig von elektrischem Licht auftritt.

Verkürzt der digitale Medienkonsum unseren Schlaf?

Ganz sicher. Gerade in Zeiten von Streaming-Diensten wie Netflix oder Amazon Prime ist die Verfügbarkeit von Filmen und Serien stark gestiegen. Früher gab es jede Folge einer Serie nur einmal in der Woche zu einer bestimmten Zeit, heute kann man alle Folgen einer Staffel in einer Nacht schauen. Und was leidet darunter? Unser Schlaf.

Dies haben auch die Verantwortlichen der Streaming-Dienste erkannt. So erklärte ein Hauptverantwortlicher von Netflix, Reed Hastings, 2017 in einem Interview: „Schlaf ist unsere Konkurrenz." [32] Eigentlich war er gefragt worden, welche anderen Streaming-Dienste eine Konkurrenz darstellen würden. Der amerikanische Netflix-Anbieter twitterte am 18. April 2017: „Schlaf ist unser größter Feind." [33] Es ist mittlerweile zu einem geflügelten Wort geworden, dass Netflix uns vom Schlafen abhält. So gibt es mehrere Cartoons zu dem Thema, z. B. sieht man unter der Überschrift „Netflix und Schlaf" eine Katze schlafen, während das Herrchen weiter Serien schaut.

Der Zusammenhang zwischen einem längeren Konsum von Fernsehserien und einer kürzeren Schlafdauer erscheint also offensichtlich.

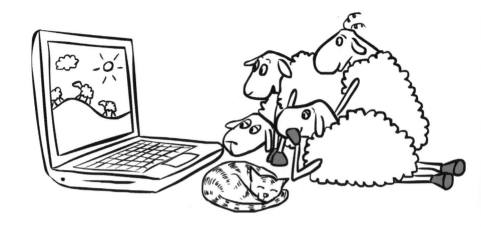

Auch die allermeisten Studien zu dem Thema finden Belege, dass ein längerer abendlicher Medienkonsum die Schlafdauer verkürzt und den Beginn des Schlafs nach hinten verschiebt. Dies gilt insbesondere für Kinder und Jugendliche [34] [35]. Jugendliche sind dann zusätzlich auch am nächsten Tag müder und unkonzentrierter, je länger sie abends vor dem Bildschirm verbringen. Die verkürzende Wirkung der Mediennutzung auf den Schlaf zeigt sich dabei sowohl beim abendlichen Fernseh- oder Videoschauen und beim Computerspielen als auch beim Nutzen des Mobiltelefons am Abend. Die Verwendung von sozialen Netzwerken und das Surfen im Internet verkürzen und verschlechtern dabei ebenfalls deutlich den Schlaf [36]. In einigen Studien war der Einfluss von portablen Geräten auf den Schlaf sogar größer als von Fernsehern oder Computern [37]. Am größten sind die Auswirkungen der abendlichen Mediennutzung an Schultagen, bei denen die Aufstehzeit durch den folgenden Schulbeginn bestimmt wird. Am Wochenende sind die negativen Auswirkungen der abendlichen Mediennutzung auf den Schlaf etwas weniger dramatisch. Doch nicht nur bei Schulkindern, Jugendlichen und jungen Erwachsenen, sondern sogar schon bei Kleinkindern unter fünf Jahren zeigen sich negative Auswirkungen der abendlichen Mediennutzung auf den Schlaf und auf die morgendliche Aufmerksamkeit [38].

Der Grund, warum der abendliche Medienkonsum die Schlafdauer verkürzt, ist zunächst einmal die reine Zeit: Wenn man in der Woche zu einer bestimmten Zeit aufstehen muss, kann man abends also entweder direkt schlafen gehen oder eben noch eine halbe Stunde auf das Mobiltelefon schauen. Oder drei Folgen einer Serie sehen. Oder schnell noch ein bisschen am Computer spielen. Diese Zeit geht dafür von der Schlafenszeit ab. Allerdings passiert dies im Prinzip bei allen zeitlich ausgedehnten abendlichen Tätigkeiten, wie z. B. Lesen eines spannenden Buches, das man nicht weglegen kann. Auch die fehlende Bewegung bei diesen Aktivitäten könnte indirekt erklären, warum verstärkte Mediennutzung zu Schlafstörungen führt: Verlängerte Mediennutzung ist mit weniger körperlicher Aktivität und einer ungesünderen Ernährung assoziiert, und ausreichend Bewegung und eine ausgewogene Ernährung sind wiederum wichtig für einen guten Schlaf [39]. Möglicherweise kommen noch weitere Faktoren hinzu: Das von den Bildschirmen ausgestrahlte Licht beeinflusst unseren Schlaf-wach-Rhythmus (siehe Frage *Beeinflusst das Licht von Bildschirmen unseren Schlaf-wach-Rhythmus?* in Kapitel 3). Zusätzlich kann das Gesehene zu einer vermehrten geistigen Beschäftigung mit dem Inhalt führen und zum Grübeln anregen.

Insgesamt sollten Eltern also unbedingt versuchen, die abendliche Mediennutzung bei Kindern zu limitieren, damit sie ausreichend Zeit für den Schlaf bekommen. Bei Jugendlichen ist dies wahrscheinlich schwieriger, doch auch hier sollten die Eltern über mögliche negative Folgen aufklären. Bei Erwachsenen zeigen sich ebenfalls Zusammenhänge zwischen Dauer der Bildschirmzeiten, verkürztem Schlaf, wenig Bewegung und stärkerem Übergewicht [40]. Interessanterweise gibt es hier wesentlich weniger Studien als bei Kindern und Jugendlichen. Und das, obwohl gerade ältere Menschen zum Teil sehr viel Zeit vor dem Bildschirm verbringen, teilweise bis zu zehn Stunden täglich. Nach einer Erhebung aus dem Jahr 2019 sitzen Menschen über 65 Jahre sogar länger vor einem Bildschirm als Jugendliche [41]. Auch Erwachsene und ältere Menschen würden möglicherweise davon profitieren, einfach mal früher ins Bett zu gehen oder sich mehr zu bewegen, anstatt noch die letzte Folge einer Serie zu schauen. Die Auswirkungen dieser Mediennutzung auf den Schlaf sollten zukünftig auch vermehrt bei älteren Menschen untersucht werden, da sie einen zunehmenden Teil unserer Gesellschaft darstellen, der intensiv digitale Medien nutzt. Denn auch im Alter ist ein ausreichender Schlaf ein wichtiger Bestandteil für die Gesundheit und das Wohlbefinden.

Wie lang schlafen Tiere?

So gut wie jedes Tier schläft – es gibt quasi keine Ausnahme [42]. Dieses fast universelle Vorkommen von Schlaf wird häufig als Beweis interpretiert, dass der Schlaf eine wichtige Funktion erfüllt und uns einen Überlebensvorteil bringt. Gleichzeitig unterscheiden sich Tierarten stark in der Art und Dauer ihres Schlafs. Generell gilt: Fluchttiere schlafen wenig, Tiere ohne Feinde oder mit guter Tarnung schlafen dagegen viel. So schlafen Pferde und Antilopen nur ca. drei Stunden und legen sich dabei meist noch nicht einmal hin. Raubkatzen (z. B. Löwen und Tiger) sowie auch gut geschützte oder getarnte Tiere (z. B. Igel und Fledermäuse) schlafen hingegen oft mehr als 18 Stunden pro Tag. Auch die Wahl des Schlafplatzes ist höchst unterschiedlich und oft recht kreativ. Gorillas bauen sich Schlafnester in Bäumen oder am Boden. Orang-Utans halten sich mit Händen und Füßen an Ästen fest. Koalas klemmen sich in Astgabeln. Bei Vögeln sind die Krallen so gesteuert, dass sie sich bei Entspannung fest um einen Ast oder ein Kabel legen. So können sie stabil schlafen. Pottwale stehen dagegen senkrecht im Wasser. Mehr Informationen und Bilder dazu finden sich z. B. unter https://www.tierchenwelt.de [43]. Für Kinder empfehle ich das Buch „Frag doch mal die Maus: Wie schlafen die Tiere?" [44].

Ist der Winterschlaf ein sehr langer Schlaf?

Murmeltiere, Igel, Siebenschläfer und andere Tiere verbringen Wochen bis mehrere Monate im Winterschlaf [45]. Dies wäre eine extrem lange Schlafdauer. So senken zum Beispiel Murmeltiere ihre Körpertemperatur von 39 auf 7 Grad ab. Das Herz schlägt nur noch zwei bis drei Mal statt 100 Mal in einer Minute, und sie machen Atempausen von über einer Stunde. Tatsächlich schlafen sie nicht mehrere Monate durch, sondern werden auch ab und zu einmal kurz wach. Müssten sie dann nicht wunderbar ausgeschlafen sein, nach einer so langen, intensiven Winterschlafenszeit? Das Gegenteil ist der Fall. Sie sind eher müde und müssen sich erst einmal ausschlafen. Sie sind also „schlafdepriviert", und müssen Schlaf nachholen. Getestet wurde dies vor allem an Hamstern: Einige Hamsterarten können während des Tages in eine kühle Starre fallen, die dem Winterschlaf ähnelt. Die Hamster sind nach dieser „Starre" ebenfalls müder und müssen mehr und tiefer schlafen [46]. Winterschlaf ist also kein langer Schlaf, sondern ein eigener Zustand mit besonderen Funktionen: Es geht mehr um die Energiereduktion und Ausharren in kalten und futterarmen Umgebungen. Der Schlaf dagegen hat eine Erholungsfunktion.

Was sagt mir die Schlafdauer überhaupt?

Die Schlafdauer ist zunächst einmal die Zeit, die man schlafend verbracht hat, in der man also nicht wach war. Dabei wird nicht beachtet, wie der Schlaf eigentlich zusammengesetzt ist, also wie viel der geschlafenen Zeit in welcher Schlafphase verbracht wurde. Dies gilt für den Schlaf bei Tieren ebenso wie beim Menschen. Auf die Schlafphasen gehe ich in Kapitel 2 *Was ist eigentlich Schlaf?* näher ein. Man könnte sich also fragen, ob die reine Schlafdauer wirklich das beste Maß ist, um die Qualität des Schlafs zu bewerten. Jedoch führt eine Veränderung der Schlafdauer in den allermeisten Fällen auch zu einer entsprechenden Verlängerung der verschiedenen Schlafphasen. Insofern ist die Schlafdauer immerhin ein deutlicher Hinweis auf eine gute Schlafqualität. Zusätzlich lässt sich die Schlafdauer relativ gut messen und ist auch leicht nachvollziehbar. Deshalb beziehen sich Empfehlungen für einen guten Schlaf meist auf die Schlafdauer und nicht auf andere Aspekte des Schlafs. Möglicherweise werden in Zukunft noch bessere Indizes entwickelt, um die Schlafqualität zu messen und verständlich anzuzeigen – wenn die Wissenschaft besser weiß, was eine gute Schlafqualität eigentlich ausmacht (siehe Frage *Was ist der optimale Schlaf?* in Kapitel 2).

Literaturverzeichnis

1. Hirshkowitz, M., Whiton, K., Albert, S. M., Alessi, C., Bruni, O., DonCarlos, L. et al. (2015). National Sleep Foundation's sleep time duration recommendations: methodology and results summary. *Sleep health, 1,* 40–43. https://doi.org/10.1016/j.sleh.2014.12.010
2. National Sleep Foundation. (2015). *Sleep Duration Recommendations.* Arlington: National Sleep Foundation. Retrieved August 20th 2020 from https://www.sleep foundation.org/sites/default/files/2018-10/NSF_sleep_duration_recommenda tions_chart.png
3. Suni, E. (2020, July). *How Much Sleep Do We Really Need?* Seattle: Sleep Foundation. Retrieved August 20th 2020 from https://www.sleepfoundation.org/excessive-sleepiness/support/how-much-sleep-do-we-really-need

4.   Berres, I. (2018, Dezember). Kann man zu lange schlafen? *Spiegel Online*. Zugriff am 20. August 2020 unter https://www.spiegel.de/gesundheit/diagnose/kann-man-zu-lange-und-zu-viel-schlafen-mythos-oder-medizin-a-1217882.html
5.   Williamson, A. M. & Feyer, A. M. (2000). Moderate sleep deprivation produces impairments in cognitive and motor performance equivalent to legally prescribed levels of alcohol intoxication. *Occupational and environmental medicine, 57,* 649–655. https://doi.org/10.1136/oem.57.10.649
6.   Itani, O., Jike, M., Watanabe, N. & Kaneita, Y. (2017). Short sleep duration and health outcomes: a systematic review, meta-analysis, and meta-regression. *Sleep Medicine, 32,* 246–256. https://doi.org/10.1016/j.sleep.2016.08.006
7.   Irwin, M. R. (2015). Why sleep is important for health: a psychoneuroimmunology perspective. *Annual review of psychology, 66,* 143–172. https://doi.org/10.1146/annurev-psych-010213-115205
8.   Scullin, M. K. & Bliwise, D. L. (2015). Sleep, cognition, and normal aging: integrating a half century of multidisciplinary research. *Perspectives on psychological science: a journal of the Association for Psychological Science, 10,* 97–137. https://doi.org/10.1177/1745691614556680
9.   Liu, T.-Z., Xu, C., Rota, M., Cai, H., Zhang, C., Shi, M.-J. et al. (2017). Sleep duration and risk of all-cause mortality: A flexible, non-linear, meta-regression of 40 prospective cohort studies. *Sleep medicine reviews, 32,* 28–36. https://doi.org/10.1016/j.smrv.2016.02.005
10. Zitser, J., Anatürk, M., Zsoldos E., Mahmood, A., Filippini, N., Suri, S. et al. (2020). Sleep duration over 28 years, cognition, gray matter volume, and white matter microstructure: a prospective cohort study. *Sleep, 43, zsz290*.
11. Borbély, A. (1998). *Das Geheimnis des Schlafs*. Stuttgart: Deutsche Verlags-Anstalt GmbH. Verfügbar unter http://www.pharma.uzh.ch/static/schlafbuch/Geheim nis_des_Schlafs.pdf
12. Gottlieb, E., Landau, E. Baxter, H., Werden, E., Howard, M. E. & Brodtmann, A. (2019). The bidirectional impact of sleep and circadian rhythm dysfunction in human ischaemic stroke: A systematic review. *Sleep medicine reviews, 45,* 54–69. https://doi.org/10.1016/j.smrv.2019.03.003
13. Miller, C. B., Espie, C. A., Epstein, D. R., Friedman, L., Morin, C. M., Pigeon, W. R. et al. (2014). The evidence base of sleep restriction therapy for treating insomnia disorder. *Sleep medicine reviews, 18,* 415–424. https://doi.org/10.1016/j.smrv.2014.01.006
14. van Dongen, H. P. A., Maislin, G., Mullington, J. M. & Dinges, D. F. (2003). The cumulative cost of additional wakefulness: dose-response effects on neurobehavioral functions and sleep physiology from chronic sleep restriction and total sleep deprivation. *Sleep, 26,* 117–126. https://doi.org/10.1093/sleep/26.2.117
15. Roenneberg, T. & Finckenstein, I. v. (2019). *Das Recht auf Schlaf. Eine Kampfschrift für den Schlaf und ein Nachruf auf den Wecker*. München: dtv.
16. National Sleep Foundation. (2020). *Stop Hitting the Snooze Button Once and For All*. Seattle: Sleep. Retrieved August 20th 2020 from https://www.sleep.org/articles/stop-hitting-snooze-button/
17. Scullin, M. K. (2019). The Eight Hour Sleep Challenge During Final Exams Week. *Teaching of Psychology, 46,* 55–63. https://doi.org/10.1177/0098628318816142
18. Arnal, P. J., Sauvet, F., Leger, D., van Beers, P. Bayon, V., Bougard, C. et al. (2015). Benefits of Sleep Extension on Sustained Attention and Sleep Pressure Before and

During Total Sleep Deprivation and Recovery. *Sleep, 38,* 1935–1943. https://doi.org/10.5665/sleep.5244

19. Henst, R.H.P., Pienaar, P.R., Roden, L.C. & Rae, D.E. (2019). The effects of sleep extension on cardiometabolic risk factors: A systematic review. *Journal of sleep research,* e12865. https://doi.org/10.1111/jsr.12865

20. Pizinger, T.M., Aggarwal, B. & St-Onge, M.-P. (2018). Sleep Extension in Short Sleepers: An Evaluation of Feasibility and Effectiveness for Weight Management and Cardiometabolic Disease Prevention. *Frontiers in endocrinology, 9,* 392. https://doi.org/10.3389/fendo.2018.00392

21. Techniker Krankenkasse (Hrsg.). (2017). *Schlaf gut, Deutschland – TK-Schlafstudie 2017.* Hamburg: Techniker Krankenkasse. Verfügbar unter https://www.tk.de/resource/blob/2033604/118707bfcdd95b0b1ccdaf06b30226ea/schlaf-gut-deutschland-data.pdf

22. Youngstedt, S.D., Goff, E.E., Reynolds, A.M., Kripke, D.F., Irwin, M.R., Bootzin, R.B. et al. (2016). Has adult sleep duration declined over the last 50+ years? *Sleep medicine reviews, 28,* 69–85. https://doi.org/10.1016/j.smrv.2015.08.004

23. Bin, Y.S., Marshall, N.S. & Glozier, N. (2012). Secular trends in adult sleep duration: a systematic review. *Sleep medicine reviews, 16,* 223–230. https://doi.org/10.1016/j.smrv.2011.07.003

24. Horne, J. (2016). *Sleeplessness. Assessing Sleep Need in Society Today.* Cham: Springer International Publishing.

25. Our World in Data. (n.d.). *Time spent sleeping, per day, men vs. women.* Zugriff am 20. August 2020 unter https://ourworldindata.org/grapher/time-spent-sleeping-per-day-men-vs-women

26. Knutson, K.L., van Cauter, E., Rathouz, P.J., DeLeire, T. & Lauderdale, D.S. (2010). Trends in the prevalence of short sleepers in the USA: 1975–2006. *Sleep, 33,* 37–45. https://doi.org/10.1093/sleep/33.1.37

27. Luckhaupt, S.E., Tak, S. & Calvert, G.M. (2010). The prevalence of short sleep duration by industry and occupation in the National Health Interview Survey. *Sleep, 33,* 149–159. https://doi.org/10.1093/sleep/33.2.149

28. Khubchandani, J. & Price, J.H. (2019). Short Sleep Duration in Working American Adults, 2010–2018. *Journal of community health, 45,* 219–227. https://doi.org/10.1007/s10900-019-00731-9

29. Knutson, K.L. (2014). Sleep duration, quality, and timing and their associations with age in a community without electricity in Haiti. *American journal of human biology: the official journal of the Human Biology Council, 26,* 80–86. https://doi.org/10.1002/ajhb.22481

30. Yetish, G., Kaplan, H., Gurven, M., Wood, B., Pontzer, H., Manger, P.R. et al. (2015). Natural sleep and its seasonal variations in three pre-industrial societies. *Current biology, 25,* 2862–2868. https://doi.org/10.1016/j.cub.2015.09.046

31. La Iglesia, H.O. de, Fernández-Duque, E., Golombek, D.A., Lanza, N., Duffy, J.F., Czeisler, D.A. et al. (2015). Access to Electric Light Is Associated with Shorter Sleep Duration in a Traditionally Hunter-Gatherer Community. *Journal of biological rhythms, 30,* 342–350. https://doi.org/10.1177/0748730415590702

32. Raphael, R. (2017, June). Netflix CEO Reed Hastings: Sleep Is Our Competition. *Fast Company.* Retrieved August 20th 2020 from https://www.fastcompany.com/40491939/netflix-ceo-reed-hastings-sleep-is-our-competition

33. Netflix. (2017). *Sleep is my greatest enemy.* [Twitter]. Retrieved August 20ᵗʰ 2020 from https://twitter.com/netflix/status/854100194098520064?lang=de

34. Hale, L. & Guan, S. (2015). Screen time and sleep among school-aged children and adolescents: a systematic literature review. *Sleep medicine reviews, 21,* 50–58. https://doi.org/10.1016/j.smrv.2014.07.007

35. Carter, B., Rees, P., Hale, L., Bhattacharjee, D. & Paradkar, M.S. (2016). Association Between Portable Screen-Based Media Device Access or Use and Sleep Outcomes: A Systematic Review and Meta-analysis. *JAMA pediatrics, 170,* 1202–1208. https://doi.org/10.1001/jamapediatrics.2016.2341

36. Hisler, G., Twenge, J.M. & Krizan, Z. (2019). Associations between screen time and short sleep duration among adolescents varies by media type: evidence from a cohort study. *Sleep medicine, 66,* 92–102. https://doi.org/10.1016/j.sleep.2019.08.007

37. Twenge, J.M., Hisler, G.C. & Krizan, Z. (2019). Associations between screen time and sleep duration are primarily driven by portable electronic devices: evidence from a population-based study of U.S. children ages 0–17. *Sleep medicine, 56,* 211–218. https://doi.org/10.1016/j.sleep.2018.11.009

38. Janssen, X., Martin, A., Hughes, A.R., Hill, C.M., Kotronoulas, G. & Hesketh. K.R. (2020). Associations of screen time, sedentary time and physical activity with sleep in under 5s: A systematic review and meta-analysis. *Sleep medicine reviews, 49,* 101226. https://doi.org/10.1016/j.smrv.2019.101226

39. Robinson, T.N., Banda, J.A., Hale, L., Shirong Lu, A., Fleming-Milici, F., Calvert, S.L. et al. (2017). Screen Media Exposure and Obesity in Children and Adolescents. *Pediatrics, 140,* 97–101. https://doi.org/10.1542/peds.2016-1758K

40. Cassidy, S., Chau, J.Y., Catt, M., Bauman, A. & Trenell, M.I. (2017). Low physical activity, high television viewing and poor sleep duration cluster in overweight and obese adults; a cross-sectional study of 398984 participants from the UK Biobank. *The international journal of behavioral nutrition and physical activity, 14,* 57. https://doi.org/10.1186/s12966-017-0514-y

41. The Economist. (2019, August). *America's elderly seem more screen-obsessed than the young.* Retrieved August 20ᵗʰ 2020 from https://www.economist.com/graphic-detail/2019/08/14/americas-elderly-seem-more-screen-obsessed-than-the-young

42. Cirelli, C. & Tononi, G. (2008). Is sleep essential? *PLoS biology, 6,* e216. https://doi.org/10.1371/journal.pbio.0060216

43. Tierchenwelt.de (n.d.). *9 Tiere, die am längsten schlafen.* Zugriff am 20. August 2020 unter https://www.tierchenwelt.de/specials/tierleben/414-schlafen-weltrekord-tiere.html

44. Klose, P. (2019). Frag doch mal die Maus: Wie schlafen die Tiere? Hamburg, Carlsen. Verfügbar unter https://www.carlsen.de/pappenbuch/frag-doch-mal-die-maus-wie-schlafen-die-tiere/101572

45. Winterschlaf (2020). In *Wikipedia, Die freie Enzyklopädie.* Zugriff am 20. August 2020 unter https://de.wikipedia.org/wiki/Winterschlaf

46. Deboer, T. & Tobler, I. (2003). Sleep regulation in the Djungarian hamster: comparison of the dynamics leading to the slow-wave activity increase after sleep deprivation and daily torpor. *Sleep, 26,* 567–572. https://doi.org/10.1093/sleep/26.5.567

2
Was ist eigentlich Schlaf?

Einführung

In diesem Kapitel geht es um den Schlaf im Allgemeinen. Noch bis Mitte des 20. Jahrhunderts galt der Schlaf als ein einheitlicher Zustand. Erst vor ca. 70 Jahren wurde die Messung der Hirnwellen entwickelt und damit der REM-Schlaf „entdeckt", der Schlaf mit den *rapid eye movements* (englisch: schnelle Augenbewegungen). Seitdem wissen wir, dass Schlaf sich in mehrere Schlafstadien unterteilt, die sehr verschieden voneinander sind. So sind die Unterschiede zwischen Tiefschlaf und REM-Schlaf fast so groß wie diejenigen zwischen Wachsein und Schlafen. Träumen tun wir allerdings in allen Schlafstadien, nicht nur im REM-Schlaf, wie viele meinen. Doch was ist überhaupt Schlaf? Die folgenden Fragen drehen sich um den Aufbau und die Steuerung des Schlafs, den optimalen Schlaf, unsere Schlafbewertung, schlafende Zwillinge, den Schlaf der Delfine und vieles mehr.

Was ist Schlaf überhaupt?

Wir verbringen etwa ein Drittel unseres Lebens schlafend. Bei durchschnittlich 7,5 Stunden Schlaf pro Nacht und einer Lebenserwartung von 80 Jahren sind das sage und schreibe 25 Jahre, die wir einfach verschlafen. Eine ganze Menge Zeit. Was ist das also, Schlaf?

Schlaf zeichnet sich vor allem dadurch aus, dass wir in diesem Zustand in unserem Verhalten sehr eingeschränkt sind. Wir reagieren wenig bis gar nicht auf äußere Reize. Wir antworten (fast) nie, wenn wir angesprochen werden. Und wir laufen nicht weg, wenn Gefahr droht. Damit ist Schlaf ein durchaus gefährlicher Zustand. Wir sind den Gefahren der Umwelt stärker ausgeliefert als im Wachzustand. Deshalb ist es für das Überleben vieler Tiere entscheidend, sich zum Schlafen einen sicheren Platz zu suchen. Für uns Menschen ist ein sicherer Ort zum Schlafen wahrscheinlich ebenfalls wichtig.

Diese Veränderung der Reaktionsfähigkeit und im Verhalten geht mit einer starken Verringerung unseres Bewusstseins einher. Uns ist von der Schlafzeit nur sehr wenig bewusst, mit Ausnahme einiger Träume vielleicht. Und wir merken es, wenn wir längere Zeit wach liegen und dann wieder einschlafen. Aber vom Schlafzustand an sich nehmen wir wenig wahr und erinnern uns kaum daran. Wir wissen nicht, wie wir uns im Schlaf gedreht haben oder wann wir die Decke hochgezogen haben. Wir wissen nichts von unserem Atmen, Schnarchen, Zähneknirschen, Reden und Lachen im Schlaf. Wir haben auch kein gutes Gefühl dafür, wie viel Zeit vergangen ist. Insofern ist der größte Teil des Schlafs ein „bewusstloser" bzw. „erinnerungsloser" Zustand.

Bewusstlose Zustände gibt es aber noch mehr: Wenn wir ohnmächtig werden oder im Koma liegen, haben wir ebenfalls (fast) kein Bewusstsein und reagieren nicht auf Reize. Bewusstlosigkeit kann auch künstlich hergestellt werden wie z.B. bei der Narkose. Was unterscheidet den Schlaf von anderen Zuständen der „Bewusstlosigkeit"?

Zum einen ist Schlaf ein natürlicher Vorgang, der immer wieder auftritt, sich also regelmäßig wiederholt. Und vor allem wachen wir aus dem Schlaf selbstständig wieder auf und können jederzeit geweckt werden, der Zustand ist also reversibel.

Weiterhin wird Schlaf im Gegensatz zu anderen Zuständen der „Bewusstlosigkeit" nachgeholt: Wenn wir einmal weniger schlafen, schlafen wir bei der nächsten Gelegenheit mehr. Es gibt also ein Schlafbedürfnis, wir brauchen den Schlaf und müssen – genau wie bei Hunger und Durst – bei längeren Wachphasen irgendwann dem steigenden Schlafdruck nachgeben. In der Wissenschaft sprechen wir dabei von der homöostatischen Regulation von Schlaf [1]: Verlängerte Wachzeiten führen zu einem steigenden Schlafdruck, der nur durch Schlaf wieder abgebaut werden kann, bis wieder ein Gleichgewichtszustand (Homöostase) erreicht ist (siehe Frage *Was bestimmt mein akutes Schlafbedürfnis?*).

Schließlich ist der Schlaf von charakteristischen Veränderungen der Körperfunktionen und des Gehirns begleitet: Wir bewegen uns (fast) nicht mehr, der Puls wird langsamer, der Atem flacher und langsamer, der Blutdruck sinkt, der Körper entspannt sich. Die Augen sind im Allgemeinen geschlossen. Und die Aktivität im Gehirn verändert sich stark im Gegensatz zum Wachzustand: Das Gehirn ist im Schlaf keinesfalls „ausgeschaltet", wie viele Menschen meinen. Vielmehr kommt es zu einer Aktivität, die sich je nach Schlafphase stark von der Hirnaktivität im Wachzustand unterscheidet.

Allgemein kann man deshalb Schlaf so definieren: Schlaf ist ein natürlicher und reversibler Zustand der reduzierten Reaktionsfähigkeit, relativen Inaktivität und von stark reduziertem bis fehlendem Bewusstsein. Schlaf kommt in regulären Intervallen vor, ist homöostatisch reguliert [2] und von charakteristischen Veränderungen der Körper- und Hirnfunktionen begleitet.

Wie stellen wir fest, dass jemand schläft?

Meistens merken wir es recht leicht, wenn jemand schläft – er oder sie antwortet nicht mehr, hat die Augen zu, atmet gleichmäßig. Meistens liegen schlafende Personen; beim Sitzen im Bus oder Flugzeug ist der Kopf angelehnt oder sackt nach vorne. Wir gehen dann davon aus, dass die Person schläft und eben nicht ohnmächtig geworden ist oder im Koma liegt, weil Schlaf in unserem Alltag viel häufiger vorkommt. Natürlich könnte jemand auch einfach so tun, als ob er schlafe, oder einfach mit geschlossenen Augen daliegen und vor sich hindösen. Dieses „So tun als ob" können wir dann wohl nur überprüfen, wenn wir die Person leicht anstoßen oder versuchen, sie irgendwie zum Lachen zu bringen.

Um eindeutig sagen zu können, ob eine Person schläft oder nicht, wird in der Medizin oder in der Forschung die elektrische Aktivität des Gehirns, der Augen und der (Gesichts-)Muskeln einer Person aufgezeichnet. Das Gehirn und unsere Muskeln produzieren elektrische Wellen, die wir mittels Elektroden und sehr sensibler Geräte messen können. Diese Wellen verändern sich so stark, wenn wir schlafen, dass geschulte Menschen dies mit bloßem Auge erkennen können (s. Abb. 2-2). Man nennt diese Messung des Schlafs auch „Polysomnografie". *Poly* (griechisch: viele) bedeutet, dass viele verschiedene Signale während des Schlafs gemessen werden, vor allem Hirnwellen, Augenbewegungen und Muskelaktivität. Im klinischen Schlaflabor kommen noch Herzaktivität, Atmung und Bewegung der Beine hinzu. Das Wort „somno" kommt von *somnus* (lateinisch: Schlaf) und „grafie" von *graphein* (griechisch: schreiben, zeichnen, aufzeichnen). Die „Polysomnografie" ist der sogenannte „goldene Standard" der Schlafbestimmung. An dieser Methode werden alle anderen Arten der Schlafbestimmung gemessen, z. B. die Schlafbestimmung über die reine Bewegung (Aktigrafie) oder mittels Bewegung und Puls bei modernen Fitnessuhren (siehe Frage *Sollte ich meinen Schlaf „tracken"?* in Kapitel 6).

Warum schlafen wir?

Eine sehr schwierige Frage – und eine Frage, auf die die Schlafforschung leider keine eindeutige Antwort hat.

Die erste Antwort auf die Frage nach dem Grund des Schlafs könnte sein: Der Schlaf vertreibt die Müdigkeit, er heilt uns sozusagen von der Müdigkeit. Klingt vielleicht etwas zu einfach, aber das ist tatsächlich eine der wichtigsten Funktionen des Schlafs, die wir übrigens auch sehr schätzen. Ausgeschlafen und wach sein, das wünschen wir uns. Und wir gehen schlafen, weil wir müde sind.

Warum schlafen wir – man könnte auch fragen: Warum sind wir wach? Ein Evolutionsbiologe würde hier vielleicht antworten: Wir sind wach, damit wir unseren Organismus ernähren und uns fortpflanzen können, um das Überleben unserer Gene zu sichern. Dann wäre der Schlaf dazu da, dies optimal zu unterstützen. Da Schlaf im Prinzip bei allen mit genügend Nervenzellen ausgestatteten Spezies vorkommt, muss er die Überlebenschancen verbessert haben, sonst gäbe es ihn nicht (mehr).

Wie genau der Schlaf unsere Überlebenschancen verbessert, ist strittig. Sehr viel spricht dafür, dass er nicht nur eine, sondern viele verschiedene Funktionen unseres Körpers und Geistes unterstützt: angefangen bei der Temperaturregulation, dem Wachstum und der körperlichen Erholung über unser Immunsystem, die Verdauung und Stressresistenz bis hin zur Reparatur von Nervenzellen, Ausscheidung von neuronalen Abfallprodukten, Unterstützung von Veränderungen im Gehirn und Stärkung der Gedächtnisfunktion [3]. Insgesamt kann man sagen, dass Schlaf in erster Linie dazu dient, dass wir am Tag weniger müde sind und die Anforderungen des Tages besser bewältigen können – sowohl körperlich als auch geistig.

Interessanterweise scheinen Nervenzellen, die nicht mehr mit den übrigen Netzwerken des Gehirns verbunden sind, automatisch einen Zustand anzunehmen, der dem Tiefschlaf ähnelt [4]. Vielleicht ist ja eigentlich der Schlaf der Normalzustand und unsere Wachheit die Ausnahme?

Wie verläuft der Schlaf?

Früher dachte man, dass der Schlaf ein gleichförmiger Zustand ist. Dies änderte sich Mitte des zwanzigsten Jahrhunderts, als entdeckt wurde, dass man elektrische Wellen des menschlichen Gehirns messen kann [5], und dies auf den Schlaf angewendet wurde [6] [7] . Heute wird der Schlaf meist in vier verschiedene Phasen aufgeteilt (siehe Regeln zur Klassifikation von Schlafstadien der amerikanischen Assoziation zu Schlafmedizin [8] [9]):

- N1-Schlaf: Übergangsstadium zwischen Wachzustand und Schlaf, leichter Schlaf
- N2-Schlaf: Stabiler, mitteltiefer Schlaf
- N3-Schlaf: Tiefschlaf
- REM-Schlaf: Schlaf mit schnellen Augenbewegungen (auch paradoxer Schlaf genannt).

REM steht für *rapid eye movements* (englisch: schnelle Augenbewegungen). Das „N" bei den anderen Schlafstadien steht für *Non-REM* oder *NREM*-Schlaf (englisch: Nicht-REM-Schlaf).

Es gibt allerdings auch andere Vorschläge zu den verschiedenen Schlafphasen. Früher unterschieden amerikanische Schlafforscher beim Tiefschlaf noch zwischen weniger tiefem (S3) und sehr tiefem Tiefschlaf (S4). Das „S" stand für „Stadium" des Schlafs. Es werden zum Teil auch noch feinere Einteilungen sowie Zwischen- oder Übergangsstadien zwischen den Schlafstadien verwendet. Tierforscher dagegen unterscheiden meist nur zwischen REM-Schlaf und Nicht-REM-Schlaf und nennen den Nicht-REM-Schlaf insgesamt „Tiefschlaf". Dies kann tatsächlich zu einiger Verwirrung beitragen, wenn Ergebnisse aus Tierstudien auf den Menschen übertragen werden sollen und umgekehrt.

Was ist ein Hypnogramm?

Die Abfolge von Schlafphasen wird in einem Hypnogramm dargestellt (*hypnos,* griechisch: Schlaf). Ein typisches Hypnogramm eines jungen gesunden Schläfers ist in Abbildung 2-1 dargestellt. Im Hypnogramm steht die Einschlafphase ganz oben und der Tiefschlaf ganz unten. Dies entspricht unserem Verständnis eines unterschiedlich tiefen Schlafs: von dem Übergangsstadium bzw. leichten N1-Schlaf über den mitteltiefen N2-Schlaf bis zum Tiefschlaf. Je tiefer der Schlaf, desto schwieriger ist es, jemanden daraus zu wecken. Oder desto weniger reagiert die schlafende Person auf ein Geräusch oder ihren Namen. Der REM-Schlaf wird wiederum sehr weit oben dargestellt – das macht von der „Tiefe" des Schlafs her eigentlich keinen Sinn. Im REM-Schlaf schlafen wir ebenfalls sehr fest und sind nur schwer weckbar. Allerdings ist der REM-Schlaf ein ganz anderer Zustand unseres Gehirns und unseres Körpers. Deshalb wird er so abgesetzt dargestellt.

Von links nach rechts wird die Zeit dargestellt. Gut erkennbar ist die wiederkehrende Abfolge der Schlafstadien: Vom Wachstadium geht es

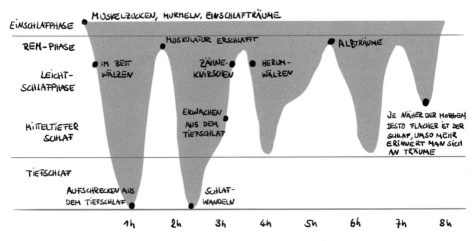

Abbildung 2-1: Die Darstellung der verschiedenen Schlafphasen und Schlafzyklen eines achtstündigen Schlafs in einem Hypnogramm. Der Schlaf beginnt links oben bei der Einschlafphase. Dann durchläuft der Organismus zunächst die Leichtschlafphase, dann die mitteltiefe Schlafphase und bleibt dann einige Zeit im Tiefschlaf. Dann kann eine kurze REM-Schlafphase kommen. Diese Abfolge von Nicht-REM-Schlafphasen und REM-Schlaf nennt man einen Schlafzyklus. Ein Schlafzyklus dauert im Durchschnitt ungefähr 90 Minuten. Nach dem ersten Zyklus beginnt der nächste. In den späteren Zyklen tritt dann weniger oder kein Tiefschlaf auf und mehr REM-Schlaf. Nach ungefähr acht Stunden erreicht man wieder den Wachzustand. Allerdings wird man auch während des Schlafs häufig kurz wach. Diese häufigen kurzen Wachphasen werden meist nicht dargestellt, wenn sie nur wenige Sekunden dauern. Die Punkte mit den verschiedenen Ereignissen wie „Herumwälzen" oder „Aufschrecken aus dem Tiefschlaf" sind hier nur beispielhaft dargestellt und kommen nicht in jeder Nacht vor. Auch der Zeitpunkt bezieht sich vor allem auf die Verbindung zu der jeweiligen Schlafphase. So erschlafft die Muskulatur in jeder REM-Schlafphase. Abbildung adaptiert von [10] , mit freundlicher Genehmigung.

über den leichten N1-Schlaf zum mitteltiefen N2-Schlaf in den Tiefschlaf. Dann geht es wieder hoch zum REM-Schlaf. Anschließend beginnt es wieder von vorne, wobei man auch häufig direkt vom REM- in den N2-Schlaf wechselt. Je länger der Schlaf andauert, desto weniger Tiefschlaf tritt auf, und desto mehr Zeit verbringen wir im REM-Schlaf.

Was ist ein Schlafzyklus?

Ein Schlafzyklus ist eine Abfolge von Nicht-REM-Schlafstadien (N1, N2, N3) und REM-Schlaf. Ein Schlafzyklus dauert ungefähr 90 Minuten, eine achtstündige Schlafphase besteht aus ungefähr fünf Schlafzyklen. Der erste Schlafzyklus enthält viel Tiefschlaf und nur ein paar Sekunden / Minuten REM-Schlaf. In den letzten Zyklen gegen Morgen gibt es meist nur noch N2-Schlaf und keinen Tiefschlaf mehr, und der REM-Schlaf kann auch schon mal 30–60 Minuten lang sein. Interessanterweise scheint auch der Schlafdruck einem 90-Minuten-Zyklus zu folgen: Wer in der Nacht aufwacht und Schwierigkeiten hat, wieder einzuschlafen, kann auch einfach abwarten, bis der nächste Zyklus beginnt. Das Einschlafen könnte so leichter fallen.

Welche Schlafphase ist die wichtigste?

Nach heutigen Erkenntnissen würde ich sagen: die Tiefschlafphase. Sie findet vor allem in der ersten Nachthälfte statt (s. Abb. 2-1) und tritt in späteren Abschnitten des Schlafs immer seltener auf. Der Tiefschlaf spiegelt besonders unser Schlafbedürfnis bzw. unseren Schlafdruck wider, und wir haben mehr Tiefschlaf, je größer unser Schlafdruck ist. Damit ist der Tiefschlaf die wichtigste Phase für die Befriedigung unseres Schlafbedürfnisses. Sie wird deshalb auch als die „erholsamste" Schlafphase bezeichnet [11]. Die Tiefschlafphase scheint auch besonders wichtig für unser Immunsystem und die Gedächtnisbildung im Schlaf zu sein [12] (siehe *Was nützt der Schlaf?* in Kapitel 5). Der Tiefschlaf ist von einem hohen Anteil an sehr langsamen und großen Hirnwellen gekennzeichnet (s. Abb. 2-2). Elektrische Hirnwellen werden durch die Aktivität der Nervenzellen in unserem Gehirn erzeugt und lassen sich auf der Kopfoberfläche mit Elektro-

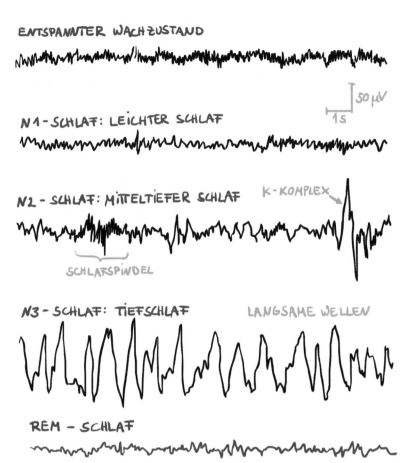

Abbildung 2-2: Überblick der charakteristischen Wellen unseres Gehirns in den verschiedenen Schlafstadien. Im entspannten Wachzustand sind die von unserem Gehirn produzierten Wellen eher niedrig und relativ schnell. Vor allem bei geschlossenen Augen tritt dabei ein regelmäßiger Rhythmus im Bereich von 8–12 Schwingungen pro Sekunde auf (alpha-Rhythmus). Im N1-Schlaf verschwindet dann dieser alpha-Rhythmus, die Hirnwellen werden etwas langsamer. Im N2-Schlaf kommen die charakteristischen Schlafspindeln und K-Komplexe hinzu. Der Tiefschlaf wird dominiert von langsamen und sehr großen Wellen. Im REM-Schlaf sind die Gehirnwellen dann wieder schneller und kleiner und erinnern an einen aktiven Wachzustand. Grafik adaptiert von [13], mit freundlicher Genehmigung.

den messen. Sie zeigen dabei, wie alle Wellen, in regelmäßigen Abständen einen Wellenberg und ein Wellental. Die Geschwindigkeit der Wellen kann durch den Abstand zwischen zwei Wellenbergen bestimmt werden.

Bei den langsamen Hirnwellen im Tiefschlaf ist der Abstand zwischen zwei Wellenbergen zwischen 250 Millisekunden und zwei Sekunden lang. Umgekehrt ausgedrückt treten pro Sekunde 0,5–4 langsame Wellen auf. Die langsamen Hirnwellen haben also eine Frequenz von 0,5–4 Hertz (Hertz: Anzahl Schwingungen pro Sekunde).

In der Tiefschlafphase sind wir nur schwer weckbar. Trotzdem nimmt unser Gehirn Geräusche oder auch Düfte während dieser Phase wahr. Auch das Schlafwandeln geschieht im Tiefschlaf – wir können uns also durchaus bewegen und bestimmte Handlungen ausführen, reden oder lachen, wenn wir im Tiefschlaf sind. Die „Tiefe" dieser Phase hängt demnach vor allem mit der schweren Weckbarkeit zusammen. Die Häufigkeit der langsamen Hirnwellen ist für Mediziner und Wissenschaftler das eindeutige Anzeichen bzw. Kriterium, dass sich jemand im Tiefschlaf befindet. Wenn ich selbst Schlaf auswerte, dann freue ich mich jedes Mal, wenn ich so viele langsame Hirnwellen sehe – die Person muss dann tief und fest geschlafen haben, und sie hat sich dabei hoffentlich gut erholt.

Welche Schlafphase ist die unwichtigste?

Die unwichtigste Schlafphase ist der N1-Schlaf – das ist meine ganz persönliche Ansicht als Schlafforscher. Die blende ich bei meinen Studien am liebsten aus. Total unnütz, da ich zum Teil noch nicht einmal sicher bin, ob die Person wirklich schläft oder nicht.

Doch, halt! Das stimmt natürlich so auch nicht. Die Übergangsphase von Wachsein zu Schlaf ist natürlich ganz entscheidend, denn ohne das Einschlafen gäbe es keinen Schlaf. Und während des Einschlafens geschehen sehr komplexe Dinge, die unseren Körper und unser Gehirn von dem bewussten Wach- in den Schlafzustand überführen. Gerade zu Beginn des Schlafs kann es hier zu starken bildhaften Eindrücken, Halluzinationen oder Träumen kommen. Diese Einschlafträume werden auch als hypnagoge Halluzinationen bezeichnet. Typische Situation: Ich sehe mich selbst Fußball spielen, stehe vor dem Tor und Schuss!!! Da schreit die Partnerin im Bett auf und beschwert sich über den schmerzhaften Tritt, den sie gerade abbekommen hat.

Und obwohl der N1-Schlaf zum Schlaf gezählt wird, wird er allgemein als Übergangsstadium oder sehr leichter Schlaf bezeichnet. Man ist in diesem Stadium noch sehr gut weckbar. Auch wenn man nachts wach liegt, kann es passieren, dass man häufig zwischen eindeutigem Wachsein und diesem Übergangsstadium wechselt. Dies passiert insbesondere, wenn man längere Zeit nicht einschlafen kann. Einige Regeln definieren den N1 auch erst als Schlaf, wenn sich daran der stabile, mitteltiefe N2-Schlaf anschließt.

Was ist der mitteltiefe N2-Schlaf?

Der N2-Schlaf ist der Schlaf, in dem wir die meiste Zeit verbringen, nämlich ungefähr die Hälfte der gesamten Schlafenszeit. Um die Rechnung vom Beginn des Kapitels noch einmal zu bemühen: Wenn wir 25 Jahre unseres Lebens verschlafen, dann verbringen wir etwa 12,5 Jahre im N2-Schlaf – das Stadium muss also irgendwie wichtig sein. Der N2-Schlaf ist eine stabile, mitteltiefe und erholsame Schlafphase, in anderen Worten: ganz normaler Schlaf. Und kein leichter Schlaf, wie diese Phase manchmal fälschlicherweise genannt wird. N2-Schlaf ist zwar weniger „tief" als der Tiefschlaf, aber trotzdem ein stabiles Schlafstadium.

Der N2-Schlaf ist gekennzeichnet durch Schlafspindeln – bei der Schlafmessung sichtbar als kleine „Wollspindeln" in der Aufzeichnung der Hirnwellen (s. Abb. 2-2). Während einer Schlafspindel produzieren bestimmte Regionen von Nervenzellen regelmäßige Aktivitätsmuster für eine Dauer von ungefähr einer halben bis zu drei Sekunden. Auf der Kopfoberfläche lassen sich dabei Hirnwellen messen mit einer Frequenz von ungefähr 11–15 Hertz (zum Vergleich: Der Strom aus europäischen Steckdosen hat eine Frequenz von 50 Hertz). Die Stärke der Hirnwellen ist zu Beginn einer Spindel sehr klein, wird dann zunehmend größer und fällt dann wieder ab. Dadurch entsteht auf den Bildschirmen der Schlafforscher eine Form, die einer Spindel Wolle ähnelt. Pro Minute treten im mitteltiefen Schlaf im Durchschnitt 1,9 Schlafspindeln auf [14]. Im Tiefschlaf sind sie etwas weniger häufig (ungefähr 1,5 Schlafspindeln pro Minute). Im REM-Schlaf und auch im leichten N1-Schlaf treten im Prinzip keine Schlafspindeln auf. Dies liegt an dem verwendeten Klassifikationssystem: Das Auftreten einer Schlafspindel gilt als klares Zeichen, dass sich die Person entweder im mitteltiefen oder tiefen Schlaf befindet und nicht im N1- oder REM-Schlaf. Schlafspindeln wird eine wichtige Funktion beim Speichern von Gedächtnisinhalten im Schlaf zugeschrieben. Auch werden sie mit Intelligenz in Verbindung gebracht, allerdings sind die Befunde hier nicht immer eindeutig.

Weiterhin gibt es im N2-Schlaf sogenannte K-Komplexe, einzelne Hirnwellen mit einer viel höheren Amplitude als die durchschnittliche Hirnaktivität (s. Abb. 2-2). Sie treten entweder spontan auf oder wenn der Schlafende ein Geräusch hört, davon aber nicht unbedingt aufwacht.

Obwohl in der Schlafforschung beim Menschen immer zwischen dem mitteltiefen (N2) und dem Tiefschlaf (N3) unterschieden wird, ist es unklar, ob die beiden Schlafstadien wirklich eindeutig trennbare Funktionen haben. Der Hauptunterschied zwischen N2- und N3-Schlaf ist die Häufigkeit der langsamen Hirnwellen und damit die Tiefe des Schlafs. Die Schlaftiefe bzw. die Häufigkeit der langsamen Wellen lässt sich aber heutzutage viel genauer mathematisch berechnen. So kann z. B. die Stärke der langsamen Wellen mithilfe der Frequenzanalyse bestimmt werden. Hierdurch erhält man ein viel feiner abgestuftes und genaueres Maß für die Tiefe des Schlafs als die zwei groben Kategorien N2- und N3-Schlaf. Ein Maß für das Auftreten von langsamen Hirnwellen im Schlaf wird als *slowwave activity (SWA)* bezeichnet (englisch: Aktivität der langsamen Wellen). In diesem Sinne lässt sich der N2-Schlaf quantitativ durch weniger Aktivität der langsamen Wellen und mehr Schlafspindeln vom Tiefschlaf abgrenzen. Die grundlegenden Mechanismen der beiden Schlafstadien erscheinen aber sehr ähnlich. Der Unterschied dieser beiden Nicht-REM-Schlafstadien zum REM-Schlaf ist dagegen wesentlich größer.

Was ist der REM-Schlaf?

Augenbewegungsschlaf – besser bekannt unter dem Namen REM-Schlaf (englisch: *rapid eye movement sleep*). Der REM-Schlaf ist ein verrücktes Schlafstadium, denn es erinnert in vielen Aspekten (Hirnaktivität, Augenbewegungen, Herzschlag etc.) eher an einen Wachzustand. Deshalb wird er auch „paradoxer" Schlaf genannt. Bei der Entdeckung des REM-Schlafs im Jahre 1953 gibt es die Anekdote, dass der Versuchsleiter auf den Messgeräten während einer Nachtmessung Augenbewegungen und wachähnliche Hirnaktivität sah [7]. Er ging in das Schlaflabor hinein und wollte mit dem Probanden sprechen. Aber der Versuchsleiter stellte zu seinem Erstaunen fest, dass die Versuchsperson nicht reagierte, sondern anscheinend fest schlief [15].

REM-Schlaf ist also ein weiteres „tiefes" Schlafstadium, in dem wir nur schwer weckbar sind. Die Weckschwellen (also die Lautstärke eines Tons, ab der man aufwachen würde) unterscheiden sich tatsächlich nicht zwischen REM- und Tiefschlaf. Trotzdem sind REM- und Tiefschlaf so unterschiedlich wie Tag und Nacht. Sowohl der Körper als auch unser Gehirn sind im REM-Schlaf eher aktiviert, unser Herz schlägt schneller, der Blutdruck steigt, die aktivierenden Hormone Adrenalin und Kortisol werden stärker ausgeschüttet. Das macht sich auch in der stärkeren Durchblutung unserer Geschlechtsorgane bemerkbar. Bei Männern führt dies zu einer Vergrößerung des Penisumfangs, bei Frauen zu einer stärkeren Durchblutung der Vagina (siehe Frage *Wer schläft, sündigt nicht – stimmt das?*). Gleichzeitig ist unsere Muskulatur vom Hirnstamm abwärts gelähmt – ja, tatsächlich vollständig gelähmt. In der Wissenschaft heißt dies Muskelatonie. Man kann sich im REM-Schlaf also normalerweise nicht bewegen, von einigen Zuckungen einmal abgesehen. Einige Gesichtsmuskeln wie z. B. die Augenmuskeln funktionieren dagegen weiterhin.

Gleichzeitig zur Muskelerschlaffung zeigen sich häufig die typischen schnellen Augenbewegungen (englisch: *rapid eye movements*, REMs) – allerdings nicht immer. Der REM-Schlaf *mit* schnellen Augenbewegungen wird phasischer REM-Schlaf genannt, der REM-Schlaf *ohne* diese Augenbewegungen tonischer REM-Schlaf. Die beiden Arten des REM-Schlafs unterscheiden sich hinsichtlich verschiedener Aspekte: So reagiert unser Gehirn im phasischen REM-Schlaf (*mit* Augenbewegungen) weniger stark auf Geräusche von außen als im tonischen REM-Schlaf [16]. Ob die beiden Arten des REM-Schlafs auch unterschiedliche Funktionen haben, ist bislang nicht abschließend geklärt.

REM-Schlaf kommt gegen Ende der Nacht häufiger vor, und die morgendlichen REM-Phasen werden länger. Werden wir am Morgen aus dem REM-Schlaf geweckt, dann haben wir häufig zunächst ein eher schlechtes Körpergefühl, wir fühlen uns wie gerädert. Dies kann mit der Lähmung der Muskulatur zu tun haben, die der Körper erst einmal auflösen muss.

Die Funktion des REM-Schlafs ist im Gegensatz zum Tiefschlaf weniger klar. Früher glaubte man, dass Träume ausschließlich im REM-Schlaf stattfinden. Heute wissen wir, dass wir in allen Schlafphasen träumen (siehe Frage *In welcher Schlafphase träumen wir?*). Der REM-Schlaf wird auch mit Prozessen der Verarbeitung von emotionalen Ereignissen und unserem emotionalen Wohlbefinden in Verbindung gebracht. Auch für unsere Kreativität, unser Gedächtnis und das Vergessen könnte der REM-Schlaf eine Rolle spielen. Ich gehe auf die verschiedenen Vorschläge im Kapitel 5 *Was nützt der Schlaf?* näher ein.

Kann ich die anderen Schlafphasen nicht einfach weglassen und nur Tiefschlaf haben?

Die Idee gab es auch schon – sie entspricht in etwa der sogenannten Kernschlafhypothese [17] und wurde hauptsächlich von dem britischen Schlafforscher James Horne vertreten. Diese besagt, dass in einer Nacht die ersten drei bis vier Stunden Schlaf ausreichen, um dessen Erholungsfunktion zu gewährleisten. Der restliche Teil ist komplett unnütz. Der Schlafzustand wird einfach aufrechterhalten, weil der Schlafende sonst nichts zu tun hat. Heute weiß man, dass dies nicht stimmt. Auch die späteren Stunden sind wichtig für die Erholungsfunktion des Schlafs [18].

Wie viel Tief- oder REM-Schlaf ist normal?

Der Anteil der Schlafphasen ist stark vom Alter abhängig. Die Abbildung 2-3 basiert auf einer Zusammenfassung verschiedener Studien aus verschiedenen Altersgruppen. Exemplarisch sind die typischen Anteile der Schlafphasen eines gesunden 20-Jährigen, 45-Jährigen und 70-Jährigen dargestellt, bei einer Schlafdauer von ca. 7,5 Stunden. Dies sind natürlich nur Richtwerte und können individuell stark variieren.

In der Abbildung 2-3 fallen vor allem vier Dinge auf:
1. Der Tiefschlaf nimmt mit dem Alter stark ab (im gezeigten Beispiel von 20 % auf 9 %). In Minuten ausgedrückt, verbringen junge Menschen im Durchschnitt 90 Minuten im Tiefschlaf, ältere Menschen dagegen nur 40 Minuten.
2. Der Anteil des N2-Schlafs wird etwas größer (von 48 % auf 55 %). In Stunden und Minuten: 3 Stunden und 36 Minuten vs. 4 Stunden und 8 Minuten.

3. Der Anteil der Wachheit während der Nacht nimmt stark zu (von 4 % auf 10,5 %). In Minuten sind junge Personen also im Schnitt ca. 18 Minuten wach. Senioren liegen dagegen im Durchschnitt 47 Minuten wach.

4. Der Anteil des N1-Schlafs und des REM-Schlafs bleibt relativ stabil über die Altersstufen.

Gerade die Veränderung des Wachanteils im Alter ist deutlich spürbar, da wir uns an diese Zeit bewusst erinnern können. Und wir wissen, dass wir nachts weniger wach lagen, als wir jünger waren. Der höhere Wachanteil mit dem Alter kommt uns deshalb als deutliche Verschlechterung unseres Schlafs vor. Der Rückgang des Tiefschlafanteils ist übrigens schon zwischen 20- und 30-jährigen gesunden Probanden deutlich messbar. Dies spricht dafür, dass bei den Veränderungen des Schlafmusters wirklich das Alter und möglicherweise Gehirnveränderungen eine Rolle spielen, nicht

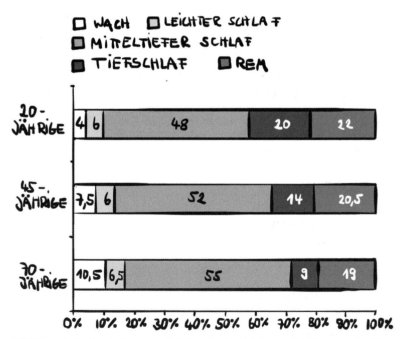

Abbildung 2-3: Darstellung von Anteilen der Schlafphasen für Personen im Alter von 20 Jahren, 45 Jahren und 70 Jahren. Abbildung adaptiert von [19], mit freundlicher Genehmigung.

aber bestimmte Krankheiten. Eine Veränderung des Schlafs mit dem Alter muss also als „normal" angesehen werden.

Insgesamt ist aber zu betonen, dass diese Angaben wieder nur Durchschnittswerte sind. Menschen schlafen sehr unterschiedlich, und auch die Anteile der Schlafphasen unterscheiden sich stark. So haben möglicherweise auch einige junge Menschen schon wenig Tiefschlaf. Umgekehrt können einige Senioren auch noch mehr Zeit im Tiefschlaf verbringen. Oder sogar gar keinen echten Tiefschlaf mehr haben.

Was ist der optimale Schlaf?

Tja, obwohl wir alle meinen, wir wüssten, was ein guter Schlaf ist, sind sich die Schlafforscher da keinesfalls sicher. In einem Überblicksartikel zu dem Thema kommen zwei Forscherinnen zu folgendem Fazit: *„Wir kommen zu dem Schluss, dass eine Definition des optimalen Schlafs komplex ist."* [20] Es spielen viele Aspekte mit hinein. So ist die Dauer des Schlafs sicherlich ein wichtiger Aspekt, aber eben nicht der einzige. Zusätzlich sollten nicht zu viele längere Aufwachreaktionen den Schlaf unterbrechen. Aus diesen beiden Angaben wird häufig die sogenannte Schlafeffizienz berechnet. Die Schlafeffizienz ist ein Maß dafür, wie viel wir von der Zeit, die wir im Bett verbracht haben, tatsächlich geschlafen haben.

Schlafeffizienz (in %) = Schlafdauer × 100 ÷ Bettliegezeit.

Eine Schlafeffizienz von 80 % heißt also, wir haben von den acht Stunden Bettliegezeit sechs Stunden und 24 Minuten geschlafen, eine Stunde und 36 Minuten waren wir wach. Diese Wachzeit verteilt sich auf die Zeit zum Einschlafen und Wachperioden innerhalb der Nacht. Eine Schlafeffizienz von 80 % oder größer gilt als guter Schlaf. Auch die amerikanische *National Sleep Foundation* (englisch: Nationale Schlafstiftung) betrachtet die Einschlafzeit, die Häufigkeit und Dauer der Wachphasen und somit die Schlafeffizienz als gute Kriterien für die Bestimmung der „objektiven" Schlafqualität [21].

Doch die Schlafeffizienz beachtet nicht, in welchen Schlafstadien wir den Schlaf verbracht haben. So ist zu vermuten, dass wir einen besseren

und erholsameren Schlaf haben, wenn wir viel Zeit im Tiefschlaf verbracht haben, als wenn wir hauptsächlich den mitteltiefen N2-Schlaf oder
sogar nur den leichten N1-Schlaf erreicht haben. Auch die Dauer des
REM-Schlafs könnte eine Rolle spielen. Oder auch bestimmte Wechsel
zwischen den Schlafphasen oder Wechsel von Erregungsphasen innerhalb des Nicht-REM-Schlafs könnten für einen guten Schlaf wichtig sein
[22]. Aber was genau das optimale Verhältnis wäre, ist schwer zu sagen.
Auch die Schlafforscher untereinander sind sich hier nicht einig. Es gibt
wahrscheinlich einen großen Spielraum, was noch alles als „guter Schlaf"
zählt, ähnlich wie bei dem zeitlichen Spielraum der empfohlenen Schlafdauer. Insofern wird als optimaler Schlaf meistens der Schlaf herangezo-
gen, den die meisten gesunden Menschen in einem vergleichbaren Alter
im Durchschnitt haben.

Somit hätte also ein optimaler Schlaf die empfohlene Dauer von sieben
bis neun Stunden für erwachsene Personen (siehe Frage *Wie lange sollte
ich schlafen?* in Kapitel 1). Der optimale Schlaf ist wenig „fragmentiert",
hat also keine oder wenig lange Wachphasen. Kurze Wachphasen, an die
wir uns meist nicht erinnern, können dagegen auftreten. Da Anzahl und
Dauer der Wachphasen mit dem Lebensalter ansteigen, sollten die Wachphasen mit dem Auftreten in der jeweiligen Altersgruppe verglichen werden. Die Schlafzyklen sollten „normal" sein, der REM-Schlaf sollte also
beispielsweise nicht zu früh während der Schlafzeit auftreten. Für einen
optimalen Schlaf sollten Schlafstörungen, wie Atemprobleme, nicht auftreten. Ich würde zusätzlich sagen, dass der optimale Schlaf möglichst viel
Tiefschlaf enthalten sollte (angepasst an das Alter der Person), da dieser
mit vielen wichtigen Funktionen des Schlafs wie z.B. der Erholungsfunktion, dem Immunsystem und unserem Gedächtnis in Zusammenhang gebracht wird.

Allerdings könnte es auch sein, dass es gar nicht den einen optimalen
Schlaf gibt, sondern dass je nach gewünschter Funktion unterschiedliche
Schlafphasen „optimiert" werden müssten: Wenn die Gedächtnisbildung
und das Immunsystem stark vom Tiefschlaf profitieren, dann wäre für
eine bessere Immunabwehr oder eine bessere Gedächtnisbildung sicherlich mehr Tiefschlaf vorteilhaft. Emotionale Prozesse könnten aber z.B.
von mehr REM-Schlaf profitieren. Für diese Funktion wäre dann ein
Mehr an REM-Schlaf wünschenswert. Obwohl natürlich die einfache
Rechnung „mehr ist besser" nicht immer zutreffen muss.

Die genaue Definition eines optimalen Schlafs ist also schwierig und hängt wahrscheinlich davon ab, welches Ziel erreicht werden soll. Wenn es zum Beispiel darum geht, die generelle Lebenszufriedenheit und allgemeine Gesundheit zu erhöhen, dann ist Schlaf natürlich nur eine Komponente. Es spielt auch eine wichtige Rolle, wie wir unsere Wachheit verbringen. Neuere Vorschläge sehen deshalb den Schlaf als komplexen Zustand innerhalb unseres 24-Stunden-Tages [23]. Der optimale Schlaf für unsere Lebenszufriedenheit und Gesundheit würde dann nicht einfach eine bestimmte Länge (*„Du musst pro Nacht acht Stunden schlafen!"*) oder eine bestimmte Tiefe haben, sondern wäre gut eingebettet in andere gesundheitsfördernde Faktoren, wie Bewegung, Ernährung und Aufrechterhaltung sozialer Beziehungen. Insofern kann es unter Umständen „gesünder" sein, eine Nacht einmal weniger zu schlafen, um einen schönen Abend mit Freunden zu verbringen.

Wie lange braucht man normalerweise zum Einschlafen?

Die Einschlafzeit (oder auch „Schlaflatenz") unterscheidet sich deutlich von Person zu Person. Zusätzlich hängt das Einschlafen stark von der Müdigkeit einer Person ab, also wie lange sie vorher wach geblieben ist und wie gut und wie viel sie in der Nacht zuvor geschlafen hat. Auch die Uhrzeit und der zirkadiane Rhythmus spielen eine Rolle. Und viele andere Faktoren, wie z. B. die Schlafumgebung, Temperatur, störende Geräusche und vieles mehr. Laut einer Umfrage von 2002 in Österreich brauchten ca. 50 % der Befragten 10–30 Minuten zum Einschlafen. 20–25 % benötigten weniger als 10 Minuten und etwa 20–25 % mehr als 30 Minuten. Frauen brauchten im Schnitt etwas länger zum Einschlafen als Männer [24]. Auch in einer Umfrage in Deutschland aus dem Jahr 2017 brauchten die meisten Personen 10–30 Minuten zum Einschlafen [25]. Die objektive Einschlafzeit im Schlaflabor gemessen über die Hirnaktivität betrug in einer Studie mit über 200 gesunden Teilnehmenden in der ersten Nacht ungefähr 22–24 Minuten, in der zweiten Nacht 18 Minuten [26]. Eine Einschlafzeit bis zu einer halben Stunde ist also vollkommen normal.

Was ist eigentlich der genaue Einschlafzeitpunkt?

Häufig wird das Einschlafen als einfacher Übergang zwischen Wachsein und Schlaf angesehen. Der Prozess ist aber alles andere als einfach und beinhaltet wahrscheinlich viele dynamische Zwischenstadien: Mal dösen wir halb weg, wachen wieder auf, schlafen ein bisschen ein, wachen wieder auf, bis wir endgültig einschlafen. In dieser Zeit können wir auch sehr bildhafte Einschlafträume (hypnagoge Halluzinationen) bekommen.

Aus wissenschaftlicher Sicht herrscht nicht wirklich Einigkeit darüber, wie der Einschlafzeitpunkt definiert wird. Die aktuellen Regeln geben vor, den Schlafbeginn dort zu setzen, wo das erste Mal der leichte N1-Schlaf auftritt – egal ob man danach direkt wieder aufwacht oder nicht [8]. Früher wurde der leichte Schlaf nur als Schlafbeginn gezählt, wenn man danach weiterschlief, sich also tiefere Schlafstadien direkt anschlossen [27]. Meiner Ansicht nach ist diese frühere Definition viel sinnvoller.

In einer interessanten Studie haben Wissenschaftler den Versuchspersonen einen kleinen Ball in die Hand gedrückt. Die Probanden sollten den Ball pressen, wenn sie einatmen, und loslassen, wenn sie ausatmen [28]. Dabei wurde der Druck auf den Ball elektronisch gemessen. Im Laufe des Einschlafens pressten die Probanden den Ball immer schwächer, bis es irgendwann ganz aufhörte. Hier würde man intuitiv davon ausgehen, dass sie jetzt eingeschlafen waren. Doch ihr leichter Schlaf begann schon viel früher während einer Zeit, in der sie die Anweisung noch brav weiter befolgten. Lustigerweise pressten die Teilnehmenden den Ball also zum Teil immer noch, obwohl die Schlafforscher ihren Zustand schon lange „Schlaf" nannten. Das macht für mich nicht viel Sinn. Wir sollten also unser Einschlafkriterium noch einmal überdenken.

Wie steuert unser Gehirn den Schlaf?

Unser Gehirn steuert zunächst einmal das Wachsein. Dazu gibt es im Gehirn ein „Erregungs"- bzw. „Arousal-System", das uns aktiviert und wach hält. Es befindet sich in den unteren Regionen des Gehirns, im sogenannten Hirnstamm. Hier befinden sich mehrere Gruppen von Nervenzellen, die bestimmte aktivierende Botenstoffe ausschütten und die verschiedenen Regionen unseres Gehirns „wach halten". Die wichtigsten Botenstoffe für das Wachbleiben der verschiedenen Gehirnregionen sind Acetylcholin und Noradrenalin, aber auch Serotonin, Dopamin und Histamin.

Während des Schlafs ist die Aktivität dieses Erregungssystems unterdrückt. Unser Gehirn und unser Körper werden nicht weiter wach gehalten und schlafen. Für diese Unterdrückung (auf Englisch: *Inhibition*) scheinen ein Botenstoff und die dazugehörigen Rezeptoren im Gehirn besonders wichtig zu sein: die Gamma-Aminobuttersäure, kurz GABA genannt. Die Aktivierung bestimmter GABA-Rezeptoren führt dazu, dass unser Erregungssystem gehemmt wird. Dadurch schlafen wir schneller ein und besser durch. Die meisten Schlafmedikamente wirken mehr oder weniger direkt auf das System des Botenstoffes GABA ein und fördern so unseren Schlaf. Visualisiert wird das Verhältnis zwischen den erregenden und hemmenden Systemen in unserem Gehirn meist über eine Wippe oder einen Kippschalter [29] (siehe Illustration der wippenden Schafe): Im Wachzustand überwiegt die Aktivität unseres Erregungssystems. Wird das Erregungssystem über GABA gehemmt, dann nimmt die Wippe eine neue Position ein – wir schlafen. Spannend ist dabei, wie wir von der einen zur anderen Position der Wippe kommen. Der Übergang ist also durchaus fließend, und möglicherweise schwankt die Wippe beim Einschlafen noch ein bisschen zwischen Schlaf und Wachsein hin und her, bevor wir eindeutig in den Schlaf fallen.

Dies ist nur eine sehr schematische Veranschaulichung der Schlafregulation, in Wirklichkeit ist sie komplexer. Dazu kommt die Regulation der unterschiedlichen Schlafstadien. Gerade im REM-Schlaf ist unser „Erregungssystem" im Gehirn nämlich teilweise ebenfalls aktiviert, und trotzdem befinden wir uns in einem stabilen Schlafzustand. So ist das System des aktivierenden Botenstoffes Acetylcholin im REM-Schlaf sehr aktiv, obwohl der ebenfalls aktivierende Botenstoff Noradrenalin stark unterdrückt ist [30]. Nicht umsonst wird der REM-Schlaf daher auch „paradoxer Schlaf" genannt.

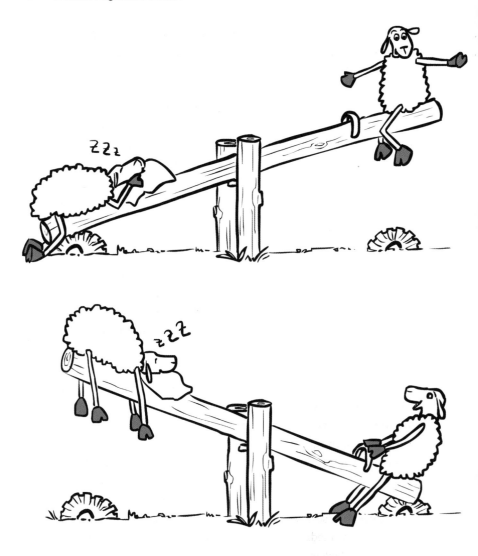

Was bestimmt mein akutes Schlafbedürfnis?

Nach den Ideen und Untersuchungen des berühmten Zürcher Schlaffor-schers Alexander Borbély wird unser akutes Schlafbedürfnis maßgeblich von zwei Aspekten bestimmt:

1. Wie lange waren wir bisher wach?
2. Was zeigt unsere innere Uhr an? [31]

Die Dauer der Wachheit nennen wir in der Schlafforschung den homöostatischen Prozess S („S" für Schlaf). Homöostase bedeutet Gleichgewichtszustand. Die Annahme dabei ist, dass „Wachsein" unser System aus dem Gleichgewicht bringt. Wir werden müder, unser generelles Schlafbedürfnis steigt. Wir brauchen dann Schlaf, um wieder den Gleichgewichtszustand zu erreichen. Insbesondere der Tiefschlaf ist notwendig, um unser Schlafbedürfnis zu reduzieren. Das bedeutet: Je länger wir wach sind, desto tiefer schlafen wir danach. Bei Kleinkindern steigt das Bedürfnis nach Schlaf sehr schnell an, deshalb schlafen sie auch während des Tages noch mehrere Male. Sie verbringen auch unglaublich viel Zeit im Tiefschlaf. Bei älteren Kindern nimmt das Bedürfnis nach Schlaf dann langsam ab, sie können nach und nach den ganzen Tag wach bleiben, ohne einzuschlafen.

Dabei entwickelt sich bei Kindern mit der Zeit ein stabiler Schlafwach-Rhythmus. In der Schlafforschung heißt er zirkadianer Rhythmus bzw. zirkadianer Prozess C („C" für *circadian*). Er wird von unserer inneren Uhr, aber auch durch Licht und andere äußere Reize gesteuert (siehe Frage *Was hat der Schlaf mit der Tageszeit zu tun?* in Kapitel 3). Vereinfacht gesagt, gibt uns die innere Uhr optimale Zeitfenster vor, in denen wir schlafen sollten bzw. in denen wir wach sind. Dies geschieht unter anderem mit der Ausschüttung des Hormons Melatonin, das manchmal auch als Schlafhormon bezeichnet wird. Es wird am Abend und in der Nacht von unserem Gehirn ausgeschüttet und verteilt sich dann in unserem Gehirn und dem ganzen Körper. Eine hohe Melatoninausschüttung zeigt damit unserem Organismus, dass es Zeit zum Schlafen ist. Während unserer „inneren Wachphase" wird dagegen fast kein Melatonin ausgeschüttet. Idealerweise sollte unsere innere Uhr am Tag den Zustand „Wach" vorgeben (niedriges Melatonin) und in der Nacht den Zustand „Schlaf" (hohes Melatonin). Wenn wir dann den ganzen Tag wach waren, fällt am Abend unsere steigende Müdigkeit mit dem optimalen Schlaffenster unserer inneren Uhr zusammen – wir gehen ins Bett und schlafen tief und fest. Am folgenden Morgen ist unser Schlafbedürfnis gestillt, wir hatten genug Tiefschlaf. Außerdem zeigt unsere innere Uhr immer mehr Wachheit an, die Ausschüttung des Hormons Melatonin nimmt ab: Wir wachen auf (s. Abb. 2-4).

Was passiert nun, wenn wir den ganzen Tag und die darauffolgende Nacht wach bleiben? Unser Schlafbedürfnis steigt weiter und weiter an.

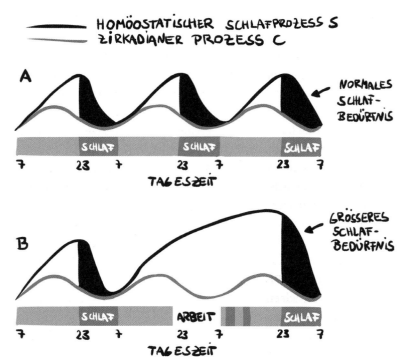

Abbildung 2-4: Schematische Darstellung der Entwicklung unseres akuten Schlaf-bedürfnisses. (A) Während des Tages steigt unser homöostatischer Schlafprozess S an, je länger wir wach bleiben (schwarze Linie). Gleichzeitig zeigt auch unser zirkadianer Prozess C an, dass jetzt die optimale Zeit für den Wachzustand ist. Die Differenz zwischen den beiden Linien symbolisiert unser akutes Schlafbedürfnis. Am Vormittag bleibt diese Differenz sehr klein. Gegen Nachmittag nimmt aber unser Schlafprozess S weiter zu, und unser zirkadianer Prozess C „nimmt ab". Er signalisiert so, dass bald die optimale Zeit zum Schlafen beginnt. Gegen Abend ist der Unterschied zwischen den beiden Linien sehr groß und unser akutes Schlafbedürfnis hoch. Nach dem Einschlafen (in der Abbildung um 23 Uhr) wird dann unser Schlafbedürfnis (und damit der homöostatische Prozess S) mit der Dauer des Schlafs langsam abgebaut. Gegen Morgen signalisiert unser zirkadianer Rhythmus langsam wieder die optimale Zeit zum Wachsein. Der Unterschied zwischen den Linien wird sehr klein, wir haben kein akutes Schlafbedürfnis mehr und wachen auf. Dieses Wechselspiel zwischen unserem homöostatischen Prozess S und unserem zirkadianen Prozess C wiederholt sich Tag für Tag. (B) Wenn wir nun eine Nacht lang nicht schlafen, dann steigt der homöostatische Prozess S stetig weiter an. Gerade in den frühen Morgenstunden, wenn auch unser zirkadianer Rhythmus die optimale Schlafenszeit anzeigt, ist die Differenz der beiden Linien besonders groß und unser akutes Schlafbedürfnis sehr hoch. Wenn wir erst am nächsten Abend ins Bett gehen, ist unser akutes Schlafbedürfnis sehr viel höher als sonst. Deshalb haben wir in der folgenden Nacht mehr Tiefschlaf als üblich und schlafen auch etwas länger, um das zusätzliche Schlafbedürfnis wieder abzubauen. Dieser Prozess kann auch in den späteren Nächten noch anhalten. Abbildung adaptiert von [33], mit freundlicher Genehmigung.

Gerade frühmorgens ist dann das Schlafbedürfnis so groß, dass wir sehr müde werden. So ist z. B. die Gefahr von Unfällen durch Sekundenschlaf zwischen 3 Uhr und 4 Uhr morgens besonders groß [32]. Aber was passiert danach? Unsere innere Uhr stellt sich langsam wieder auf das Wachsein ein. Das bedeutet, wir fühlen uns um 7 Uhr oder 8 Uhr morgens auf einmal wieder wacher, obwohl wir überhaupt nicht geschlafen haben. Dies kann (selbst ohne Kaffee) den ganzen Vormittag anhalten. Nach dem Mittag spüren wir allerdings die Müdigkeit meist wieder sehr stark.

Da vormittags unsere innere Uhr wieder auf Wachsein eingestellt ist, ist dies im Prinzip nicht die optimale Zeit, um nach einer durchwachten Nacht zu schlafen. Der Schlaf am Vormittag wird tendenziell flacher und unruhiger sein. Wenn man also nicht regelmäßig nachts wach sein muss, sollte man idealerweise bis zum nächsten Abend oder späteren Nachmittag warten, um dann ausgiebig und tief zu schlafen. Dadurch verändert sich der Schlaf-wach-Rhythmus auch weniger.

Man kann die Ideen von Alexander Borbély auf die Auswirkungen eines Mittagsschlafs anwenden. Durch einen Mittagsschlaf kann ich einen Teil des am Vormittag aufgebauten Schlafdrucks schon „abschlafen". Dadurch verringert sich mein akutes Schlafbedürfnis am Abend, ich bin abends weniger müde. Da mein Schlafdruck abends geringer ist, werde ich in der kommenden Nacht etwas weniger tief schlafen.

Allerdings werden unser akutes Schlafbedürfnis und die Menge des anschließenden Tiefschlafs auch von vielen anderen Dingen beeinflusst, wie z. B. Kaffee und anderen stimulierenden Substanzen, unser Alter, bestimmte Erkrankungen und vieles mehr. Ich werde in den verschiedenen Antworten darauf eingehen. Trotzdem sind die Dauer der Wachheit und unsere innere Uhr wahrscheinlich die zwei wichtigsten Faktoren für unser Schlafbedürfnis.

Kann ich Schlaf nachholen?

Ja, verpassten Schlaf kann man zum Teil nachholen. In der ersten Nacht nach dem verpassten Schlaf schlafen wir schneller ein, schlafen tiefer und länger. Dies hängt von der Dauer der Wachzeit ab, denn der Schlafdruck steigt, je länger wir vorher wach waren (siehe Frage *Was bestimmt mein akutes Schlafbedürfnis?*). Diese erste Erholungsnacht enthält dann vor allem mehr Tiefschlaf. Wahrscheinlich holen wir in dieser ersten Nacht den größten Teil des verpassten Tiefschlafs nach [34]. Wir schlafen allerdings nicht etwa sieben oder acht Stunden länger und holen so die gesamte Dauer des verpassten Schlafs nach. Die Schlafdauer verlängert sich in einer Erholungsnacht möglicherweise nur um ein bis zwei Stunden. In der zweiten und dritten Nacht kann es zusätzlich sein, dass wir auch den verpassten REM-Schlaf zum Teil nachholen [35]. Die Schlafdauer ist dann bereits wieder auf dem normalen Niveau. Es ist wichtig, die folgenden Nächte nach einer Nacht ohne Schlaf ausreichend zu schlafen, damit man sich vollständig von den Folgen des Schlafentzugs erholen kann [36].

Wer also eine Nacht durchgemacht hat, der holt in der nächsten Nacht den verpassten Schlaf nach. Interessanterweise funktioniert das gut bei fast allen Altersstufen: Obwohl ältere Menschen an sich weniger Tiefschlaf haben, steigt der Tiefschlafanteil bei vorherigem Entzug noch in einem ähnlichen Ausmaß an wie bei jüngeren Erwachsenen [37]. Menschen unterscheiden sich aber in der Fähigkeit, ob sie besser oder schlechter mit Schlafentzug umgehen können und wie schnell sie sich wieder erholen: Manchen macht es viel aus, anderen eher wenig. Der Umgang mit Schlafentzug lässt sich nicht wirklich üben oder trainieren, und diese Unterschiede bleiben über die Lebensspanne hinweg stabil [38].

Kann ich vorschlafen?

Ja, man kann auch vorschlafen. Wenn ich abends länger wach sein möchte, weil ich eine wichtige Veranstaltung habe (z. B. Saxofon auf einem Konzert spielen) oder eine Nachtschicht im Krankenhaus vor mir liegt, dann kann ich etwa am Nachmittag vorschlafen. Durch die Schlafphase am Tag baue ich einen Teil meines Schlafbedürfnisses ab und kann abends länger munter sein. Die positiven Effekte eines solchen „prophylaktischen Mittagsschlafs" sind umso größer und halten umso länger an, je länger der Mittagsschlaf ist [39]. Die besten Auswirkungen hat dabei ein achtstündiger Tagesschlaf (wenn man das denn hinbekommt). Aber auch kürzere Tagschlafperioden sind wirkungsvoll. Vorausschlafen bewirkte in einer Studie sogar stärkere Verbesserungen der Konzentrations- und Leistungsfähigkeit in der folgenden durchwachten Nacht als einmaliges oder sogar mehrmaliges Kaffeetrinken [40].

Theoretisch könnte ich auch die Nacht vorher schon vorschlafen, indem ich früher als sonst ins Bett gehe oder morgens ausschlafe. Idealerweise würde ich meinen Tiefschlaf verlängern, um vorzuschlafen, aber das ist natürlich nicht so einfach zu steuern. Das Vorschlafen ist allerdings begrenzt. Wir können unsere Müdigkeit am Abend durch das Vorschlafen etwas reduzieren. Trotzdem werden wir irgendwann (allenfalls etwas später als sonst) müde und müssen wieder schlafen.

Habe ich nach Wachphasen in der Nacht wieder mehr Tiefschlaf?

Durch die Wachzeit während der Nacht steigt kurzfristig der Schlafdruck wieder leicht an, deshalb kann es beim erneuten Einschlafen wieder zu etwas mehr Tiefschlaf kommen – vor allem wenn man nachts lange wach war. Allerdings zeigt sich in Studien, dass das generelle Muster einer normalen Nacht dadurch nicht grundsätzlich verändert wird: In der ersten Nachthälfte hat man trotzdem weitaus mehr Tiefschlaf als in der zweiten. Und die zweite Nachthälfte ist weiterhin von mehr REM-Schlaf geprägt – auch wenn man zwischendurch wach war [41].

Wie bewerten Menschen, ob ihr Schlaf gut oder schlecht war?

„Hast du gut geschlafen?" Diese Frage wird uns gerne gestellt, und wir haben meistens eine Antwort parat. Doch wie beantworten wir die Frage eigentlich?

Zunächst einmal sind wir ja die meiste Zeit, die wir schlafen, ohne Bewusstsein. Wir haben also auch kein gutes Zeitgefühl für die geschlafene Zeit. Auch die Tiefe des Schlafs können wir nicht wirklich abschätzen. Trotzdem scheinen manche Menschen die Bewertung ihres Schlafs an der Idealvorstellung zu orientieren, dass gerade der Grad der Unbewusstheit über die vergangene Zeit ein Hinweis auf einen guten Schlaf ist. So wird der Schlaf zum Teil von Kindern erlebt: Meine Tochter Ronja – sie ist vier Jahre alt – wacht nach einem zehnstündigen Schlaf auf und sagt:

„Papa, wir haben gar nicht fertig gelesen." Als wäre kaum Zeit vergangen zwischen der Einschlafgeschichte und dem Aufwachen.

Woran orientieren wir uns dann, wenn wir eigentlich keine Erinnerungen an die Qualität des Schlafs haben? Eine wichtige Rolle für die Bewertung unserer Schlafqualität spielt wahrscheinlich a) die subjektiv geschlafene Zeit sowie b) Anzahl und Dauer der erinnerten Wachperioden während der Nacht. Weiterhin kann das Gefühl, am Morgen wach oder ausgeruht zu sein, unsere Bewertung beeinflussen. Und diese hängt sehr stark von unseren Erwartungen an einen guten Schlaf ab. Wenn ich denke, ich brauche jede Nacht mindestens acht Stunden Schlaf, dann bewerte ich einen siebenstündigen Schlaf als schlecht. Wenn jemand aber jede Nacht nur sechs Stunden schläft, dann wird er einen siebenstündigen Schlaf als exzellent bezeichnen. Manche Menschen haben auch den Eindruck, dass sie schlecht geschlafen haben, wenn sie viel geträumt haben (siehe Frage *Stören Träume unseren Schlaf?* in Kapitel 4). Es gibt also sehr unterschiedliche Faktoren, die die Bewertung unserer Schlafqualität beeinflussen. Vor allem zu hohe oder falsche Erwartungen an den eigenen Schlaf können kontraproduktiv sein und spielen z. B. bei der Schlafstörung Insomnie eine wichtige Rolle.

Wie hängt unsere Schlafbewertung mit dem gemessenen Schlaf zusammen?

Insgesamt nur wenig bis mäßig [42]. Am ehesten hängt unsere Bewertung mit der sogenannten Schlafeffizienz (siehe Frage *Was ist der optimale Schlaf?*) zusammen. Die Schlafeffizienz basiert auf der Zeit, die wir im Bett verbracht und wirklich geschlafen haben. Auch die gemessene Schlafdauer sowie Häufigkeit und Dauer der gemessenen Wachphasen hängen mit unserer subjektiven Schlafqualität zusammen. Andere Schlafparameter wie z. B. die Dauer des Tiefschlafs spielen bei den bestehenden Untersuchungen zu dem Thema meist keine oder eine geringere Rolle [43].

Insgesamt können aber unsere subjektiven Einschätzungen sehr stark von dem gemessenen Schlaf abweichen. Wir überschätzen häufig die Zeit, die wir zum Einschlafen gebraucht haben. Und gerade Patienten mit Schlafstörungen haben die Tendenz zu glauben, dass sie viel weniger

schlafen, als sie es tatsächlich tun (siehe Kapitel 4: *Was stört den Schlaf?*).
Unsere Bewertung der Schlafqualität ist eben noch von anderem abhängig als dem Schlaf selbst (siehe Frage *Wie bewerten Menschen, ob ihr Schlaf gut oder schlecht war?*)

Gleichzeitig ist aber die eigene Bewertung unseres Schlafs ganz entscheidend. Wenn wir ihn als schlecht bewerten, dann fühlen wir uns am nächsten Tag auch schlecht und sind weniger leistungsfähig. In einer aktuellen Studie [44] stand auf dem Nachttisch der Versuchspersonen ein manipulierter Wecker: Obwohl die Versuchspersonen acht Stunden geschlafen hatten, zeigte der Wecker an, dass nur fünf Stunden vergangen waren. Sie waren müder und schnitten in Leistungstests deutlich schlechter ab als eine andere Gruppe, bei denen der Wecker die tatsächlich vergangenen acht Stunden anzeigte. In einer anderen Testung derselben Studie hatten die Versuchspersonen nur fünf Stunden geschlafen, der Wecker zeigte aber acht Stunden an. Hier waren die Versuchspersonen trotz des kurzen Schlafs wacher und leistungsfähiger. Unsere eigene Beurteilung unseres Schlafs kann also sogar einen größeren Einfluss haben auf unser Wohlbefinden und unsere Leistung am nächsten Tag als unser tatsächlicher Schlaf.

Was ist die beste Schlafposition?

Die beste Schlafposition gibt es wohl nicht. Für unseren Körper ist es wichtiger, die Position im Schlaf häufiger zu wechseln. Nur so können wir sicherstellen, dass wir unsere Gelenke und Muskeln im Schlaf nicht immer gleich belasten. Am häufigsten wählen Schläfer eine seitliche Schlafposition, meist mit mehr oder weniger angewinkelten Beinen (Halb-Embryonalposition, siehe Frage *Was sagt meine Schlafposition über meine Persönlichkeit aus?*). Das heißt aber nicht, dass diese Position unbedingt am besten ist, sondern sie entspricht einfach einer individuellen Präferenz. Allerdings gibt es einige Bedingungen, unter denen bestimmte Schlafpositionen nicht empfohlen werden:

So verschlechtert die Rückenlage die Atmung bei Patienten mit schlafbezogenen Atemstörungen (siehe Frage *Was sind schlafbezogene Atemstörungen?* in Kapitel 4). Auch das Schnarchen ist häufig durch die Rückenlage begünstigt. In dieser Körperlage führt die Erschlaffung der Muskulatur im Schlaf eher zu einer Behinderung unserer Atemwege [45]. Aus diesem Grund wurden verschiedene Produkte entwickelt, die die Rückenposition im Schlaf verhindern sollen. So gibt es bestimmte Kissen, die sich der Schlafende auf den Rücken schnallen kann, sodass er wieder zurückrollt, falls er sich auf den Rücken dreht. Auch kleine Sensoren, die man am Körper trägt, können die Position des Schlafenden erkennen. Sie summen, wenn er sich auf den Rücken dreht. Solche und andere Therapien sind tatsächlich erfolgreich bei bestimmten Formen der schlafbezogenen Atemstörungen. [46]

Für Menschen mit einem größeren Bauchumfang sowie Frauen in der fortgeschrittenen Schwangerschaft ist es dagegen empfehlenswert, nicht auf dem Bauch zu schlafen. Auch bei Babys wird heute von Kinderärzten empfohlen, die Bauchlage zu vermeiden. Während diese früher sogar als die beste Schlafposition für Babys galt, wissen wir heute, dass es in der Bauchlage häufiger zum sogenannten plötzlichen Kindstod kommt. Der plötzliche Kindstod ist das unerwartete Sterben eines im Prinzip gesunden Babys. Er tritt vor allem in den ersten drei Monaten und meist während des (vermuteten) Schlafzustands des Babys auf. Die Ursachen sind nicht vollständig geklärt, könnten aber zum Teil mit Sauerstoffmangel beim Atmen und Ersticken zu tun haben. Während im Jahr 1995 in Amerika noch 130 von 100 000 Babys den plötzlichen Kindstod starben, waren es 2015 nur noch 40 [47]. Dazwischen lag eine große Aufklärungskampagne, um die Bevölkerung auf die Regeln für einen sicheren Schlaf von Babys aufmerksam zu machen: Babys sollten allein in einem Bett schlafen (nicht bei den Eltern im Bett), mit möglichst wenig weichen Kissen, Decken oder Kuscheltieren und idealerweise auf dem Rücken (nicht auf dem Bauch oder auf der Seite).

Die Schlafposition des Babys ist also ein wichtiger Faktor. Zusätzlich spielen noch angeborene Risiken bei den Babys und Drogen-, Alkohol- und Zigarettenkonsum der Mutter sowie Infektionen eine Rolle. Aus Sicht der Kinderärzte macht es daher durchaus Sinn, die Rückenlage für Babys zu empfehlen. Und man sollte auf keinen Fall ein Baby, das gut und gerne auf dem Rücken schläft, auf den Bauch drehen, wie es früher manchmal gemacht wurde. Aus Sicht der Eltern sollte man allerdings bedenken, dass die Wahrscheinlichkeit des plötzlichen Kindstods insgesamt sehr gering ist (ungefähr 1 von 1000 Babys) und dass die Schlafposition nur einen von vielen Faktoren darstellt. Wenn also das Baby trotz wiederholter Bemühungen unbedingt auf dem Bauch schlafen will und vielleicht nur so schlafen kann, sollte man es nicht zwingen, auf dem Rücken zu schlafen. Denn ständige Störungen des Schlafs können ebenfalls Auswirkungen auf seine Gesundheit haben.

Was sagt meine Schlafposition über meine Persönlichkeit aus?

Schlafe ich auf dem Rücken wie ein König oder eingekuschelt wie ein Baby? Es wird immer wieder behauptet, die Schlafposition würde etwas über unsere Persönlichkeit oder unsere inneren Einstellungen aussagen [48]. Auf der Website „Schlafpositionen: Was verraten sie über unsere Psyche" werden einige Beispiele vorgestellt [49]. Nach Aussagen auf dieser Seite ist unsere Schlafposition ein Teil unserer Körpersprache, mit der wir über unser Innenleben kommunizieren. Die sogenannte „Embryonallage" wird zum Beispiel als Zeichen der Verletzlichkeit und Schutzbedürftigkeit angesehen. Allerdings käme es zusätzlich darauf an, wie weit die Beine angewinkelt werden: Stark angewinkelt bedeute emotional und kreativ, schwach angewinkelt dagegen praktisch mit gesundem Menschenverstand. Auf der Seite schlafende Menschen seien dagegen eher ausgeglichen, selbstbewusst und spontan. Dabei stehe die rechte Seite für Zukunftsgewandtheit, die linke für Vergangenheitsbezogenheit. Menschen, die auf dem Bauch schlafen, sollen Perfektionisten sein, mit einem Hang zu Traurigkeit und Depression. Rückenlage, die „königliche Position", zeige dagegen Selbstbewusstsein, Neugier und Offenheit fürs Leben.

Tatsächlich gibt es wenig wissenschaftlich fundierte Hinweise, dass Schlafpositionen etwas über unsere Persönlichkeit aussagen. In einer Untersuchung aus dem Jahr 1990 konnte tatsächlich ein Zusammenhang zwischen der Embryonalposition und einer geringeren Geselligkeit und weniger Wohlbefinden der Teilnehmenden gefunden werden [50]. In einer Befragung von Studierenden aus dem Jahr 2002 zeigt sich, dass die Embryonal- oder Halb-Embryonalstellung eine sehr häufige Position beim Einschlafen ist [51]. Allerdings waren eher die Bauchschläfer ängstlich und weniger selbstbewusst als Personen mit anderen Einschlafpositionen. Bei einer Befragung von mehr als 300 Studierenden zeigte sich ebenfalls, dass die meisten Menschen in der Embryonalstellung einschlafen, die wenigsten auf dem Rücken [52]. In dieser Studie ergaben sich aber nur sehr geringe Zusammenhänge zwischen der Schlafposition und der Persönlichkeit der Teilnehmenden. Diese schwachen Zusammenhänge wurden von den Autoren als nicht relevant eingeschätzt. Eine Befragung von ca. 1000 Paaren ergab vor allem, dass glücklichere Paare sich beim Schlafen eher berührten als Paare, die weniger glücklich waren in ihrer Beziehung [53]. Weiter schliefen Extravertierte eher in der Nähe des Partners und kreative Personen eher auf der linken Seite.

Leider ergeben die verfügbaren Untersuchungen kein einheitliches Bild, wie die Schlafposition mit unserer Persönlichkeit zusammenhängen könnte. Vor allem basieren die Ergebnisse fast ausschließlich auf Befragungen oder Beobachtungen. Wenn die Schlafposition mit Messgeräten erfasst wird, zeigt sich ebenfalls, dass die Embryonalhaltung beim Einschlafen am häufigsten vorkommt. Die Messungen zeigen aber vor allem, dass wir die Schlafposition recht häufig wechseln [54]. Gerade Kinder und Jugendliche wechseln vier- bis fünfmal ihre Position im Schlaf – und das pro Stunde! Bei Erwachsenen nimmt diese Häufigkeit mit dem Alter ab, sie wechseln ihre Position aber immer noch zwei- bis dreimal pro Stunde. Die häufigste Position im Schlaf ist die Seitenlage, sowohl rechts als auch links (ca. 60 % der Schlafenszeit). Ca. 25 % der Zeit verbringen wir auf dem Rücken, nur 15 % auf dem Bauch. Das Schlafstadium – also Tiefschlaf, REM-Schlaf oder N2-Schlaf – spielt keine Rolle für die Schlafposition [55]. Mit zunehmendem Alter haben Personen eher eine Präferenz für eine bestimmte Körperposition beim Schlafen. Diese kommt dann sowohl beim Einschlafen als auch während des Schlafs und beim Aufwachen häufiger vor. Vor allem Senioren schlafen fast gar nicht mehr auf dem Bauch, sondern eher auf der rechten Seite.

Da wir im Schlaf also häufig die Position wechseln, ist es möglicherweise nicht sinnvoll, die Schlafposition mit unserer Persönlichkeit zu verbinden. Und selbst wenn wir uns auf die präferierte Schlafposition oder die Schlafposition beim Einschlafen beschränken, reichen die verfügbaren Studien nicht aus, um die Frage zu beantworten. Ich vermute allerdings, dass auch zukünftige Studien nur einen sehr kleinen und möglicherweise wenig relevanten Zusammenhang zwischen der Schlafposition und unserer Persönlichkeit nachweisen können. Die Schlafposition sagt also wenig über unsere Persönlichkeit aus.

Können wir auch im Stehen schlafen?

Normalerweise schlafen wir im Liegen. Insbesondere im REM-Schlaf verlieren wir unsere Muskelspannung (Muskelatonie, siehe Frage *Was ist der REM-Schlaf?*). Unser Körper sollte deshalb im Schlaf stabilisiert sein, damit wir nicht umfallen. Wir können auch in einem bequemen Sessel schlafen. Je nach Sitz oder Sessel wachen wir aber manchmal doch auf, gerade wenn wir in den REM-Schlaf kommen und unser Körper oder unser Kopf nicht gut abgestützt ist, Zusätzlich brauchen wir idealerweise genug Platz, um unsere Körperlage im Schlaf verändern zu können.

Einige Mönche haben aber anscheinend versucht, bei einer bestimmten Meditationstechnik das Schlafen im Stehen zu praktizieren [56]. Angeblich haben sie während vier Jahren nachts nur vier bis fünf Stunden geschlafen, und zwar im Stehen. Nach ihren Angaben soll das die Zeit für die Meditation verlängern und ermöglichen, schneller aus dem Schlaf wieder wach zu werden. Diese Art des Schlafens sei aber nur etwas für erfahrene Meditierende. Im Tierreich legen sich auch viele Säugetiere zum Schlafen hin. Auch sie benötigen eine gute Abstützung ihres Körpers, insbesondere wenn sie in den REM-Schlaf kommen. Eine berühmt-berüchtigte Technik in der Schlafforschung bei Tieren ist die sogenannte *flowerpot technique* (englisch: Blumentopf-Technik): Ratten müssen auf einer kleinen runden Fläche schlafen (z.B. einem umgekehrten Blumentopf), die rundherum von Wasser umgeben ist. Durch die Muskelspannung können sie sich im mitteltiefen und tiefen Schlaf auf der Fläche halten. Sobald sie aber in den REM-Schlaf kommen und ihre Muskeln erschlaffen, fallen sie ins Wasser und wachen auf. Zwar verhindert diese Technik sehr gut das Auftreten von REM-Schlaf, allerdings ist die Prozedur auch sehr stressig für die Tiere. Wenn man heute die Folgen des Schlafentzugs bei Tieren wissenschaftlich untersuchen möchte, versucht man die Tiere mit angenehmeren Methoden zu wecken oder wach zu halten (z.B. sanftes Streicheln oder vorsichtiges Anstoßen), ohne dass sie ständig ins Wasser fallen.

Nur einige Vogelarten schlafen dagegen im Stehen. Hier sind aber z.B. die Muskeln der Krallen zum Teil so angelegt, dass sich der Griff verstärkt, wenn die Muskeln erschlaffen. So können sie sich auch im REM-Schlaf weiterhin gut auf ihrem Zweig halten (siehe Frage *Wie lang schlafen Tiere?* in Kapitel 1).

Schlafen Männer und Frauen unterschiedlich?

Ja. Frauen schlafen im Durchschnitt länger und tiefer als Männer. In einer eigenen Studie haben wir den Schlaf bei über 900 jungen Erwachsenen untersucht [57]. Frauen schliefen im Durchschnitt über 40 Minuten länger als Männer und verbrachten weniger Zeit in dem leichten N1-Schlaf. Auch traten bei Frauen sehr viel mehr langsame Hirnwellen im Tiefschlaf auf, sie hatten also einen tieferen Tiefschlaf als Männer. Zusätzlich traten bei Frauen mehr schnelle Augenbewegungen im REM-Schlaf auf als bei Männern. Andere Untersuchungen berichten ebenfalls von einer längeren Schlafdauer und mehr Tiefschlaf bei Frauen, während Männer einen flacheren und kürzeren Schlaf sowie eine geringere Schlafeffizienz aufweisen [58]. Interessanterweise haben Frauen auch eine höhere Lebenserwartung und vor allem in sprachlichen Bereichen ein besseres Gedächtnis als Männer. Ob das allerdings an dem besseren Schlaf der Frauen liegt, ist nicht klar. Auch der exakte Grund für den besseren und tieferen Schlaf von Frauen im Gegensatz zu Männern ist nicht bekannt.

Obwohl Frauen also insgesamt mehr, besser und tiefer schlafen, treten Schlafstörungen bei Frauen sehr viel häufiger auf als bei Männern. Frauen leiden insbesondere öfter an Insomnie als Männer und nehmen auch häufiger Schlafmittel [59] (siehe Frage *Unterscheiden sich Frauen und Männer in der Häufigkeit der Insomnie?* in Kapitel 4). Störungen des Schlafs durch Atemprobleme und Atemaussetzer sind dagegen bei Männern häufiger (siehe Frage *Was sind schlafbezogene Atemstörungen?* in Kapitel 4).

Es ist nicht leicht zu erklären, warum Frauen im Durchschnitt besser schlafen als Männer und trotzdem über mehr Schlafprobleme berichten. Es könnte z. B. sein, dass Frauen generell mehr Schlaf benötigen und dass sich Störungen des Schlafs bei ihnen negativer auswirken als bei Männern. Klar ist auch, dass sich die weiblichen Hormone und ihre Veränderungen über die Lebensspanne auf den Schlaf auswirken (siehe Frage *Wie verändert sich der Schlaf im Laufe des weiblichen Zyklus?*). So steigt der Unterschied in Schlafstörungen zwischen Männern und Frauen vor allem nach der Pubertät an und erneut nach der Menopause. Mädchen und Jungen zeigen dagegen kaum Unterschiede im Auftreten von Schlafstörungen. Zusätzlich könnte es auch sein, dass es Frauen schneller auffällt, wenn sie schlechter schlafen, da sie früher besser geschlafen haben. Sie haben also einen anderen Vergleich als Männer, die auch früher schon weniger gut geschlafen haben.

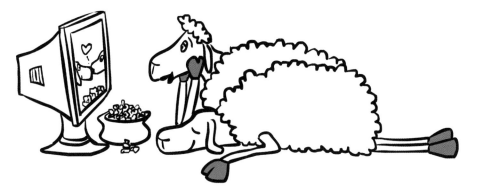

Wie verändert sich der Schlaf im Laufe des weiblichen Zyklus?

Der Menstruationszyklus der Frau dauert durchschnittlich ca. 28 Tage, kann aber zwischen Frauen stark variieren [60]. Der weibliche Zyklus besteht hauptsächlich aus zwei Phasen: der Follikelphase (auch „Eireifungsphase") und der Lutealphase (auch „Gelbkörperphase"). Die Follikelphase beginnt mit der Menstruation und dauert bis zum nächsten Eisprung. In dieser Phase steigt das Hormon Östrogen im Körper bis zum Eisprung an. Nach dem Eisprung wird zusätzlich das Hormon Progesteron ausgeschüttet. Die Verfügbarkeit beider Hormone nimmt dann ab Mitte bis Ende der Lutealphase wieder ab.

Subjektiv berichten Frauen vor allem einige Tage vor und während der Monatsblutung von einem gestörten Schlaf [61]. Schlafmessungen bei jüngeren Frauen ergaben allerdings keine großen Variationen in der Qualität und Struktur des Schlafs über den Verlauf des Monatszyklus. So blieben die Anteile an Tiefschlaf und REM-Schlaf im Prinzip unverändert [62]. Nur einige Aspekte des N2-Schlafs, die Schlafspindeln, scheinen über den Zyklus hinweg zu variieren. Bei älteren Frauen kurz vor dem Übergang in die Menopause scheinen dagegen Schlafverschlechterungen vor allem in der Lutealphase aufzutreten, allerdings liegen hier noch wenige Untersuchungen vor.

Während die Schlafveränderungen im Laufe des weiblichen Zyklus eher gering sind, hat die Einnahme der Antibabypille (also die künstliche Regulation des weiblichen Zyklus) einen eindeutig verschlechternden

Einfluss auf den Schlaf: Frauen, die regelmäßig die Pille nehmen, verbringen deutlich weniger Zeit im Tiefschlaf und mehr Zeit im mitteltiefen N2- sowie im REM-Schlaf als Frauen ohne Pille [58]. Vielleicht ein weiterer Grund, die Pille nicht zu lange zu nehmen und irgendwann andere Verhütungsmethoden zu verwenden.

Wird der Schlaf während der Schwangerschaft schlechter?

Ja [63]. Knapp die Hälfte aller Frauen berichten von einer Schlafverschlechterung während der Schwangerschaft. Dies gilt besonders für Frauen, die während der Schwangerschaft schon älter waren. Die Schlafverschlechterungen treten vor allem zwischen dem zweiten und dritten Trimester der Schwangerschaft auf. Dabei erhöht sich insbesondere die Häufigkeit des Aufwachens während der Nacht (Fragmentierung des Schlafs), und die Schlafeffizienz nimmt ab. Der Anteil an Tief- und REM-Schlaf nimmt ebenfalls ab. Nach der Schwangerschaft verbessert sich der Schlaf prinzipiell wieder. Allerdings kommt dann die Phase, in der der Schlaf der jungen Mutter durch die Bedürfnisse und Schlafgewohnheiten ihres Babys beeinträchtigt sein kann.

Schläft Mann/Frau besser alleine oder zu zweit?

Aus der Sicht der Schlafmessung schläft man besser allein als zu zweit in einem Bett. Allerdings gibt es erstaunlich wenige Untersuchungen zu dem Thema. Verheiratete Versuchspersonen einer Studie aus dem Jahr 1969 hatten deutlich mehr Tiefschlaf, wenn sie allein schliefen, im Vergleich zu einer Nacht zu zweit [64]. Sie bewegten sich auch weniger und verbrachten mehr Zeit im REM-Schlaf. Auch in der häuslichen Umgebung weisen zu zweit schlafende Paare deutlich mehr Bewegungen im Schlaf auf [65]. Diese treten oft zur gleichen Zeit auf. Das bedeutet, dass einer der Schlafenden die Bewegung beginnt und sich dann die danebenliegende Person ebenfalls bewegt bzw. bewegen muss. Gemeinsam schlafende Paare haben auch über die Nächte hinweg ähnliche Schwankungen in der Schlafqualität [66]. Schläft also der eine Partner besser, so tut dies auch der andere. Schläft einer der Partner schlechter, ist auch der Schlaf des anderen gestört. Sogar unser Herzschlag scheint sich beim gemeinsamen Schlaf etwas anzugleichen [67]. Vor allem Frauen fühlten sich tendenziell mehr durch Männer in ihrem Schlaf gestört als umgekehrt. Interessanterweise lauten die Selbstberichte der Paare anders: Sie bewerten ihren Schlaf besser, wenn sie zu zweit schlafen als alleine. In einer aktuelleren Pilotstudie an vier Paaren war dies auch so, allerdings zeigte sich in dieser Studie sogar bei der objektiven Schlafmessung ein besserer Schlaf zu zweit als alleine [68]. Anscheinend muss der Schlaf zu zweit also nicht immer schlechter sein.

Der gemeinsame Schlaf wird insbesondere dann gestört, wenn einer der Schlafpartner Schlafstörungen hat. Gerade starkes Schnarchen oder Atemaussetzer stören nicht nur den Schlaf des Betroffenen, sondern auch den der anderen Person im gleichen Bett [69]. Der gemeinsame Schlaf verbessert sich meistens bei beiden, wenn die Schlafstörung bei der betroffenen Person behandelt wird. Es gibt sogar einige Hinweise, dass sich durch einen besseren gemeinsamen Schlaf die Beziehungsqualität erhöhen kann. Umgekehrt scheint auch eine bessere Beziehungsqualität und Harmonie in der Ehe eine bessere Schlafqualität zu fördern [70].

Insbesondere wenn man sich stark durch das Schlafverhalten des Partners oder der Partnerin gestört fühlt, empfehle ich eindringlich, über alternative Schlafarrangements nachzudenken. Aus persönlichen Gesprächen weiß ich, dass es einige Paare fast als Ende der Beziehung ansehen, wenn sie nicht mehr gemeinsam in einem Bett schlafen. Und bei anderen führt schon der vorsichtige Wunsch nach zwei anstatt einer gemeinsamen Bettdecke zu einer Beziehungskrise. Aber das Gegenteil ist der Fall. Ein guter Schlaf ist wichtig für das Wohlbefinden und damit auch das Wohlbefinden in der Beziehung. Und deshalb ist es auch für die Beziehungsqualität wichtig, dass beide gut schlafen können. Wenn man zu zweit gut schläft, dann umso besser. Aber wenn nicht, dann ist eine extra Matratze oder sogar ein Bett in einem eigenen Zimmer eine gute Alternative. Man kann trotzdem noch zu zweit ins Bett gehen, ein bisschen kuscheln und sich austauschen. Und dann zieht sich jeder in seine ideale Schlafumgebung zurück. Gerade für langjährige Beziehungen ist das sicherlich besser, als das störende Schlafverhalten des Partners oder der Partnerin auszuhalten – auf Kosten des eigenen Schlafs und Wohlbefindens.

Interessant ist, dass Schlaf in bestimmten Kulturen und Situationen auch mit mehr als zwei Personen stattfindet. So schlafen Jäger- und-Sammler-Kulturen häufig mit mehreren Personen um ein Feuer oder als (Groß-)Familie in Zelten oder Hütten. In Jugendherbergen, Hostels, Berghütten oder studentischen Unterkünften sind Schlafsäle auch bei uns keine Seltenheit. Und obwohl auch bestimmte Tierarten sehr häufig in Gruppen schlafen, gibt es zum Schlaf als Gruppenphänomen bei Menschen bisher so gut wie keine wissenschaftlichen Untersuchungen, vor allem nicht unter Einbeziehung objektiver Schlafmessungen.

Schlafen Zwillinge ähnlich?

Tatsächlich, eineiige Zwillinge schlafen sehr ähnlich. Sie ähneln sich z. b. in der Dauer ihres Tiefschlafs und N2-Schlafs mehr als zweieiige Zwillinge [71]. Da eineiige Zwillinge fast zu 100 % identische Gene haben und die Gene von zweieiigen Zwillingen oder allgemein Geschwistern eine viel geringere Ähnlichkeit aufweisen, spricht dieser Befund für einen Einfluss unserer Gene auf die Schlafarchitektur. Während der Tiefschlaf recht stark genetisch beeinflusst wird, scheint dies bei der Dauer des REM-Schlafs weniger klar zu sein. Noch stärker genetisch beeinflusst ist die genaue Art der verschiedenen Hirnwellen im Schlaf, also z. b. die Schlafspindeln oder die Verteilung der Aktivität der Hirnwellen im Nicht-REM-Schlaf. Hier sprechen einige Autoren sogar von einem „genetischen Fingerabdruck" unseres Schlafs. Er macht es möglich, Personen anhand ihrer Hirnwellen im Schlaf zu identifizieren [72]. Doch nicht nur der mit Hirnwellen gemessene Schlaf ist genetisch beeinflusst, auch die subjektive Bewertung des Schlafs und der Schlafdauer ist bei eineiigen Zwillingen ähnlicher. Interessanterweise sind die so geschätzten genetischen Einflüsse größer, wenn der Schlaf bei Jugendlichen an freien Tagen gemessen wird. Während der Schulwoche ist der genetische Einfluss dagegen geringer [73]. Indirekt könnte das heißen, dass Jugendliche in der Schulwoche nicht ihren „genetisch optimalen" Schlaf bekommen. Insgesamt belegen diese Ergebnisse, dass unser Schlaf von unseren Genen beeinflusst wird. Auch unser individuelles Schlafbedürfnis hängt zu einem Teil mit unseren Genen zusammen.

Unterscheidet sich der Schlaf zwischen Ethnien?

Es gibt zu diesem Thema zwar einige wissenschaftliche Studien, aber die meisten beziehen sich auf den Vergleich zwischen Afroamerikanern und kaukasischen Amerikanern. Dies liegt daran, dass die meisten Studien aus Amerika stammen und dieser Vergleich dort von großem Interesse ist. Eigentlich wäre es aber wichtig, sehr viel mehr Ethnien basierend auf genetischen Informationen zu vergleichen, um wirklich Aussagen über den Einfluss von Ethnien auf den Schlaf zu machen. Dies wird aber häufig nicht gemacht. Deshalb müssen die folgenden Ergebnisse mit großer Vorsicht interpretiert werden.

In den vorhandenen Studien zeigt sich recht konsistent, dass Afroamerikanerinnen einen weniger kontinuierlichen und kürzeren Schlaf haben sowie weniger Zeit im Tiefschlaf und mehr Zeit im Stadium N2-Schlaf verbringen [74]. Beim REM-Schlaf ergaben sich keine Unterschiede. Auch die subjektive Einschätzung der Schlafdauer und Schlafqualität war bei Afroamerikanern schlechter als bei kaukasischen Amerikanern. Unter den Afroamerikanerinnen gab es auch überdurchschnittlich viele Kurz- und Langschläfer [75]. Interessanterweise wurden die Unterschiede kleiner oder verschwanden, sobald die Personen im Schlaflabor und nicht zu Hause untersucht wurden. Es könnte also sein, dass Afroamerikaner im Durchschnitt zu Hause schlechtere Schlafbedingungen haben als kaukasische Amerikaner. Auch der soziale Status unterscheidet sich im Mittel zwischen diesen Gruppen in Amerika und könnte ebenfalls den Schlaf beeinflussen. Weiterhin kann die wahrgenommene Diskriminierung den Tiefschlaf negativ beeinflussen [76]. Zu einem großen Teil sind die Unterschiede im Schlaf zwischen Afroamerikanerinnen und kaukasischen Amerikanerinnen also von Umweltfaktoren, Unterschieden im Verhalten und psychischen Faktoren wie z. B. Stress verursacht und damit letztendlich veränderbar, wenn sich die Lebensbedingungen für die Afroamerikaner und Amerikaner europäischer Abstammung angleichen würden. Doch einige Unterschiede im Schlaf bleiben auch nach der Kontrolle der Umweltfaktoren bestehen, wie z. B. der geringere Tiefschlaf bei Afroamerikanerinnen im Vergleich zu Amerikanerinnen mit europäischer Abstammung [77]. Einige Forscher vermuten, dass der schlechtere Schlaf von Afroamerikanern auch das erhöhte Auftreten bestimmter Erkrankungen erklären könnte (z. B. Bluthochdruck, siehe Frage *Schützt Schlaf vor Bluthochdruck?* in Kapitel 5) [78]. Auch Amerikaner mit lateinamerikanischer Abstammung haben im Durchschnitt einen schlechteren Schlaf als Amerikaner mit europäischer Abstammung. Amerikanerinnen mit asiatischer Abstammung zeigen zusätzlich eine erhöhte Anfälligkeit für Schlafstörungen [75]. Allerdings gibt es im Vergleich zu Afroamerikanern weniger Studien, die den Schlaf anderer Ethnien in Amerika untersuchen [79]. Dabei ist auch zu beachten, dass innerhalb dieser „Ethnien" sehr große Unterschiede existieren: So werden in vielen Studien Personen aus Indien und China als asiatische Ethnien zusammengefasst, obwohl zwischen ihnen wahrscheinlich große genetische Unterschiede existieren. Zusätzlich müsste man eigentlich auch untersuchen, wie sich z. B. der Schlaf von Chinesen und Europäern unterscheidet, die alle in China leben. Ich persönlich glaube, dass Umfeld und sozialer Status, Umweltbedingungen und kulturelle Unterschiede möglicherweise einen größeren Einfluss auf die Schlafunterschiede haben als genetische Unterschiede zwischen den Ethnien. Aber eine genaue Beantwortung dieser Frage steht noch aus.

Wer schläft, sündigt nicht – stimmt das?

Im Schlaf tut man im Allgemeinen nichts. Man kann also auch nichts Falsches machen oder „eine Sünde begehen". Allerdings kommt es bei Männern im Schlaf häufig zu einer Erektion. Im Mittelalter galt dies aus Sicht der Kirche als Anzeichen für die sündhaften Seiten des männlichen Körpers, die sich im Schlaf der Kontrolle des Geistes widersetzen [80]. Sündigen also Männer doch im Schlaf oder zumindest im Traum?

Im REM-Schlaf werden tatsächlich die Geschlechtsorgane stärker durchblutet. Dies gilt sowohl für Männer als auch für Frauen [81]. Die Durchblutung der Geschlechtsorgane erhöht sich dadurch, dass im REM-Schlaf unser Gehirn und unser Körper stärker „aktiviert" sind. Dies passiert unabhängig davon, ob man einen erotischen Traum hat oder nicht. Deshalb ist die Vergrößerung des Penisumfangs oder die stärkere Durchblutung der Vagina im REM-Schlaf ein ganz normaler Vorgang. Da REM-Phasen am Morgen häufiger und länger sind, kann es sein, dass nach dem

Aufwecken die Versteifung des Gliedes anhält. Dass dies auf eine gefüllte Harnblase zurückzuführen ist, ist eher unwahrscheinlich, aber noch nicht abschließend geklärt.

Da die Erektion im Schlaf ein normaler Vorgang ist und in der REM-Phase häufig vorkommt, ist dies eine wunderbare Methode zur Untersuchung der Ursache von Erektionsstörungen: Wenn der Mann beim Sex nicht kann, sich sein Penis aber im REM-Schlaf versteift, dann ist die Ursache rein psychisch. Das macht die Sache zwar auch nicht einfacher, aber zumindest hat „Mann" einen Ansatzpunkt, um die Ursachen anzugehen. Diese Idee wurde bereits im 15./16. Jahrhundert genutzt, um Erektionsstörungen zu erkennen: Da diese als Scheidungsgrund galten, setzte sich zur Kontrolle ein Mitglied der „Scheidungskommission" neben den Schlafenden und schaute zu, was sich tat. Für Betroffene wäre diese Information sicherlich auch heute interessant. Leider gibt es meines Wissens noch keinen Smartphone- oder Smartwatch-kompatiblen „Penisring" für die Messung der Erektion während des Schlafs. Sollte wirklich mal jemand erfinden …

In welchem Schlafstadium schwitzt man am stärksten?

Am stärksten schwitzen wir im Tiefschlaf. Im REM-Schlaf ist die Thermoregulation unseres Körpers dagegen stark unterdrückt, weshalb es hier trotz höherer Körpertemperaturen und/oder Außentemperaturen zu weniger Schwitzen kommt als in den anderen Schlafstadien [82].

Warum schwitzen wir überhaupt im Schlaf? Schwitzen wird zunächst einmal von dem Mikroklima unter unserer Bettdecke beeinflusst [83]. Dabei spielen Raumtemperatur, Luftfeuchtigkeit, die Wärme der Bettdecke und unsere Schlafbekleidung eine Rolle (siehe Frage *Was ist die optimale Temperatur zum Schlafen?* in Kapitel 6). Auch die eigene Körpertemperatur ist natürlich wichtig. So schwitzen wir eher im Schlaf, wenn wir Fieber bzw. eine Infektion haben. Auch bei Frauen in der Menopause kann es häufiger zu einem nächtlichen Schwitzen kommen. Ansonsten tritt Schwitzen in der Nacht sehr unspezifisch auf. Obwohl es viele Berichte gibt, dass Schwitzen im Schlaf eher bei bestimmten Krankheiten auftritt, sind diese Zusammenhänge meist nicht eindeutig belegt [84]. Man braucht sich wohl insgesamt keine Sorgen zu machen, wenn man nachts schwitzt, da es einfach ein Teil unserer körpereigenen Temperaturregulation ist. Doch vielleicht ist das Mikroklima in unserem Bett wirklich zu warm, dann sollten wir eine leichtere Bettdecke, einen leichteren Schlafanzug und eine kühlere Raumtemperatur wählen.

Wechseln sich unsere Nasenlöcher im Schlaf mit der Atmung ab?

Nehmen Sie einmal Ihren Daumen und halten Sie sich abwechselnd das eine und dann das andere Nasenloch zu. Durch welches Nasenloch können Sie gerade besser atmen? Die leichtere Atmung durch eines der zwei Nasenlöcher ist ganz normal. Und vor allem wechselt die Seite mit der leichteren Atmung alle paar Stunden! Dieser Wechsel wird Nasenzyklus genannt und liegt nicht etwa an schnupfenbedingten Verstopfungen. Sondern unsere Nasenmuscheln (die Schwellkörper in der Nasenhöhle) schwellen abwechselnd an und ab und erleichtern so das Atmen durch entweder das linke oder das rechte Nasenloch. Der Nasenzyklus kommt bei den meisten Menschen vor, aber nicht bei allen. Seine Dauer kann stark variieren, zwischen 30 Minuten und 14 Stunden, im Durchschnitt wechseln sich die Nasenlöcher ungefähr alle drei Stunden ab. Wahrscheinlich dient dieser Prozess der Regeneration unserer Nasenschleimhaut. Es wird vermutet, dass der Wechsel der offenen Nasenlöcher auch mit verschiedenen Zuständen unseres Nervensystems zu tun hat [85]. Einige Meditationstechniken benutzen das forcierte Atmen durch ein Nasenloch seit Langem zur Aktivierung bestimmter Bewusstseinszustände.

Wechseln sich die Nasenlöcher auch im Schlaf ab? Leider gibt es zu wenige Studien zu diesem Thema. Diese zeigen, dass sich die Nasenlöcher im Schlaf zwar ebenfalls abwechseln, aber seltener als im Wachzustand [86]. Die Dauer des nasalen Zyklus ist also im Schlaf im Durchschnitt länger als im Wachzustand. Die Wechsel finden zusätzlich meistens im REM-Schlaf statt und so gut wie nie im Tiefschlaf [87]. Manchmal wechseln die Nasenlöcher auch die Seite, wenn man sich im Schlaf dreht. Die genaue Funktion des Nasenzyklus im Schlaf ist noch weitgehend unbekannt.

Warum schlafe ich im Zug oder Auto ein?

Es ruckelt gemächlich, am Fenster rauscht die Landschaft vorbei – im Zug oder Auto werden viele Menschen schnell müde und nicken vielleicht ein. Einige verpassen sogar ihre Haltestelle zum Aussteigen, was meiner Frau tatsächlich schon mehrmals passiert ist. Wie lässt sich das erklären? Die wahrscheinlichste Erklärung ist, dass dies vor allem Menschen passiert, die vorher schon müde sind. Die Zugfahrt oder das Mitfahren im Auto bietet dann eine gute Zeit, um abzuschalten – es gibt nichts zu tun, außer zu warten. Weiterhin ist es meist warm und relativ gemütlich und scheinbar „sicher". Hinzukommen könnte das Gefühl des leichten Schaukelns und Brummens, das die Müdigkeit verstärken kann [88]. Auch die Gleichförmigkeit bzw. Monotonie der Geräusche und Bewegungen hilft uns, in den Schlaf zu finden [89]. Die gleichmäßig vorbeiziehende Landschaft könnte ebenfalls einen beruhigenden Einfluss haben. All diese Faktoren können den Schlaf fördern, insbesondere bei müden Personen. Und warum auch nicht? Es gibt ja tatsächlich nichts zu tun während der Fahrt.

Allerdings geht dies nicht allen so. Manche können sehr gut im Zug arbeiten, andere möchten zwar im Zug, Auto oder Flugzeug gern schlafen, können es aber nicht. Einfach nur Schaukeln und Brummen reicht sicherlich nicht. Außerdem muss man den Schlaf auch zulassen können und sich geborgen fühlen. Wenn man, wie ich, als Beifahrer die ganze Zeit denkt, die Person am Steuer verpasst die nächste Ausfahrt, lässt sich nicht gut im Auto schlafen – was meiner Frau verständlicherweise auf die Nerven geht. Zusätzlich ist es unwahrscheinlich, dass man bei einer Fahrt am Tag mehr als eine Stunde schläft, es sei denn, man hat die ganze Nacht durchgemacht.

Auch Kinder schlafen häufig im Auto schneller ein als zu Hause. Dies führt manchmal sogar dazu, dass Eltern ihre Kinder ins Auto setzen und einfach ein paar Mal um den Block fahren, damit ihre Zöglinge endlich schlafen [90]. Nach einer Umfrage in England fahren einige Eltern (vor allem Väter) über 1000 Kilometer im Jahr, nur um das eigene Kind zum Einschlafen zu bringen. Eine effektive Methode, die aber ökologisch wenig nachhaltig ist. Und es können auch problematische Gewöhnungseffekte bei den Kindern auftreten: Sie lernen, dass sie ihren (Mittags-)Schlaf vor allem im Auto bekommen. Der Vater muss also noch häufiger

sein Kind ins Auto setzen, um es zum Einschlafen zu bewegen. Ein Auto-
hersteller hat jetzt ein Bett entwickelt, das leicht schaukelt sowie Auto-
geräusche und vorbeiziehende Laternen simuliert [91]. Vielleicht ist das
die Lösung.

Einen anderen Trend scheint es nur in Japan zu geben: Besonders in
Tokyo mieten Japaner Autos, um darin ein Nickerchen zu halten, ohne das
Auto überhaupt zu bewegen. Dieser Trend erklärt sich wohl daraus, dass
es schwierig ist, in Japan ein anderes ruhiges Plätzchen für ein Nickerchen
zu finden. Und die Automiete ist mit ein paar Yen pro halber Stunde anscheinend sehr billig [92].

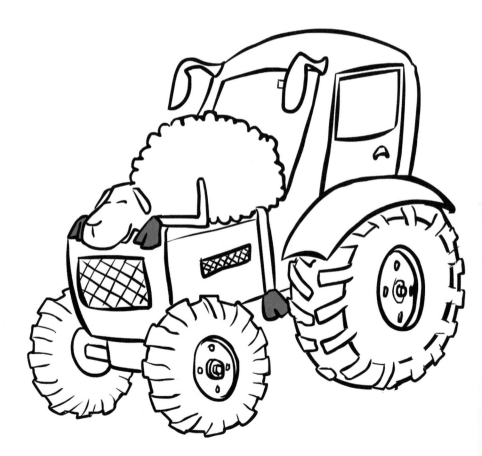

Was sind Träume?

Träume sind faszinierend. Eigentlich ist Schlaf durch ein reduziertes Bewusstsein gekennzeichnet, wir nehmen unsere Umgebung, unseren Körper etc. nicht mehr wahr. Und doch haben wir beim Aufwachen manchmal Erinnerungen an aufregende Erlebnisse: unsere Träume. Nach dem bekannten deutschen Traumforscher aus Mannheim, Michael Schredl, sind Träume eine psychische Aktivität während des Schlafs [93]. Der Traumbericht wäre dann die Erinnerung an diese psychische Aktivität. Der Traum selbst und die Erinnerung an ihn werden im Sprachgebrauch häufig gleichgesetzt, was durchaus zu Missverständnissen führen kann: Das Träumen tritt nämlich auch auf, ohne dass wir uns an diese psychische Aktivität erinnern. Wenn also jemand sagt, „Ich träume nie", dann heißt dies erst einmal nur, dass diese Person sich nicht an ihre Träume erinnert. Umgekehrt träumt vielleicht jemand, der sagt: „Ich träume viel", nicht unbedingt mehr als andere, sondern erinnert sich einfach besser an seine Träume.

Insgesamt zeigen sich große Unterschiede in der Fähigkeit, Träume zu erinnern [94]. So erinnern sich Menschen, die gegenüber Träumen positiv eingestellt sind und/oder häufiger nachts aufwachen, mehr an Träume als andere. Auch Frauen erinnern sich im Durchschnitt häufiger an ihre Träume als Männer. Warum aber bestimmte Personen mehr Träume erinnern als andere, ist schwer zu erklären.

Eine Technik, mit der man die Erinnerung an Träume verbessern kann, ist das morgendliche Aufschreiben: Einen Stift und ein Blatt Papier neben das Bett legen, die Absicht formulieren, die Träume beim Aufwachen aufzuschreiben, und dies dann auch tatsächlich tun. Dies funktioniert recht gut, da die Erinnerung an unsere Träume nach dem Aufwachen noch da ist, dann aber rasch zerfällt. Die Absicht und die aufkommende Gewohnheit helfen uns dabei, die Erinnerung an die Träume noch etwas länger aufrechtzuerhalten. So können wir nach einiger Zeit immer mehr von unseren Träumen erinnern.

Am stärksten erhöht sich die Häufigkeit an Traumerinnerungen, wenn man Personen nachts aus dem Schlaf weckt und fragt: *Was hast du geträumt?* Dabei berichten selbst Menschen von Träumen, die sonst behaupten, sie träumten fast nie. Und noch mehr Traumberichte erhält man, wenn man fragt: *Was ging dir gerade durch den Kopf?* Denn nicht alle Träume ähneln den „typischen" Träumen, in denen wir Räume, Landschaften und Menschen sehen und den Eindruck haben, wir würden dies „erleben". Träume sind nach dem neueren Verständnis auch Vorstellungen, die uns im Schlaf durch den Kopf gehen, also z.B. einfache Gedanken, Ideen oder Zukunftspläne. Träume beinhalten bekannte Elemente (Personen, Orte usw.), können aber auch unbekannte und bizarre Elemente enthalten. In den meisten Träumen haben wir den Eindruck, selbst daran teilzunehmen (Traum-Ich) [95]. Sie können stark emotional gefärbt und im Fall von Albträumen sehr belastend sein, vor allem wenn diese Elemente enthalten, die sich wiederholen (repetitive Albträume).

Aus dem Verständnis von Träumen als psychische Aktivität im Schlaf folgt, dass Träume von uns selbst bzw. von unserem Gehirn erzeugt werden. Das heißt, sie kommen nicht von einer anderen Person oder einer spirituellen bzw. göttlichen Instanz. Das bedeutet auch, dass Träume nur indirekt untersucht werden können, nämlich anhand von Traumerinnerungen. Wir können sie also nicht objektiv messen, sondern müssen uns auf die subjektiven Aussagen der Träumenden verlassen.

Insgesamt kann ich in diesem Buch dem großen Thema Träume in keiner Weise gerecht werden, sondern werde nur ein paar Aspekte von Träumen ansprechen. Für eine vertiefende Lektüre empfehle ich folgende Bücher:

- „Träume" von Michael Schredl [93]
- „Sport und Schlaf" von Daniel Erlacher [95]
- „Träume" von Stefan Klein [96]

In welcher Schlafphase träumen wir?

Wir können in jeder Schlafphase träumen, ganz egal ob Tiefschlaf, REM-Schlaf, N2- oder N1-Schlaf. Gerade beim Einschlafen kommt es häufig zu kurzen, stark bildhaften Eindrücken und Träumen. Sie werden auch hypnagoge Halluzinationen genannt. Diese finden während des N1- oder auch N2-Schlafs statt. Auch wenn man Personen irgendwann in der Nacht aus dem N2-Schlaf oder Tiefschlaf weckt, erhält man eine Vielzahl an Traumberichten: Bei Weckungen aus dem Nicht-REM-Schlaf berichten Personen in fast 70 % der Fälle einen Traum [97]. Zum Teil sind dies Gedanken oder Schlussfolgerungen, der Großteil der Traumberichte beschreibt aber typische bildhafte Geschichten, die der Schlafende „erlebt" hat. Gerade in der zweiten Hälfte des Schlafs und insbesondere gegen Ende werden die Traumberichte länger und bildhafter. In der ersten Hälfte des Schlafs sind sie dagegen etwas kürzer, abstrakter und weniger bildhaft.

Im REM-Schlaf, der hauptsächlich in der zweiten Hälfte des Nachtschlafs auftritt, werden bei fast 80 % der Weckungen Träume berichtet [95]. Diese sind meistens sehr bildhaft, ähneln einer Geschichte und können sehr bizarre Elemente enthalten. Die Träume der zweiten Nachthälfte sind also eher das, was wir umgangssprachlich als Träume bezeichnen würden. Einen wirklich großen Unterschied zwischen Träumen im REM-Schlaf und anderen Schlafstadien scheint es nicht zu geben, insbesondere wenn Traumberichte aus der zweiten Hälfte des Schlafs verglichen werden [97]. Und falls doch noch kleine Unterschiede bestehen, dann liegt es wahrscheinlich daran, dass es einfacher ist, Erlebnisse aus dem REM-Schlaf zu erinnern als Erlebnisse aus anderen Schlafstadien.

Leider wird weiterhin oft die besondere Bedeutung des REM-Schlafs für das Träumen hervorgehoben. Teilweise wird der REM-Schlaf sogar in aktuellen Lehrbüchern immer noch als Traumschlaf bezeichnet. Dies ist schlichtweg falsch. Der REM-Schlaf ist keineswegs ein Anzeichen, dass die Schlafenden träumen. Menschen, die mehr REM-Schlaf haben, träumen nicht mehr oder weniger als Menschen, bei denen REM-Schlaf fast vollständig unterdrückt wird [98]. Auch die schnellen Augenbewegungen sind kein Anzeichen, dass Schlafende träumen. Denn Träumen findet, wie gesagt, in allen Schlafstadien statt. Deshalb gibt es auch bisher keine objektive Messmethode, die bestimmen kann, ob wir träumen oder nicht. Eine Ausnahme bildet möglicherweise das „luzide Träumen" (siehe Frage *Was sind Klarträume?*).

Ist unser Gehirn während des Träumens besonders aktiv?

Nein. Da wir praktisch in jeder Schlafphase träumen (siehe Frage *In welcher Schlafphase träumen wir?*), gehört dies wahrscheinlich einfach zum normalen Schlaf dazu. Träumen verursacht deshalb auch keine „besondere" Hirnaktivität im Schlaf. Das bedeutet, wir können nicht auf Basis der Aktivität des Gehirns vorhersagen, ob jemand gerade träumt oder nicht. Allerdings scheint das Muster der Aktivierung unseres Gehirns zum Teil damit zusammenzuhängen, wovon wir in dem Moment gerade träumen. So haben Forscher aus Japan beschrieben, dass sie anhand des Aktivierungsmusters im Gehirn von Schlafenden vorhersagen konnten, ob jemand eher von Personen oder Gegenständen geträumt hatte [99]. Die Genauigkeit der Vorhersage stimmte allerdings nur in ungefähr sechs von zehn Fällen (fünf von zehn wäre Zufall gewesen). Auch Ergebnisse eines Teams um die schweizerische Forscherin Francesca Siclari lassen vermuten, dass die Aktivität unseres Gehirns während des Schlafs mit dem Inhalt unserer Träume zusammenhängt [100]. Allerdings wurden hier die Teilnehmerinnen trainiert, sich möglichst auf die letzte Erinnerung zu konzentrieren, die sie gerade kurz vor dem Erwachen geträumt hatten. Es wurde also nur das Ende des Traums und nicht der ganze Traum untersucht. Auch im Wachzustand hängt natürlich unsere Hirnaktivität mit dem zusammen, was wir uns gerade vorstellen. Deshalb ist es im Prinzip nur logisch, dass dies in ähnlicher Form auch im Schlaf und beim Träumen so ist. Sowohl im Schlaf als auch im Traum sind allerdings die Kategorien, die die Forscherinnen unterscheiden können, recht unscharf. So unterscheidet sich die Hirnaktivität beim Sehen/Vorstellen von Personen deutlich von der Aktivität beim Sehen oder Vorstellen von Gebäuden oder Landschaften. Welche Person oder welche Landschaft wir uns allerdings vorstellen, lässt sich auf Basis der Hirnaktivität bisher nicht bestimmen. Obwohl die Wissenschaft also durchaus Fortschritte macht, sind wir vom Lesen unserer Träume auf Basis der Hirnaktivität noch weit entfernt.

Welche Funktion haben Träume?

Hierzu hat die Wissenschaft keine Antwort. Da Träume nicht direkt gemessen werden können und nur auf subjektiven Aussagen und Erinnerungen beruhen, ist es sehr schwer, ihre Funktion herauszufinden. Idealerweise müsste man die Häufigkeit von Träumen irgendwie verändern und „experimentell manipulieren": Eine Gruppe von Personen müsste viel träumen, die andere wenig, und dann könnten Forscher testen, auf welches Verhalten oder welche Funktion sich diese Veränderung in der

Traumhäufigkeit auswirkt. Aber da wir ja gar nicht wissen, wie viel die Schlafenden träumen, ohne dass wir sie wecken und fragen, ist das nicht möglich. Doch das häufige nächtliche Wecken würde wahrscheinlich den Schlaf der Personen so stören, dass sie negativ beeinflusst wären. Ideen und Vorschläge für Funktionen von Träumen gibt es natürlich genug. Vielleicht sind Träume wichtig für das Speichern von Erinnerungen im Schlaf (siehe Frage *Verbessert Schlaf das Gedächtnis?* in Kapitel 5). So gibt es einige Hinweise, dass wir bestimmte Erfahrungen besser abspeichern, je mehr diese Erfahrungen in unseren Träumen vorkommen [101]. Möglicherweise verarbeiten wir dabei auch Erfahrungen und Emotionen, die uns beschäftigen [101]. Dafür spricht, dass viele Elemente aus unserem Tageserleben in unseren Träumen erneut auftauchen. Auch träumen wir manchmal intensiver, wenn wir belastet sind und Stress haben. Dies könnte aber auch an einem stärker unterbrochenen Schlaf liegen, sodass wir durch das häufigere Aufwachen einfach mehr Träume erinnern. Die entscheidende Frage dabei ist: Würden wir bestimmte Dinge besser verarbeiten, wenn wir mehr von ihnen träumen, oder nicht? Und müssen wir die Träume dabei erinnern, oder ist es egal, ob wir uns an sie erinnern oder nicht? So sind z. B. Albträume bei Opfern traumatischer Erlebnisse sehr belastend. Und gerade sich wiederholende Albträume sind eher ein Anzeichen dafür, dass diese Opfer sich nicht gut von ihrem Trauma erholen und möglicherweise eine posttraumatische Belastungsstörung entwickeln [102]. Der Albtraum scheint also keineswegs dabei zu helfen, das Geschehene zu verarbeiten. Zu der Funktion von Träumen gibt es also leider keine abschließende Antwort.

Welche Bedeutung haben Träume?

Auch für die Bedeutung von Träumen habe ich keine befriedigende Antwort. Die Idee des Psychoanalytikers Sigmund Freud, Träume nach bestimmten relativ starren Schemata zu deuten, ist dabei nicht besonders hilfreich [103]. Allerdings kommen in unseren Träumen natürlich Dinge vor, die wir selbst erlebt haben und die uns beschäftigen. Unsere Träume haben also sicher etwas mit uns zu tun. Anstelle einer starren Deutung ist meine Empfehlung, sich von den eigenen Träumen inspirieren zu lassen wie von einem guten Kunstwerk oder einem Film. Wenn mich etwas anspricht, dann kann ich das weiterverfolgen. Wenn ich den Eindruck habe, mein Traum hat überhaupt nichts mit mir zu tun und war völliger Quatsch, dann war der Traum sicherlich nicht wichtig, und wir können ihn gleich wieder vergessen, so wie es unser Gehirn eigentlich vorgesehen hat. Denn ein faszinierendes Phänomen bei Träumen ist ihre Flüchtigkeit. Eben noch haben wir den Eindruck, wir hätten eine mehrstündige Geschichte mit verschiedensten Verwicklungen, Begegnungen und Eindrücken erlebt. Und in der nächsten Sekunde ist die Erinnerung schon verblasst, und wir können sie nicht mehr greifen. Vielleicht sollen wir unsere Träume gar nicht erinnern – wäre ja auch eine Idee.

Was kann ich gegen Albträume tun?

Albträume können eine starke Belastung sein. Sie haben meist einen sehr bedrohlichen Inhalt für das Traum-Ich und treten wiederholt auf, in manchen Fällen sogar mit fast identischem Inhalt oder Abläufen (repetitive Albträume). Beim Aufwachen ist die träumende Person häufig schnell hellwach und erlebt den Traum als emotional stark belastend [104]. Es kann sogar so weit kommen, dass die Betroffenen eine Angst entwickeln, schlafen zu gehen, weil sie sich vor dem nächsten Albtraum fürchten.

Die effektivste Behandlungsmöglichkeit von Albträumen sind psychotherapeutische Ansätze, in denen es um die Umwandlung der Albträume geht (z. B. *Imagery Rescripting Therapy*, englisch: Therapie zur Umwandlung von Vorstellungen). In diesen Methoden werden die negativen Bilder aus dem Albtraum durch positive Vorstellungen ersetzt. Die neuen, positiven Bilder werden während des Tages zusammen mit der Therapeutin entwickelt, und es wird ein neuer, positiver Ablauf des Traums erstellt und aufgeschrieben. Diese neue, positive Handlung wird jeden Tag 10–20 Minuten lang geübt. Durch das häufige Wiederholen am Tag verändern sich auch in der Nacht langsam die Geschichten und Bilder in den Albträumen. Die Träume verlieren ihren Schrecken oder ihren bedrohlichen Verlauf und treten nach und nach weniger oft auf (oder werden weniger erinnert). Die Wirksamkeit dieser Methode ist wissenschaftlich sehr gut belegt [105]. Sie wird auch bei Opfern von Traumata oder bestimmten psychischen Störungen, wie z. B. Angststörungen oder Depressionen, erfolgreich angewendet.

Auch andere Methoden wie z.B. generelle Entspannungstechniken oder Hypnose werden zum Teil erfolgreich bei Albträumen eingesetzt, sind aber weniger gut wissenschaftlich untersucht. Weiterhin scheinen bestimmte Medikamente die Albtraumhäufigkeit zu reduzieren. Sie wirken aber meist weniger gut und weniger langfristig als die psychotherapeutischen Ansätze. Eine umfassende Beschreibung von Albträumen und Möglichkeiten der Behandlung finden Sie in dem Buch „Alpträume" eines Traumforscher aus Düsseldorf, Reinhard Pietrowsky [106].

Was sind Klarträume?

Klarträume sind Träume, in denen mir „klar" wird, dass ich träume. Sie werden auch luzide Träume genannt (lateinisch: Licht bzw. klar). In den „normalen" Träumen wissen wir nicht, dass wir träumen. Wir sind dem Traumgeschehen ausgeliefert und machen, so gut es geht, mit. Wenn mir aber plötzlich bewusst wird, dass ich mich gerade in einem Traum befinde, verändert sich dieses „Ausgeliefertsein" schlagartig. Auf einmal kann ich die Handlung steuern und vorgeben. Es ergeben sich plötzlich unbegrenzte Möglichkeiten. Ich kann selbst bestimmen, was als Nächstes passieren soll. Leider hatte ich erst zwei Klarträume in meinem Leben, und beide waren sehr kurz. Einen erlebte ich so:

„Ich stehe bei einem Fest von einem Tisch auf. Es stehen viele Tische herum, es sind viele Leute da. Ich versuche mir einen Weg durch die Menschenmenge zu bahnen. Ich bemerke, dass ich nur Socken anhabe, meine Wanderschuhe habe ich beim Tisch gelassen. Ich gehe zum Tisch zurück, um meine Schuhe zu holen. Sie sind weg. Ich denke: ‚Das kann nicht sein, ich war nur ganz kurz weg, ich weiß, dass sie hier standen.' Plötzlich kommt mir der Gedanke, dass dies ein Traum sein könnte. Ich schaue mich um, und versuche in die Luft zu hüpfen. Ich schwebe leicht. Ich denke: ‚Wow, das ist tatsächlich ein Traum.' Ich springe in die Luft und schieße nach oben, vorbei an den Häusern, hoch in Richtung der Sterne. Ich sehe die Sterne auf mich zukommen. Dann wache ich auf."

Nach einer Umfrage der Traumforscher Michael Schredl und Daniel Erlacher aus dem Jahr 2011 in Deutschland hatten ca. die Hälfte der Befragten bereits irgendwann einmal Erfahrungen mit Klarträumen gemacht [107]. Ca. 5 % der Befragten gaben an, mindestens einmal in der Woche einen Klartraum zu haben. Personen mit häufigen Klarträumen können zum Teil die Geschehnisse in diesen Träumen so gut steuern, dass Forscher bei diesen Menschen Klarträume wissenschaftlich untersuchen. So können die Träumenden ein vorher verabredetes Zeichen geben, wenn ihnen bewusst wird, dass sie träumen. Meistens besteht dieses Zeichen aus einer bestimmten Abfolge von Augenbewegungen: nach links schauen, dann nach rechts, dann wieder nach links und nach rechts (LRLR). Im Schlaflabor können Forscherinnen dieses Muster an Augenbewegungen sehr gut entdecken, weil es sich eindeutig von den anderen Augenbewegungen im Schlaf abhebt. Dann können die Klarträumer eine verabredete Tätigkeit im Traum ausüben, z. B. Kniebeugen oder Liegestützen machen. Interessanterweise steigt dabei auch der gemessene Herzschlag leicht an [108].

Allerdings gelingt es selbst erfahrenen Klarträumern nicht immer, die Dinge im Klartraum umzusetzen, die sie sich vorgenommen haben [109]. In ca. 60 % der Klarträume führen die Träumenden etwas aktiv aus. Beliebt ist es, im Klartraum zu fliegen oder andere Personen im Traum anzusprechen. Leider antworten diese nicht immer. In den restlichen Klarträumen greifen die Träumer nicht in das Traumgeschehen ein, sondern lassen den Traum einfach aus Interesse weiter ablaufen. Den meisten Klarträumern geht es darum, Spaß zu haben. Viele nutzen Klarträume auch, um Ängste zu bewältigen. Gerade wenn Träume stark negativ gefärbt oder sogar bedrohlich sind, ist die Erkenntnis „Dies ist nur ein Traum" sehr wichtig. Denn auf einmal ist das Traum-Ich nicht mehr ausgeliefert, sondern kann eingreifen, den Traum verändern, das Monster in Zuckerwatte verwandeln, einfach wegfliegen und vieles mehr. Deshalb kann die Methode des Klartraums auch bei Albträumen eine interessante Alternative sein.

Es gibt noch weitere interessante Anwendungsgebiete des Klartraums: So lassen sich bestimmte Sportbewegungen (z. B. im Skilaufen, Leichtathletik etc.) im Klartraum üben, und dies führt nach anekdotischen Berichten tatsächlich zu einer Verbesserung [95]. Auch wissenschaftliche Studien zeigen eine Verbesserung durch Training im Klartraum: So wurde das Werfen einer Münze in eine zwei Meter entfernte Kaffeetasse durch Klartraumtraining besser [110]. Die Leistung im Dartwerfen profitierte ebenfalls vom Training im Klartraum, allerdings nur, wenn die

Träumenden nicht zu stark durch andere Geschehnisse im Traum abgelenkt wurden [111]. Wie lässt sich die Wahrscheinlichkeit erhöhen, dass ich einen Klartraum habe? Am ehesten durch Übung und eine hohe Motivation. Man sollte sich vor allem vornehmen, einen Klartraum zu haben. Man kann sich auch häufig während des Tages folgende Frage stellen: Träume ich oder bin ich wach? Dies erhöht die Wahrscheinlichkeit, dass man sich diese Frage auch im Traum stellt. Gut funktioniert es auch, sich beim Erwachen an den letzten Traum zu erinnern und bestimmte Elemente daraus an den Wunsch zu knüpfen, beim nächsten Mal den Traum als solchen zu erkennen. Also wenn ich gerade von einer Prüfung geträumt habe, bei der ich wieder zu spät komme, dann nehme ich mir vor, bei der nächsten Situation dieser Art zu denken: Ist das ein Traum? Besonders gut scheint diese Technik zu funktionieren, wenn man frühmorgens aufwacht, und dann wieder schlafen geht. Nach dem Traumforscher Daniel Erlacher erlangen mit dieser Methode auch unerfahrene Klarträumer im Schlaflabor öfter einen Klartraum (siehe [95] für ausführlichere Informationen).

Was ist lokaler Schlaf?

Lokaler Schlaf bezieht sich nicht etwa auf den Schlaf in einem Lokal – soll es ja auch geben. Lokaler Schlaf meint, dass verschiedene Teile unseres Gehirns unterschiedlich tief schlafen können [112]. Oder dass einige Hirnregionen schlafen, während andere wach sind. Vor allem wenn wir sehr müde sind –wenn wir uns zum Beispiel in den frühen Morgenstunden beim Autofahren wach halten müssen –, kann es passieren, dass einige Hirnteile kurzzeitig schlafen. Dies kann dazu führen, dass unsere Reaktionszeit stark verlangsamt ist – obwohl wir die Augen offen haben und vielleicht gar nichts davon merken. In müden Ratten kann man solche lokalen Schlafepisoden in bestimmten Hirnregionen messen – auch die Ratten sind zwar wach, aber reagieren langsamer, wenn eine Hirnregion kurz „einnickt" [113].

Lokaler Schlaf kann auch während des Schlafs vorkommen. Einige Hirnregionen schlafen tiefer als andere. Sogar im REM-Schlaf können einzelne Hirnregionen Anzeichen von Tiefschlaf aufweisen. Und innerhalb des Tiefschlafs sind die langsamen Wellen in einigen Hirnregionen stärker als in anderen. Dies könnte bedeuten, dass ein bestimmter Teil unseres Gehirns mehr Tiefschlaf braucht als ein anderer. Nach den Wissenschaftlern Giulio Tononi und Chiara Cirelli schläft ein Hirnteil umso tiefer, je mehr er im vorherigen Wachzustand etwas lernen musste [114].

Der Zürcher Schlafforscher Reto Huber konnte diese Idee bei Menschen bestätigen: Mussten Probanden eine bestimmte Bewegung lernen, so schlief die involvierte Hirnregion – in diesem Fall der motorische Kortex – tiefer als andere Hirnregionen [115]. Wenn der Forscher dagegen den Versuchspersonen mehrere Stunden den Arm fixierte, sie also den Arm nicht bewegen und somit weniger neue Bewegungen lernen konnten, schlief der motorische Kortex weniger tief [116].

Insgesamt sollte also auch für andere Hirnregionen gelten: Je mehr wir am Tag lernen bzw. mental und körperlich aktiv sind, desto tiefer schläft unser Gehirn. Dies könnte gerade für ältere Personen ein weiterer Anreiz sein, sich jeden Tag geistig und körperlich aktiv zu betätigen, um dem Gehirn zu ermöglichen, tiefer zu schlafen.

Können Tiere mit nur einer Hälfte ihres Gehirns schlafen?

Delfine praktizieren eine Extremform des lokalen Schlafs – sie schlafen abwechselnd mit einer Gehirnhälfte. Man nennt diesen Schlaf „unihemisphärischen Schlaf" (griechisch: eine Halbkugel) [117]. Delfine tun dies wahrscheinlich, da sie als Säugetiere immer wieder zum Atmen an die Oberfläche kommen und deshalb ihre Schwimmbewegungen auch in Schlafphasen kontrollieren müssen. Das rechte Auge bleibt dabei offen, wenn die rechte Gehirnhälfte schläft und umgekehrt. Das rechte Auge ist hauptsächlich mit der linken Gehirnhälfte verbunden. Delphine sind ähnlich wie wir Menschen während ca. 16 Stunden des Tages aktiv und wach und schlafen ungefähr acht Stunden. Während des Schlafzustands bleiben Delfine relativ bewegungslos im Wasser und schwimmen langsam und gleichmäßig. Die eine Hirnhälfte zeigt dabei das Hirnwellenmuster des Tiefschlafs, während die andere Hirnhälfte entspannte Wachheit anzeigt. Auch die „wache" Hirnhälfte ist also nicht wirklich aktiv, sondern döst vor sich hin. Während der gesamten Schlafdauer erhalten beide Hirnhälften ungefähr gleich viel Tiefschlaf, sie wechseln sich also ab. Gleichzeitiger Tiefschlaf in beiden Hirnhälften kommt, wenn überhaupt, nur für ein paar Sekunden vor. Auch andere Walarten wie der Belugawal und der Grindwal zeigen ein ähnliches Schlafverhalten wie die Delfine.

Seerobben haben ein ähnliches Problem mit der Atmung während des Schlafs wie die Delfine – und haben es noch eleganter gelöst. Da Seerobben sowohl an Land als auch im Wasser schlafen, können sie sowohl mit beiden als auch nur mit einer Hemisphäre schlafen. An Land schlafen sie hauptsächlich mit beiden Hirnhälften, allerdings kommt auch hier der unihemisphärische Schlaf vor (ca. 40 % der Schlafzeit). Im Wasser schlafen sie mehrheitlich nur mit einer Hirnhälfte (ca. 66 % der Schlafzeit). Und sie passen diesen Anteil den Wasserbedingungen an: Wenn das Wasser sehr unruhig ist und sie häufiger ihre Bewegungen koordinieren und atmen müssen, dann haben sie mehr unihemisphärischen Schlaf. Die Seerobben können ihr Schlafverhalten also ihren Umweltbedingungen anpassen – eine tolle Erkenntnis, was alles möglich ist. Dabei erscheint uns der Schlaf immer so unkontrollierbar...

Insgesamt haben die verschiedenen Seehundarten unterschiedliche Wege gefunden, um ihren Schlaf im Wasser zu optimieren. Bestimmte Seerobbenarten liegen zum Beispiel beim Schlafen seitlich an der Wasseroberfläche und strecken drei ihrer vier Flossen aus dem Wasser (s. Abb. 2-5). Die vierte Flosse paddelt, um die Position zu halten. Die gegenüberliegende Hirnhälfte ist wach, um das Paddeln der Flosse zu kontrollieren. Die Nase ist dabei aus dem Wasser gestreckt, um Luft zu bekommen. Wenn der REM-Schlaf kommt, sinken die Robben ab, da ihre Muskelspannung abnimmt. Dann müssen sie wieder an die Oberfläche, um zu atmen.

Andere Seerobbenarten wiederum zeigen hauptsächlich den klassischen Schlaf in beiden Hirnhälften. Sie treiben im Schlaf an der Oberfläche und heben ihre Nase zum Luftholen aus dem Wasser, ohne dabei wirklich aufzuwachen. Oder sie halten die Luft im tiefen Wasser an und wachen kurz auf, um an die Oberfläche zu schwimmen und zu atmen, wie z. B. auch einige Walrosse. Die Lösungen für dasselbe Problem sind also vielfältig.

Auch Vögel schlafen teilweise mit einer Hirnhälfte [118]. Stockenten haben im Schlaf ein Auge offen, wahrscheinlich, um nach Feinden Aus-

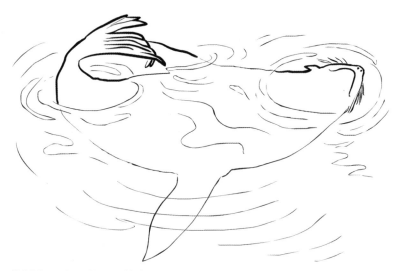

Abbildung 2-5: Eine schlafende Seerobbe an der Wasseroberfläche. Die Nase schaut zum Atmen aus dem Wasser. Eine Flosse ist im Wasser zur Stabilisierung der Körperposition, die anderen ragen ebenfalls aus dem Wasser. Darstellung adaptiert von [117], mit freundlicher Genehmigung.

schau zu halten, dies geschieht jedenfalls häufiger in einer gefährlichen Umgebung. Allerdings ist die gegenüberliegende Hirnhälfte wiederum nicht wirklich aktiv, sondern in einem entspannten Wachzustand. Die Tiere reagieren also trotzdem etwas verzögert im Vergleich zum aktiven Wachzustand. Auch bei Hühnern kommt der unihemisphärische Schlaf vor, jedoch nur für ein paar Sekunden. Der Schlaf mit einem offenen Auge wurde auch bei bestimmten Krokodil- und Eidechsenarten beobachtet.

Bei Zugvögeln wurde lange vermutet, dass diese den einseitigen Schlaf nutzen, um lange Strecken fliegend zu überwinden. Tatsächlich kommt der einseitige Schlaf bei Zugvögeln vermehrt vor. Vor allem bei langen Rechts- oder Linkskurven scheint die jeweils andere Hirnhälfte, die für das Kontrollieren der Flugbahn und das Vermeiden von Kollisionen weniger gebraucht wird, kurz wegzunicken. Es gibt aber ebenso den beidseitigen Schlaf – und zwar während des Fliegens, ohne dass die Vögel abstürzen. Sie können also tatsächlich im Schlaf fliegen. Insgesamt schlafen Zugvögel während der langen Flugstrecken aber insgesamt weniger. Sie schlafen dann vermehrt, wenn sie nicht fliegen – also wenn sie echte Flugpausen am Boden einlegen.

Können wir lernen, nur mit einer Hälfte unseres Gehirns zu schlafen?

Das wäre doch tatsächlich ein Wunschtraum: Gleichzeitig wach sein und schlafen. Doch wollen wir das wirklich? Wer weiß, wie sich das anfühlt. Es gibt aber sicher Situationen, in denen wir das gerne hätten, als Wissenschaftler vielleicht vor allem bei langweiligen sozialen Veranstaltungen, Konferenzen und wissenschaftlichen Vorträgen [117]. Wäre doch praktisch, wenn bei dieser Gelegenheit eine Seite unseres Gehirns schlafen könnte, während die andere noch leicht dösend zuhört. Allerdings werden wir Menschen das in dieser Form wohl nie lernen.

Trotzdem gibt es Hinweise, dass manchmal bei Menschen zumindest eine Hirnhälfte tiefer schläft als die andere. Meistens ist es die rechte Hirnhälfte, die stärkere Tiefschlafwellen zeigt als die linke. Die linke Hirnhälfte ist also etwas wacher, während wir schlafen. Man könnte sich vorstellen, dass wir dadurch etwas leichter aus dem Schlaf aufwachen, falls uns „Gefahr" drohen sollte. Gleichzeitig profitiert die rechte Hirnhälfte von einem tieferen Schlaf. Nach einer amerikanischen Studie schläft die linke Hirnhälfte besonders dann weniger tief, wenn wir in einer neuen, unbekannten Umgebung schlafen [119]. Vor allem in der ersten Nacht in einem Hotelzimmer oder im Schlaflabor brauchen wir meistens etwas länger, um einzuschlafen, wir schlafen generell weniger tief und wachen häufiger auf. In der Schlafforschung nennt man dies den *First-Night-Effect* (englisch: Erste-Nacht Effekt) [120]. Die leichte Verschlechterung des Schlafs kann sogar länger als eine Nacht andauern. Zusätzlich zu diesem schlechteren Schlaf schläft in einer unbekannten Umgebung die linke Hirnhälfte weniger tief. Vielleicht könnte dies erklären, warum wir uns in dieser Eingewöhnungsphase weniger ausgeruht fühlen, als wenn wir in der gewohnten Umgebung zu Hause schlafen. Dies wäre ein wirklich ausgeklügelter Mechanismus für unseren Schlaf: Wenn wir eine Schlafumgebung als unbekannt und potenziell gefährlich einstufen, dann passt die linke Hirnhälfte mehr auf und schläft weniger tief. Erst wenn wir durch mehrmaliges Schlafen gelernt haben, dass die Umgebung sicher ist, schläft auch unsere linke Hirnhälfte tief und fest. Allerdings sind die Forschungsergebnisse zu diesem Thema keineswegs eindeutig [117]. Es braucht sicherlich weitere Studien.

Literaturverzeichnis

1. Borbély, A.A. (1998). Processes underlying sleep regulation. *Hormone research, 49,* 114–117. https://doi.org/10.1159/000023156
2. Borbély, A.A. & Achermann, P. (1999). Sleep homeostasis and models of sleep regulation. *Journal of biological rhythms, 14,* 557–568.
3. Cirelli, C. & Tononi, G. (2008). Is sleep essential? *PLoS biology, 6,* 216. https://doi.org/10.1371/journal.pbio.0060216
4. McCarley, R.W. & Steriade, M. (2005). *Brain Control of Wakefulness and Sleep.* Boston: Springer International Publishing.
5. Jung, R. & Berger, W. (1979). Fünfzig Jahre EEG Hans Bergers Entdeckung des Elektroenzephalogramms und seine ersten Befunde 1924–193. *Archiv für Psychiatrie und Nervenkrankheiten, 227,* 279–300. https://doi.org/10.1007/BF00344814
6. Loomis, A.L., Harvey, E.N. & Hobart, G. (1935). Potential rhythms of the cerebral cortex during sleep. *Science (New York, N.Y.), 81,* 597–598. https://doi.org/10.1126/science.81.2111.597
7. Aserinsky, E. & Kleitman, N. (1953). Regularly occurring periods of eye motility, and concomitant phenomena, during sleep. *Science (New York, N.Y.), 118,* 273–274. https://doi.org/10.1126/science.118.3062.273
8. American Academy of Sleep Medicine (Hrsg.). (2007). *Das AASM-Manual zum Scoring von Schlaf und assoziierten Ereignissen. Regeln, Terminologie und technische Spezifikationen.* Berlin: Steinkopff.
9. Berry, R.B., Brooks, R., Gamaldo, C.E., Harding, S.M., Lloyd, R., Quan, S.F. et al. (2017). AASM Scoring Manual Updates for 2017 (Version 2.4). *Journal of Clinical Sleep Medicine: JCSM: Official Publication of the American Academy of Sleep Medicine, 13,* 665–666. https://doi.org/10.5664/jcsm.6576
10. Broschinski, S., Brupbacher, M., Graf, K. (2019, 27. Oktober). 77 Fragen zum Schlaf. *Der Bund, inteeraktiv.* Zugriff am 19. Oktober 2020 unter https://interaktiv.derbund.ch/2019/77-fragen-zum-schlaf/?nosome
11. Dijk, D.-J. (2009). Regulation and Functional Correlates of Slow Wave Sleep. *Journal of Clinical Sleep Medicine: JCSM: Official Publication of the American Academy of Sleep Medicine, 5,* S6–S15.
12. Rasch, B. & Born, J. (2013). About sleep's role in memory. *Physiological reviews, 93,* 681–766. https://doi.org/10.1152/physrev.00032.2012
13. Hinghofer-Szalka, H. (n.d.). *Eine Reise durch die Physiologie. Wie der Organismus des Menschen funktioniert.* Verfügbar unter http://physiologie.cc/
14. Purcell, S.M., Manoach, D.S., Demanuele, C., Cade, B.E., Mariani, S., Cox, R. et al. (2017). Characterizing sleep spindles in 11 630 individuals from the National Sleep Research Resource. *Nature communications, 8,* 15930. https://doi.org/10.1038/ncomms15930
15. Aserinsky, E. (1996). The discovery of REM sleep. *Journal of the history of the neurosciences, 5,* 213–227. https://doi.org/10.1080/09647049609525671
16. Simor, P., van der Wijk, G., Nobili, L. & Peigneux, P. (2020). The microstructure of REM sleep: Why phasic and tonic? *Sleep medicine reviews, 52,* 101305. https://doi.org/10.1016/j.smrv.2020.101305
17. Horne, J. (1988). *Why we sleep. The functions of sleep in humans and other mammals.* Oxford: Oxford Univ.Pr..

18. van Dongen, H.P.A., Maislin, G., Mullington, J.M. & Dinges, D.F. (2003). The cumulative cost of additional wakefulness: dose-response effects on neurobehavioral functions and sleep physiology from chronic sleep restriction and total sleep deprivation. *Sleep, 26,* 117–126. https://doi.org/10.1093/sleep/26.2.117

19. Scullin, M.K. & Bliwise, D.L. (2015). Sleep, cognition, and normal aging: integrating a half century of multidisciplinary research. *Perspectives on psychological science: a journal of the Association for Psychological Science, 10,* 97–137. https://doi.org/10.1177/1745691614556680

20. Blunden, S. & Galland, B. (2014). The complexities of defining optimal sleep: empirical and theoretical considerations with a special emphasis on children. *Sleep medicine reviews, 18,* 371–378. https://doi.org/10.1016/j.smrv.2014.01.002

21. Ohayon, M., Wickwire, E.M., Hirshkowitz, M., Albert, S.M., Avidan, A., Daly, F.J. et al. (2017). National Sleep Foundation's sleep quality recommendations: first report. *Sleep health, 3,* 6–19. https://doi.org/10.1016/j.sleh.2016.11.006

22. Mendonça, F., Mostafa, S.S., Morgado-Dias, F., Ravelo-García, A.G. & Penzel, T. (2019). Sleep quality of subjects with and without sleep-disordered breathing based on the cyclic alternating pattern rate estimation from single-lead ECG. *Physiological measurement, 40,* 105009. https://doi.org/10.1088/1361-6579/ab4f08

23. Matricciani, L., Sun Bin, Y., Lalluka, T., Kronholm, E. Wake, M., Paquet, C. et al. (2018). Rethinking the sleep-health link. *Sleep health, 4,* 339–348. https://doi.org/10.1016/j.sleh.2018.05.004

24. Tribl, G.G., Schmeiser-Rieder, A., Rosenberger, A., Saletu, B., Bolitschek, J., Kapfhammer, G. et al. (2002). Sleeping habits in the Austrian population. *Sleep medicine, 3,* 21–28. https://doi.org/10.1016/S1389-9457(01)00117-4

25. TK. (15. November, 2017). Durchschnittliche Dauer bis zum Einschlafen in Deutschland im Jahr 2017 [Graph]. In Statista. Zugriff am 19. Oktober 2020, von https://de.statista.com/statistik/daten/studie/801642/umfrage/durchschnittliche-einschlafzeit-in-deutschland/

26. Hertenstein, E., Gabryelska, A., Spiegelhalder, K., Nissen, C., Johann, A.F., Umarova, R. et al. (2018). Reference Data for Polysomnography-Measured and Subjective Sleep in Healthy Adults. *Journal of Clinical Sleep Medicine: JCSM: Official Publication of the American Academy of Sleep Medicine, 14,* 523–532. https://doi.org/10.5664/jcsm.7036

27. Rechtschaffen, A. & Kales, A. (Hrsg.). (1968). *A Manual of standardized terminology, techniques and scoring system for sleep stages of human subjects.* Bethesda: U.S. Dep. of Health Education and Welfare Publ. Health Service National Inst. of Health National Inst. of Neurolog. Diseases and Blindness Neurological Information Network.

28. Prerau, M.J., Hartnack, K.E., Obregon-Henao, G., Sampson, A., Merlino, M., Gannon, K. et al. (2014). Tracking the sleep onset process: an empirical model of behavioral and physiological dynamics. *PLoS computational biology, 10,* e1003866. https://doi.org/10.1371/journal.pcbi.1003866

29. Saper, C.B., Scammell, T.E. & Lu, J. (2005). Hypothalamic regulation of sleep and circadian rhythms. *Nature, 437,* 1257–1263. https://doi.org/10.1038/nature04284

30. McCarley, R.W. (2007). Neurobiology of REM and NREM sleep. *Sleep medicine, 8,* 302–330. https://doi.org/10.1016/j.sleep.2007.03.005

31. Borbély, A.A., Daan, S., Wirz-Justice, A. & Deboer, T. (2016). The two-process model of sleep regulation: a reappraisal. *Journal of sleep research, 25,* 131–143. https://doi.org/10.1111/jsr.12371

32. Akerstedt, T., Kecklund, G. & Hörte, L.G. (2001). Night driving, season, and the risk of highway accidents. *Sleep, 24,* 401–406. https://doi.org/10.1093/sleep/24.4.401

33. Borbély, A.A. (1982). A two process model of sleep regulation. *Human neurobiology, 1,* 195–204.

34. Horne, J. (1992). Human slow wave sleep: a review and appraisal of recent findings, with implications for sleep functions, and psychiatric illness. *Experientia, 48,* 941–954. https://doi.org/10.1007/BF01919141

35. Bonnet, M.H. (2005). Acute Sleep Deprivation. In M.H. Kryger, T. Roth & W.C. Dement (Hrsg). *Principles and practice of sleep medicine* (4th ed., S. 51–66). Philadelphia: Elsevier/Saunders https://doi.org/10.1016/B0-72-160797-7/50012-4

36. Jay, S.M., Lamond, N., Ferguson, S.A., Dorrian, J., Jones, C.B. & Dawson, D. (2007). The characteristics of recovery sleep when recovery opportunity is restricted. *Sleep, 30,* 353–360. https://doi.org/10.1093/sleep/30.3.353

37. Dijk, D.-J., Groeger, J.A., Stanley, N. & Deacon, S. (2010). Age-related reduction in daytime sleep propensity and nocturnal slow wave sleep. *Sleep, 33,* 211–223. https://doi.org/10.1093/sleep/33.2.211

38. Yamazaki, E.M. & Goel, N. (2019). Robust Stability of Trait-Like Vulnerability or Resilience to Common Types of Sleep Deprivation in a Large Sample of Adults. *Sleep, 43,* zsz292. https://doi.org/10.1093/sleep/zsz292

39. Bonnet, M.H. (1991). The effect of varying prophylactic naps on performance, alertness and mood throughout a 52-hour continuous operation. *Sleep, 14,* 307–315. https://doi.org/10.1093/sleep/14.4.307

40. Bonnet, M.H., Gomez, S., Wirth, O. & Arand, D.L. (1995). The use of caffeine versus prophylactic naps in sustained performance. *Sleep, 18,* 97–104. https://doi.org/10.1093/sleep/18.2.97

41. Plihal, W. & Born, J. (1997). Effects of early and late nocturnal sleep on declarative and procedural memory. *Journal of cognitive neuroscience, 9,* 534–547. https://doi.org/10.1162/jocn.1997.9.4.534

42. Kaplan, K.A., Hirshman, J., Hernandez, B., Stefanick, M.L., Hoffman, A.R., Redline, S. *et al.* (2017). When a gold standard isn't so golden: Lack of prediction of subjective sleep quality from sleep polysomnography. *Biological psychology, 123,* 37–46. https://doi.org/10.1016/j.biopsycho.2016.11.010

43. Svetnik, V., Snyder, E.S., Tao, P., Roth, T., Lines, C. & Herring, W.J. (2019). How well can a large number of polysomnography sleep measures predict subjective sleep quality in insomnia patients? *Sleep medicine, 67,* 137–146. https://doi.org/10.1016/j.sleep.2019.08.020

44. Rahman, S.A., Rood, D., Trent, N., Solet, J., Langer, E.J. & Lockley, S.W. (2020). Manipulating sleep duration perception changes cognitive performance – An exploratory analysis. *Journal of psychosomatic research, 132,* 109992. https://doi.org/10.1016/j.jpsychores.2020.109992

45. Menon, A. & Kumar, M. (2013). Influence of body position on severity of obstructive sleep apnea: a systematic review. *ISRN otolaryngology, 2013,* 670381. https://doi.org/10.1155/2013/670381

46. Omobomi, O. & Quan, S. F. (2018). Positional therapy in the management of positional obstructive sleep apnea-a review of the current literature. *Sleep & Breathing*, *22*, 297–304. https://doi.org/10.1007/s11325-017-1561-y

47. Goldberg, N., Rodriguez-Prado, Y., Tillery, R. & Chua, C. (2018). Sudden Infant Death Syndrome: A Review. *Pediatric annals*, *47*, e118-e123. https://doi.org/10.3928/19382359-20180221-03

48. Dunkell, S. (1977). *Sleep positions. The night language of the body*. New York: Morrow

49. Siris, G. (n. d.). *Schlafpositionen: Was verraten sie uns über die Psyche?* Chiang Mai: Equapio. Zugriff am 20. August 2020 unter https://equapio.com/kultur/schlafpositionen-was-verraten-sie-uns-ueber-die-psyche/

50. Domino, G. & Bohn, S. A. (1980). Hypnagogic exploration: Sleep positions and personality. *J. Clin. Psychol.*, *36*, 760–762. https://doi.org/10.1002/1097-4679(19 8007)36:3<760::AID-JCLP2270360328>3.0.CO;2-H

51. Schredl, M. (2002). Sleep positions and personality: An empirical study. *North American Journal of Psychology*, 129–132.

52. Kamau, L. Z., Luber, E. & Kumar, V. K. (2012). Sleep Positions and Personality: Zuckerman – Kuhlman's Big Five, Creativity, Creativity Styles, and Hypnotizability. *North American Journal of Psychology*, *14*, 609–622.

53. University of Hertfordshire. (n. d.). https://mb.cision.com/Main/326/9570042/2 33906.pdf. Zugriff 19.10.2020

54. Koninck, J. de, Lorrain, D. & Gagnon, P. (1992). Sleep positions and position shifts in five age groups: an ontogenetic picture. *Sleep*, *15*, 143–149. https://doi.org/10.1093/sleep/15.2.143

55. Lorrain, D. & Koninck, J. de. (1998). Sleep position and sleep stages: evidence of their independence. *Sleep*, *21*, 335–340. https://doi.org/10.1093/sleep/21.4.335

56. BBC. (2009, June). *Why do Buddhist monks sleep upright?* London: BBC. Retrieved August 20th 2020 from http://news.bbc.co.uk/2/hi/uk_news/magazine/8112619. stm

57. Ackermann, S., Hartmann, F., Papassotiropoulos, A., Quervain, D. J.-F. de & Rasch, B. (2015). No Associations between Interindividual Differences in Sleep Parameters and Episodic Memory Consolidation. *Sleep*, *38*, 951–959. https://doi.org/10.5665/sleep.4748

58. Mong, J. A. & Cusmano, D. M. (2016). Sex differences in sleep: impact of biological sex and sex steroids. *Philosophical transactions of the Royal Society of London. Series B, Biological sciences*, *371*, 20150110. https://doi.org/10.1098/rstb.2015.0110

59. Suh, S., Cho, N. & Zhang, J. (2018). Sex Differences in Insomnia: from Epidemiology and Etiology to Intervention. *Current psychiatry reports*, *20*, 69. https://doi.org/10.1007/s11920-018-0940-9

60. Menstruationszyklus (2020). In *Wikipedia, Die freie Enzyklopädie*. Zugriff am 20. August 2020 unter https://de.wikipedia.org/wiki/Menstruationszyklus

61. Baker, F. C. & Driver, H. S. (2007). Circadian rhythms, sleep, and the menstrual cycle. *Sleep medicine*, *8*, 613–622. https://doi.org/10.1016/j.sleep.2006.09.011

62. Moline, M. L., Broch, L. & Zak, R. (2004). Sleep in women across the life cycle from adulthood through menopause. *The Medical clinics of North America*, *88*, 705–36, ix. https://doi.org/10.1016/j.mcna.2004.01.009

63. Sedov, I. D., Cameron, E. E., Madigan, S. & Tomfohr-Madsen, L. M. (2018). Sleep quality during pregnancy: A meta-analysis. *Sleep medicine reviews, 38,* 168–176. https://doi.org/10.1016/j.smrv.2017.06.005

64. Monroe, L. J. (1969). Transient changes in EEG sleep patterns of married good sleepers: the effects of altering sleeping arrangement. *Psychophysiology, 6,* 330–337. https://doi.org/10.1111/j.1469-8986.1969.tb02910.x

65. Pankhurst, F. P. & Horne, J. A. (1994). The influence of bed partners on movement during sleep. *Sleep, 17,* 308–315. https://doi.org/10.1093/sleep/17.4.308

66. Lee, S., Martire, L. M., Damaske, S. A., Mogle, J. A., Zhaoyang, R., Almeida, D. M. & Buxton, O. M. (2018). Covariation in couples' nightly sleep and gender differences. *Sleep health 4,* 201–208. https://doi.org/10.1016/j.sleh.2017.10.009

67. Yoon, H., Ho Choi, S., Kyong Kim, S., Bin Kwon, H., Min Oh, S., Choi, J.-W., et al. (2019). Human Heart Rhythms Synchronize While Co-sleeping. *Frontiers in physiology, 10,* 190. https://doi.org/10.3389/fphys.2019.00190

68. Drews, H. J., Wallot, S., Weinhold, S. L., Mitkidis, P., Baier, P. C., Roepstorff, A. et al. (2017). "Are We in Sync with Each Other?" Exploring the Effects of Cosleeping on Heterosexual Couples' Sleep Using Simultaneous Polysomnography: A Pilot Study. *Sleep disorders, 2017,* 8140672. https://doi.org/10.1155/2017/8140672

69. Beninati, W., Harris, C. D., Herold, D. L. & Shepard, J. W. (1999). The effect of snoring and obstructive sleep apnea on the sleep quality of bed partners. *Mayo Clinic proceedings, 74,* 955–958. https://doi.org/10.1016/S0025-6196(11)63991-8

70. Troxel, W. M., Robles, T. F., Hall, M. & Buysse, D. J. (2007). Marital quality and the marital bed: examining the covariation between relationship quality and sleep. *Sleep medicine reviews, 11,* 389–404. https://doi.org/10.1016/j.smrv.2007.05.002

71. Linkowski, P. (1999). EEG sleep patterns in twins. *Journal of sleep research, 8 Suppl 1,* 11–13. https://doi.org/10.1046/j.1365-2869.1999.00002.x

72. Gennaro, L., Marzano, C., Fratello, F., Moroni, F., Pellicciari, M. C., Ferlazzo, F. et al. (2008). The electroencephalographic fingerprint of sleep is genetically determined: a twin study. *Annals of neurology, 64,* 455–460. https://doi.org/10.1002/ana.21434

73. Inderkum, A. P. & Tarokh, L. (2018). High heritability of adolescent sleep-wake behavior on free, but not school days: a long-term twin study. *Sleep, 41,* zsy004. https://doi.org/10.1093/sleep/zsy004

74. Ruiter, M. E., Decoster, J., Jacobs, L. & Lichstein, K. L. (2011). Normal sleep in African-Americans and Caucasian-Americans: A meta-analysis. *Sleep medicine, 12,* 209–214. https://doi.org/10.1016/j.sleep.2010.12.010

75. Egan, K. J., Knutson, K. L., Pereira, A. C. & Schantz, M. von. (2017). The role of race and ethnicity in sleep, circadian rhythms and cardiovascular health. *Sleep medicine reviews, 33,* 70–78. https://doi.org/10.1016/j.smrv.2016.05.004

76. Tomfohr, L., Pung, M. A., Edwards, K. M. & Dimsdale, J. E. (2012). Racial differences in sleep architecture: the role of ethnic discrimination. *Biological psychology, 89,* 34–38. https://doi.org/10.1016/j.biopsycho.2011.09.002

77. Halder, I., Matthews, K. A., Buysse, D. J., Strollo, P. J., Causer, V., Reis, S. E. et al. (2015). African Genetic Ancestry is Associated with Sleep Depth in Older African Americans. *Sleep, 38,* 1185–1193. https://doi.org/10.5665/sleep.4888

78. Covassin, N., Greene, E.L., Singh, P. & Somers, V.K. (2018). Disparities in Hypertension Among African-Americans: Implications of Insufficient Sleep. *Current hypertension reports, 20,* 57. https://doi.org/10.1007/s11906-018-0855-1

79. Johnson, D.A., Jackson, C.L., Williams, N.J. & Alcántara, C. (2019). Are sleep patterns influenced by race/ethnicity – a marker of relative advantage or disadvantage? Evidence to date. *Nature and science of sleep, 11,* 79–95. https://doi.org/10.2147/NSS.S169312

80. van Driel, M.F. (2014). Sleep-related erections throughout the ages. *The journal of sexual medicine, 11,* 1867–1875. https://doi.org/10.1111/jsm.12557

81. Hirshkowitz, M. & Schmidt, M.H. (2005). Sleep-related erections: clinical perspectives and neural mechanisms. *Sleep medicine reviews 9,* 311–329. https://doi.org/10.1016/j.smrv.2005.03.001

82. Libert, J.-P. & Bach, V. (2005). Thermoregulation and sleep in the human. In P.L. Parmeggiani & R.A. Velluti (Hrsg.), *The Physiological Nature of Sleep* (S. 407–431). London: Imperial College Press.

83. Troynikov, O., Watson, C.G. & Nawaz, N. (2018). Sleep environments and sleep physiology: A review. *Journal of thermal biology, 78,* 192–203. https://doi.org/10.1016/j.jtherbio.2018.09.012

84. Mold, J.W., Holtzclaw, B.J. & McCarthy, L. (2012). Night sweats: a systematic review of the literature. *Journal of the American Board of Family Medicine, 25,* 878–893. https://doi.org/10.3122/jabfm.2012.06.120033

85. Shannahoff-Khalsa, D.S. (2007). Selective unilateral autonomic activation: implications for psychiatry. *CNS spectrums, 12,* 625–634. https://doi.org/10.1017/S1092852900021428

86. Kimura, A., Chiba, S., Capasso, R., Yagi, T., Ando, Y., Watanabe, S. et al. (2013). Phase of nasal cycle during sleep tends to be associated with sleep stage. *The Laryngoscope, 123,* 2050–2055. https://doi.org/10.1002/lary.23986

87. Chiba, S. & Matsuura, K. (2019). Nasal cycle during sleep. *ERJ Open Research, 5,* P36. https://doi.org/10.1183/23120541.sleepandbreathing-2019.P36

88. Zhang, N., Fard, M., Bhuiyan, M.H.U., Verhagen, D., Azari, M.F. & Robinson, S.R. (2018). The effects of physical vibration on heart rate variability as a measure of drowsiness. *Ergonomics, 61,* 1259–1272. https://doi.org/10.1080/00140139.2018.1482373

89. Thiffault, P. & Bergeron, J. (2003). Monotony of road environment and driver fatigue: a simulator study. *Accident; analysis and prevention, 35,* 381–391. https://doi.org/10.1016/S0001-4575(02)00014-3

90. Daily Mail Online (2012, October 31st). *New parents cover more than 1300 miles a year driving their children to sleep (and it costs them £547 in fuel).* London: Daily Mail Online. Retrieved August 20th 2020 from https://www.dailymail.co.uk/news/article-2225590/New-parents-drive-1-300-miles-year-driving-children-sleep-spending-547-petrol.html?ito=feeds-newsxml

91. Schmidt, H. (2017, April). Kinder schlafen im fahrenden Auto besonders schnell ein – nun auch zu Hause. *Neue Züricher Zeitung.* Zugriff am 20. August 2020 unter https://www.nzz.ch/mobilitaet/auto-mobil/kinderbett-von-ford-wenn-kinder-nur-im-fahrenden-auto-einschlafen-ld.604775

92. McCurry, J. (2019, July). Asleep at the wheel: Japanese rental cars used for anything but driving. *The Guardian.* Retrieved August 20th 2020 from https://www.theguar

dian.com/world/2019/jul/15/asleep-at-wheel-japanese-rental-cars-used-any thing-but-driving

93. Schredl, M. (2013). *Träume. Unser nächtliches Kopfkino* (2. Aufl.). Berlin: Springer.
94. Schredl, M., Wittmann, L., Ciric, P. & Götz, S. (2003). Factors of home dream recall: a structural equation model. *Journal of sleep research, 12*, 133–141. https://doi.org/10.1046/j.1365-2869.2003.00344.x
95. Erlacher, D. (2019). *Sport und Schlaf. Angewandte Schlafforschung für die Sportwissenschaft* Heidelberg: Springer-Verlag. https://doi.org/10.1007/978-3-662-58132-2
96. Klein, S. (2016). *Träume. Eine Reise in unsere innere Wirklichkeit.* Frankfurt am Main: Fischer Taschenbuch.
97. Montangero, J. (2018). Dreaming and REM-sleep: History of a scientific denial whose disappearance entailed a reconciliation of the neuroscience and the cognitive psychological approaches to dreaming. *International journal of dream research, 11.*
98. Oudiette, D., Dealberto, M.-J., Uguccioni, G., Golmard, J.-L., Merino-Andreu, M., Tafti, M. et al. (2012). Dreaming without REM sleep. *Consciousness and cognition, 21*, 1129–1140. https://doi.org/10.1016/j.concog.2012.04.010
99. Horikawa, T., Tamaki, M., Miyawaki, Y. & Kamitani, Y. (2013). Neural decoding of visual imagery during sleep. *Science (New York, N.Y.), 340*, 639–642. https://doi.org/10.1126/science.1234330
100. Siclari, F., Baird, B., Perogamvros, L., Bernardi, G., LaRoque, J.J., Riedner, B. et al. (2017). The neural correlates of dreaming. *Nature neuroscience, 20*, 872–878. https://doi.org/10.1038/nn.4545
101. Plailly, J., Villalba, M., Vallat, R., Nicolas, A. & Ruby, P. (2019). Incorporation of fragmented visuo-olfactory episodic memory into dreams and its association with memory performance. *Scientific reports, 9*, 15687. https://doi.org/10.1038/s41598-019-51497-y
102. Dassel, T. de, Wittmann, L., Protic, S., Höllmer, H. & Gorzka, R.J. (2018). Association of posttraumatic nightmares and psychopathology in a military sample. *Psychological trauma: theory, research, practice and policy 10*, 475–481. https://doi.org/10.1037/tra0000319
103. Freud, S. (2011). *Die Traumdeutung.* Hamburg: Nikol.
104. Morgenthaler, T.I., Auerbach, S., Casey, K.R., Kristo, D., Maganti, R., Ramar, K. et al. (2018). Position Paper for the Treatment of Nightmare Disorder in Adults: An American Academy of Sleep Medicine Position Paper. *Journal of Clinical Sleep Medicine: JCSM: Official Publication of the American Academy of Sleep Medicine, 14*, 1041–1055. https://doi.org/10.5664/jcsm.7178
105. Casement, M.D. & Swanson, L.M. (2012). A meta-analysis of imagery rehearsal for post-trauma nightmares: effects on nightmare frequency, sleep quality, and posttraumatic stress. *Clinical psychology review, 32*, 566–574. https://doi.org/10.1016/j.cpr.2012.06.002
106. Pietrowsky, R. (2011). *Alpträume.* Göttingen: Hogrefe.
107. Schredl, M. & Erlacher, D. (2011). Frequency of lucid dreaming in a representative German sample. *Perceptual and motor skills, 112*, 104–108. https://doi.org/10.2466/09.PMS.112.1.104-108
108. Erlacher, D. & Schredl, M. (2008). Cardiovascular responses to dreamed physical exercise during REM lucid dreaming. *Dreaming, 18*, 112–121. https://doi.org/10.1037/1053-0797.18.2.112

109. Stumbrys, T., Erlacher, D., Johnson, M. & Schredl, M. (2014). The phenomenology of lucid dreaming: an online survey. *The American journal of psychology, 127,* 191–204. https://doi.org/10.5406/amerjpsyc.127.2.0191

110. Erlacher, D. & Schredl, M. (2010). Practicing a Motor Task in a Lucid Dream Enhances Subsequent Performance: A Pilot Study. *The Sport Psychologist, 24,* 157–167. https://doi.org/10.1123/tsp.24.2.157

111. Schädlich, M., Erlacher, D. & Schredl, M. (2017). Improvement of darts performance following lucid dream practice depends on the number of distractions while rehearsing within the dream – a sleep laboratory pilot study. *Journal of sports sciences, 35,* 2365–2372. https://doi.org/10.1080/02640414.2016.1267387

112. Siclari, F. & Tononi, G. (2017). Local aspects of sleep and wakefulness. *Current opinion in neurobiology, 44,* 222–227. https://doi.org/10.1016/j.conb.2017.05.008

113. Vyazovskiy, V.V., Olcese, U., Hanlon, E.C., Nir, Y., Cirelli, C. & Tononi, G. (2011). Local sleep in awake rats. *Nature, 472,* 443–447. https://doi.org/10.1038/nature10009

114. Tononi, G. & Cirelli, C. (2019). Sleep and synaptic down-selection. *The European journal of neuroscience, 51,* 413–421.

115. Huber, R., Ghilardi, M.F., Massimini, M. & Tononi, G. (2004). Local sleep and learning. *Nature, 430,* 78–81. https://doi.org/10.1038/nature02663

116. Huber, R., Ghilardi, M.F., Massimini, M., Ferrarelli, F., Riedner, B.R., Peterson, M.J. et al. (2006). Arm immobilization causes cortical plastic changes and locally decreases sleep slow wave activity. *Nature neuroscience, 9,* 1169–1176. https://doi.org/10.1038/nn1758

117. Mascetti, G.G. (2016). Unihemispheric sleep and asymmetrical sleep: behavioral, neurophysiological, and functional perspectives. *Nature and science of sleep, 8,* 221–238. https://doi.org/10.2147/NSS.S71970

118. Rattenborg, N.C., van der Meij, J., Beckers, G.J.L. & Lesku, J.A. (2019). Local Aspects of Avian Non-REM and REM Sleep. *Frontiers in neuroscience, 13,* 567. https://doi.org/10.3389/fnins.2019.00567

119. Tamaki, M., Bang, J.W., Watanabe, T. & Sasaki, Y. (2016). Night Watch in One Brain Hemisphere during Sleep Associated with the First-Night Effect in Humans. *Current biology, 26,* 1190–1194. https://doi.org/10.1016/j.cub.2016.02.063

120. Le Bon, O., Staner, L., Hoffmann, G., Dramaix, M., San Sebastian, I., Murphy, J.R. et al. (2001). The first-night effect may last more than one night. *Journal of psychiatric research, 35,* 165–172. https://doi.org/10.1016/S0022-3956(01)00019-X

3
Was hat der Schlaf
mit der Tageszeit zu tun?

Einführung

Unser Planet, die Erde, dreht sich in ungefähr 24 Stunden um seine eigene Achse. Dies führt zu rhythmischen Veränderungen in der Helligkeit und Dunkelheit sowie zu regelmäßigen Temperaturschwankungen im Laufe eines Tages. Fast alle Lebewesen auf unserem Planeten sind von diesem Rhythmus beeinflusst und haben ihr Verhalten und ihren Organismus auf die eine oder andere Art dem 24-Stunden-Rhythmus angepasst. So haben viele Organismen eigene biologische Uhren, die das Verhalten in einem regelmäßigen 24-Stunden-Rhythmus steuern. Auch wir Menschen haben eine solche innere Uhr. Wie beeinflusst nun die innere Uhr unseren Schlaf? Was ist der beste Schlaf-wach-Rhythmus? Was hat der Schlaf mit der Tageszeit zu tun? In diesem Kapitel geht es um Licht, verschiedene Schlafrhythmen, regelmäßige Bettzeiten, „Lerchen" und „Eulen" sowie die Sommer- und die Winterzeit.

Was ist unser zirkadianer Rhythmus?

Unser körpereigener Rhythmus ist sehr wichtig für unseren Schlaf und unsere Aktivitätsphasen. Dieser innere Rhythmus dauert ca. 24 Stunden und wird daher zirkadianer Rhythmus genannt (*dia,* lateinisch: Tag; *circa-dia*: circa einen Tag dauernd). Er wird von einem genetischen Uhrwerk gesteuert. Dieses Uhrwerk kommt in praktisch jeder Zelle unseres Körpers vor.

Diese Zelluhren wiederum werden von einer übergeordneten Uhr in einem Bereich des Gehirns gesteuert, die sogenannte „Masterclock" in den Kerngebieten des Nucleus suprachiasmaticus (lateinisch: über der (Sehnerv-) Kreuzung liegender Kern). Diese „Masteruhr" produziert in unserem Körper einen Rhythmus in der Ausschüttung bestimmter Hormone (z. B. Melatonin, Serotonin, Kortisol), in der Körpertemperatur und in vielem mehr. So bestimmt die Uhr unsere optimalen Aktivitäts- und Schlafphasen während der 24 Stunden eines Tages. Der körpereigene Rhythmus ist angeboren und genetisch bestimmt: Wenn wir als Höhlenmenschen ohne Einfluss von Licht und sozialen Hinweisen leben würden, käme unser „wahrer" eigener Rhythmus zutage. Bei einigen Menschen dauert dieser Rhythmus länger als 24 Stunden (z. B. 24,5 Stunden), bei anderen ist er kürzer. Unsere inneren Uhren weichen also leicht von unserem gesellschaftlichen 24-Stunden Tag und auch von dem von der Sonne vorgegebenen Tag-Nacht-Rhythmus ab und müssen immer wieder nachgestellt werden.

Das Nachstellen unserer inneren Uhr geschieht durch die Regelmäßigkeit äußerer Einflüsse, vor allem durch das Tageslicht, also das Licht der Sonne. Auch regelmäßige Mahlzeiten, Aktivitätsphasen, Bewegung oder andere soziale Reize (wie z. B. Arbeitszeiten) beeinflussen unsere innere Uhr. Schlafgewohnheiten gehören ebenso dazu. Gleichzeitig hat unser eigener zirkadianer Rhythmus Einfluss auf unseren Schlaf: Am besten schlafen wir, wenn wir in den Phasen schlafen, die von unserer inneren Uhr vorgesehen sind. So beginnt das „Schlafhormon" Melatonin am Abend anzusteigen und signalisiert uns damit die baldige optimale Schlafenszeit. Beginnt der Anstieg früher, dann werden wir früher müde. Beginnt der Anstieg des Melatonins später, dann schlafen wir erst später besser. In der Mitte der Nacht erreicht das Melatonin dann seinen Höhepunkt. Danach fällt der Melatoninlevel in unserem Körper wieder ab und erreicht am Vormittag wieder niedrige Werte. Den Tag über ist die Melatoninkonzentration sehr gering. Im Gegensatz dazu steigt die Konzentration des Stresshormons Kortisol am Morgen an und fällt gegen Abend wieder ab. Gerade in der ersten Nachthälfte ist das Kortisol dagegen sehr niedrig und bietet uns damit ein optimales Zeitfenster für den Tiefschlaf. Außerhalb dieser optimalen Phasen schlafen wir dagegen weniger tief und wachen häufiger auf. Gerade wenn wir regelmäßige Schlaf-wach-Zeiten einhalten, stabilisiert sich unser zirkadianer Rhythmus sehr gut, und wir schlafen in den optimalen, von unserer inneren Uhr vorgesehenen Zeitfenstern.

Häufiges Verschieben des eigenen Rhythmus ist dagegen sehr belastend für unseren Körper und kann zu einem schlechteren Schlaf führen. Dies gilt insbesondere für Nachtarbeit mit häufig wechselnden Schichten und für häufigen Jetlag durch den Wechsel mehrerer Zeitzonen. Auch das Alter spielt dabei eine Rolle: Jugendliche und jüngere Erwachsene können ihren Rhythmus flexibler anpassen, während diese Fähigkeit im Alter zurückgeht.

Ist der Schlaf vor Mitternacht der gesündeste Schlaf?

Dies ist ein sehr weit verbreiteter Mythos. Und zunächst einmal falsch. Die Uhrzeit an sich spielt für unseren Schlaf nämlich überhaupt keine Rolle. Viel wichtiger sind der in der vorangegangenen Frage beschriebene zirkadiane Rhythmus sowie regelmäßige Schlaf-wach-Zeiten.

Woher kommt dann dieser Mythos? Tatsächlich findet Tiefschlaf am häufigsten in den ersten Schlafstunden statt. Tiefschlaf gilt als die erholsamste Schlafphase. Wenn nun jemand regelmäßig um 9 Uhr ins Bett geht, stellt sich unser zirkadianer Rhythmus darauf ein. Unsere optimale Schlafphase beginnt dann auch gegen 9 Uhr: Das Schlafhormon Melatonin steigt an und aktivierende Hormone wie das Stresshormon Kortisol fallen um diese Zeit ab. Unter diesen Bedingungen findet unsere Tiefschlafphase tatsächlich vor Mitternacht statt. Dann wäre der Schlaf vor Mitternacht der „gesündeste". Wenn aber jemand regelmäßig um 2 Uhr nachts ins Bett geht, stellt sich der zirkadiane Rhythmus auch darauf ein. Die optimale Schlafphase beginnt dann erst um 2 Uhr, und der Tiefschlaf findet in diesem Fall vor 5 Uhr morgens statt. Es kommt also viel mehr auf die regelmäßigen Einschlafzeiten und die eigene innere Uhr an als auf die genaue Uhrzeit. Da unser zirkadianer Rhythmus allerdings auch von anderen Faktoren beeinflusst wird (z.B. Tageslicht), funktioniert die Anpassung unserer inneren Uhr an unsere Schlafgewohnheiten natürlich nur in einem gewissen Rahmen.

Was ist der beste Schlaf-wach-Rhythmus?

Gute Frage: Keine Ahnung. Hier sind sich die Forscher absolut uneins. Eine Fraktion meint, dass es am gesündesten sei, den Schlaf insgesamt in der Nacht „abzuschlafen". Man nennt dies auch einphasischen oder monophasischen Schlaf. Diese Meinung ist in der (westlichen) Gesellschaft weit verbreitet und deckt sich möglicherweise mit den biologischen Mechanismen, da der zirkadiane Rhythmus bei den meisten Menschen nur eine längere optimale Phase für den Schlaf anzeigt. Die Favorisierung des monophasischen Schlafs kann aber auch so weit gehen, dass Menschen sich Sorgen machen, wenn sie nicht mehr die ganze Nacht durchschlafen können, insbesondere, wenn sie älter werden. Mittagsschlaf ist bei einigen Menschen verpönt. Und auch Kinder werden schnell auf diesen Rhythmus getrimmt: Kein Mittagsschlaf mehr, sondern nur in der Nacht schlafen und am besten nicht zwischendurch aufwachen und zu den Eltern ins Bett kommen. Aber ist dies wirklich der einzig wahre Schlafrhythmus?

In der Tierwelt gibt es den monophasischen Schlaf zwar bei einigen Affenarten wie Gorillas, Orang-Utans oder Schimpansen. Von der Abstammung her sind uns diese Affenarten auch recht nahe. Ansonsten ist der monophasische Schlaf bei Tieren eher die Ausnahme. Zwar findet der Schlaf hauptsächlich während der Nacht (bei tagaktiven Tieren) oder am Tag (bei nachtaktiven Tieren) statt. Aber die meisten Tiere dösen fröhlich während ihrer aktiven Phasen vor sich hin und wachen auch in ihren Schlafphasen häufig auf. Dies ist auch viel sicherer, da Schlaf ja durchaus ein gefährlicher Zustand ist. Zumindest bei Tieren mit Fressfeinden, die sie im Schlaf überraschen könnten. Dies gilt auch für den Schlaf von Naturvölkern, bei denen sich nachts immer jemand um das Feuer kümmert oder Tiere ferngehalten werden müssen. Man sollte also meinen, dass wir auf biologischer Ebene mit unterbrochenem und verteiltem Schlaf gut umgehen können.

Insofern gibt es eine andere Fraktion von Forschern, die einen zweiphasischen oder sogar mehrphasischen Schlaf befürworten (siehe Frage *Was ist polyphasisches Schlafen?*). Zweiphasischer Schlaf meint, dass zwar der Schlaf vor allem während der Nacht stattfindet, aber am Tag ein mehr oder weniger langes Nickerchen gehalten wird. Einige Marker unserer inneren Uhr sprechen dafür, dass am Nachmittag (insbesondere nach dem Essen) eine Schlafphase gut zu unserem Rhythmus passen würde. Und wer kennt nicht die unproduktive Zeit nach dem Mittagessen, die man bei uns gerne mit Kaffee oder anderen Aufputschmitteln zu überbrücken versucht. Allerdings könnte die Müdigkeit nach dem Essen auch durch das Essen selbst verursacht sein. Auch die Temperatur könnte unsere Müdigkeit am Tag beeinflussen, und insbesondere in Ländern mit hohen Temperaturen ist eine Siesta deshalb gesellschaftlich akzeptiert und weit verbreitet. Die lähmende Hitze während des Nachmittags wird verschlafen und die Aktivität auf die kühleren Perioden während des Vormittags und des frühen Abends verteilt. Bei den neuerdings ungewöhnlich heißen Temperaturen im Sommer hierzulande gewinnt diese Option durchaus an Attraktivität.

Doch auch bei einem zweiphasischen Schlafrhythmus gilt die Empfehlung, einen möglichst regelmäßigen Rhythmus einzuhalten. Wer also einen Mittagsschlaf machen möchte und sich dabei wohlfühlt, sollte dies regelmäßig tun, damit sich der Körper darauf einstellen kann. Und es muss beachtet werden, dass ein Mittagsschlaf den Nachtschlaf wahrscheinlich etwas verkürzt. Für die Bestimmung der empfohlenen Schlafdauer (siehe Frage *Wie lange sollte ich schlafen?* in Kapitel 1) muss der Schlaf am Tag und in der Nacht zusammengerechnet werden.

Menschen mit einem gestörten Nachtschlaf sollten dagegen einen Mittagsschlaf vermeiden. Dadurch ist das akute Schlafbedürfnis am Abend höher und führt zu einem besseren Schlaf in der Nacht (siehe Frage *Was bestimmt mein akutes Schlafbedürfnis?* in Kapitel 2). Insofern macht es auch Sinn, bei Kindern den Mittagsschlaf zu verkürzen, da sie dann in der Nacht länger schlafen. Ob das unbedingt gesünder ist oder ob die Eltern abends einfach ihre Ruhe haben wollen, kann jeder selbst beantworten. Bei älteren Menschen liegen allerdings einige Studien vor, die zeigen, dass Personen mit regelmäßigem Mittagsschlaf eher an bestimmten Krankheiten wie Herz-Kreislauf-Erkrankungen leiden als diejenigen, die keinen Mittagsschlaf halten (siehe Frage *Sollte ich einen Mittagsschlaf halten oder lieber nicht?* in Kapitel 6) [1]. Ob dies aber am Mittagsschlaf liegt oder ob sie aufgrund von bestimmten Krankheiten eher Mittagsschlaf halten, werden zukünftige Studien zeigen müssen [2].

Wurde im Mittelalter in zwei getrennten Schlafphasen geschlafen?

Diese Behauptung stammt von dem Historiker Roger Ekirch [3]. Er ist der Überzeugung, dass Menschen im Mittelalter in zwei Phasen schliefen: Aufgrund des fehlenden Lichts am Abend und der harten körperlichen Arbeit am Tage sei es in einigen Bevölkerungsschichten üblich gewesen, zunächst eine etwa fünfstündige Schlafphase bis ca. 1 Uhr nachts zu halten. Dies war der sogenannte „frühe Schlaf", auf den eine ca. einstündige Wachphase folgte. Um etwa 4 Uhr erfolgte dann eine zweite Schlafphase, die als „später Schlaf" bezeichnet wurde und ungefähr drei Stunden andauerte. In der dazwischenliegenden Wachphase hätten die Menschen im Bett wach gelegen, meditiert, über Träume nachgedacht oder gebetet. Einige seien auch aufgestanden, hätten Hausarbeiten erledigt oder sogar Nachbarn besucht. Weiterhin gibt es Berichte, nach denen der Sex nach der frühen Schlafphase am besten sei. Nach Ekirch gab es die Bezeichnungen „früher" und „später Schlaf" in verschiedenen Sprachen des Mittelalters. Sie seien dann aber nach der Industrialisierung verloren gegangen. Er bezieht sich dabei hauptsächlich auf Schriften, Gedichte oder Lieder.

Interessanterweise berichten auch einige Schlafforscher von Experimenten, in denen Menschen lang anhaltenden Dunkelperioden ausgesetzt waren. Auch hier zeigte sich bei einigen Versuchsteilnehmern spontan ein zweiphasisches Schlafmuster [4]. Dass ein solches aber tatsächlich im Mittelalter verbreitet war, wird von vielen Forschenden im Bereich der zirkadianen Rhythmik angezweifelt. So berichtet der Münchener Forscher Till Roenneberg in seinem Buch „Das Recht auf Schlaf" von Schlafmessungen bei Naturvölkern ohne Elektrizität [5]. Hier sollten wir eigentlich ebenfalls frühen und späten Schlaf erwarten, da künstliche Beleuchtung fehlt. Allerdings zeigen die Schlafmessungen, dass diese Menschen einen monophasischen Nachtschlaf von ca. acht Stunden aufweisen. Die dunkle Zeit am Abend vertreiben sie sich hauptsächlich mit Geschichtenerzählen, Schnitzen, Hausarbeiten oder anderen Dingen. Auch der Autor des kürzlich erschienenen Buchs „Warum wir schlafen", Albrecht Vorster, kann der Geschichte vom frühen oder späten Schlaf nichts abgewinnen, er hält diese Idee für ein „Spukgespenst der Schlafforschung" [6]. Sehr wahrscheinlich haben auch im Mittelalter die meisten Menschen eine längere Schlafphase in der Nacht gehabt.

Doch kennen wahrscheinlich auch heute noch einige Menschen die Bedeutung eines frühen und eines späten Schlafs. Gerade ältere Menschen oder Patienten mit einer Insomnie haben häufig nachts eine mehrstündige Schlafphase, und dann liegen sie für einige Zeit wach. Wahrscheinlich bleiben einige von ihnen im Bett liegen und denken nach,

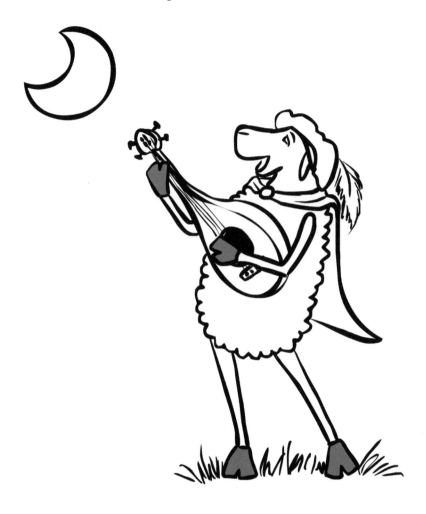

meditieren, beten oder lesen. Wieder andere stehen vielleicht auf und erledigen Hausarbeiten. Möglicherweise gehen sie dann wieder ins Bett und können am Morgen noch einmal ein paar Stunden schlafen. Meine Mutter (sie ist jetzt 73 Jahre alt), berichtet exakt von diesem Schlafmuster. Wenn man nun annimmt, dass es Menschen mit Schlafstörungen oder ältere Menschen mit schlechtem Schlaf auch schon im Mittelalter gab, dann wäre dies eine Erklärung für die Berichte und Anekdoten von frühem und spätem Schlaf. In diesem Sinne wären diese Erwähnungen einfach ein historischer Hinweis, dass es Schlafstörungen oder altersbedingt veränderte Schlafmuster schon früher gab. Derartige Schlafstörungen traten möglicherweise sogar vermehrt bei Intellektuellen, Kreativen und Dichtern auf, die wiederum überhaupt überlieferte Textpassagen verfassen konnten. Interessanterweise hat Roger Ekirch seinem Kapitel „Die Modernisierung des westlichen Schlafs" eine Alternativüberschrift hinzugefügt: „Hat Insomnie eine Geschichte?" Der zweite Titel erklärt die Begriffe „früher" und „später Schlaf" viel treffender: Das zweiphasische Schlafmuster war wahrscheinlich auch im Mittelalter kein allgemeines Phänomen, sondern damals wie heute gab es einfach Menschen mit Schlafstörungen.

Trotzdem kann der Glaube, dass acht Stunden Durchschlafen die einzige Form des gesunden Schlafs ist, auch belastend sein. Sehr wahrscheinlich hat die Industrialisierung ebenfalls dazu beigetragen, die Bedeutung des geregelten Schlafs zu erhöhen. Bei der Produktion in den neu entstandenen Fabriken gewann der Tagesrhythmus des Arbeiters an Bedeutung. In dieser Zeit verbreiteten sich auch die (scheinbaren) Vorteile des frühen Aufstehens in Sprichwörtern wie „Der frühe Vogel fängt den Wurm" oder „Morgenstund' hat Gold im Mund". Sie zeugen von den wirtschaftlichen Vorteilen des produktiven Arbeiters. Ob das frühe Aufstehen aber wirklich für alle Menschen „gesünder" ist, bleibt zweifelhaft (siehe Frage *Was unterscheidet „Lerchen" und „Eulen"?*).

Was ist polyphasisches Schlafen?

Wenn man über den Tag verteilt mehr als zwei Schlafphasen hat, nennt man das polyphasisches Schlafen. Bekannt geworden sind polyphasische Schlafmuster durch Selbstberichte, in denen einzelne Personen erfolgreich den Schlaf über den Tag verteilt haben. Das Ziel war meistens, am Tag weniger Zeit mit Schlaf zu verbringen und länger wach zu sein. Die extremste Form ist wahrscheinlich das Schema nach „Uberman" (Übermensch). Hier wird der Schlaf auf sechs 20-minütige Nickerchen über die 24 Stunden verteilt (also alle vier Stunden ein Nickerchen von 20 Minuten). Die gesamte Schlafdauer beträgt dabei zwei Stunden. In einem spannenden und detailreichen Blog hat Steve Pavlina seine Erfahrungen mit seinem 5,5 Monate andauernden Selbstversuch beschrieben [7]. Während er die ersten Wochen der Adaptation an den neuen Rhythmus in einer Art „Zombie"-Zustand verbracht hatte, fühlte er sich im Laufe der Zeit immer besser adaptiert. Er war wieder wacher und konzentrierter. Er war begeistert über die lange Zeit, die er nun an jedem einzelnen Tag zur Verfügung hatte. Zwischendurch tauchte allerdings immer wieder die Frage auf, was er eigentlich mit der gewonnenen Zeit anfangen sollte. Die Entscheidung zur Rückkehr zum monophasischen Schlaf begründet er ausdrücklich nicht mit gesundheitlichen Problemen oder Müdigkeit. Der Hauptgrund war, dass der Rest der Welt nun mal einen monophasischen Schlafrhythmus hat. Somit verbrachte er während seines Selbstversuchs viel Zeit in der Nacht allein. Auch die strikte Struktur und die kurzen Intervalle zwischen den einzelnen Nickerchen machten es schwierig, Zeit mit Freunden zu verbringen.

Auf der Website der Polyphasischen Gesellschaft werden noch weitere Schlafmuster beschrieben (s. Abb. 3-1). Zusätzlich werden dort Emp-

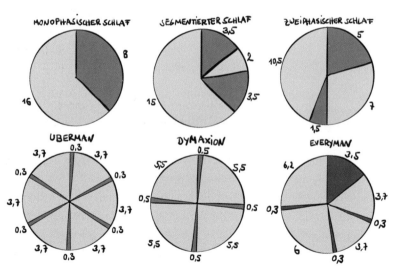

Abbildung 3-1: Monophasische und polyphasische Schlafrhythmen. Die dunklen Abschnitte geben die Schlafphasen an, die hellen die Wachphasen. Der ganze Kreis symbolisiert die 24 Stunden eines Tages. Die Zahlen geben die Dauer der jeweiligen Schlaf- und Wachphasen an. Die Gesamtschlafzeit beträgt beim Uberman und beim Dymaxion zwei Stunden, bei dieser Version des Everyman sind es ca. 4,5 Stunden Schlaf. Abbildung adaptiert von [8], mit freundlicher Genehmigung.

fehlungen gegeben und Erfahrungen ausgetauscht [8]. So gibt es die Version des „Dymaxion" (4 mal 30 Minuten Schlaf alle sechs Stunden). Oder die einfacheren Formen des „Everyman", die z.B. mit einer Hauptschlafphase von 3,5 Stunden zusammen mit dreimal 20 Minuten Mittagsschlaf auskommen. Für den Everyman gibt es auch Versionen mit zwei oder vier Mittagsschlafepisoden. Es wird richtigerweise darauf hingewiesen, dass Schlaf und Schlafbedürfnis sehr individuell sind und jeder selbst ausprobieren muss, ob und in welcher Art polyphasisches Schlafen für ihn sinnvoll ist oder nicht. Für das erfolgreiche Etablieren eines polyphasischen Schlafrhythmus braucht es vor allem eine sehr hohe Motivation und Selbstdisziplin. Und ein flexibler Arbeitsalltag macht es leichter, sich den neuen Schlaf-wach-Rhythmus anzugewöhnen.

Insgesamt scheitern viele bei dem Versuch, über längere Zeit polyphasisch zu schlafen. Martin Dresler vom Donders Institut in Nijmegen hat mir von einer Studie erzählt, bei der er die Phänomene polyphasischen Schlafens wissenschaftlich begleiten wollte. Er fand tatsächlich zehn Freiwillige, die zustimmten, für die nächsten drei Monate polyphasisch zu schlafen. In den ersten Tagen des Experiments zeigte sich ein starker Anstieg der Müdigkeit bei allen Probanden, und die Konzentrationsfähigkeit nahm deutlich ab. Schon nach einigen Tagen brachen mehrere Teilnehmer den Versuch ab. Nach zwei Wochen waren nur noch zwei der zehn Probanden dabei. Einer hielt es fünf Wochen durch, dann gab auch er auf. Für eine Dokumentation eines weiteren gescheiterten Selbstversuchs, siehe [9].

Die Idee eines verkürzten polyphasischen Schlafs scheint für einige Menschen sehr verlockend zu sein. Langfristig realisierbar ist sie aber nur für einen extrem kleinen Teil der Bevölkerung. Auch ist zu vermuten, dass der stark verkürzte Schlaf beim polyphasischen Schlafen zu langfristigen gesundheitlichen Problemen führt. Wissenschaftliche Ergebnisse liegen dazu aber noch nicht vor. Trotzdem zeigen die erfolgreichen Selbstversuche, wie flexibel Schlaf zumindest bei einigen Personen sein kann. Den meisten Menschen würde ich aber empfehlen, bei der monophasischen oder der zweiphasischen Variante zu bleiben.

Wie verändert sich unser Schlaf-wach-Rhythmus über die Spanne unseres Lebens?

Unser zirkadianer Rhythmus verändert sich über die gesamte Zeitspanne unseres Lebens. Neugeborene haben noch keinen regelmäßigen Tag-Nacht-Rhythmus [10]. Sie sind einige Zeit wach, dann schlafen sie wieder, wachen auf, wollen trinken, schlafen wieder usw. (s. Abb. 3-2). Dies kann für die Eltern und insbesondere die stillende Mutter äußerst anstrengend sein. Denn dem Baby ist zunächst die Tages- oder Nachtzeit ziemlich gleichgültig, und die Eltern müssen sich einfach fügen. Doch schon in den ersten Monaten nach der Geburt beginnt sich bei den Babys ein gewisser Rhythmus einzustellen. Die Wachperioden am Tage werden länger, die Schlafperioden in der Nacht ebenfalls. Mit einem Jahr haben die meisten Kleinkinder schon eine gewisse Stabilität erreicht, sie schlafen vielleicht noch ein- oder zweimal am Tag. Der längste Schlaf findet in der Nacht statt. Je nach Kind und auch Erziehung und Vorbildfunktion der Eltern fällt irgendwann der Tagschlaf ganz weg, und es stellt sich ein

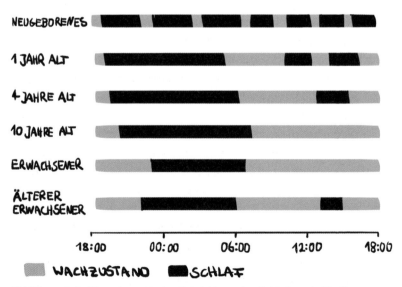

Abbildung 3-2: Die schematische Entwicklung der Schlaf-wach-Rhythmen vom Kleinkind bis zum älteren Erwachsenen [12],. Die Schlafphasen sind in schwarz eingezeichnet. Abgebildet ist ein Tag von 24 Stunden.

klarer Schlaf-wach-Rhythmus ein. Dies hält dann über das gesamte Erwachsenenalter an. Bei Jugendlichen und jungen Erwachsenen beginnt der Schlaf meist etwas später, sie gehen tendenziell später ins Bett. Ab einem Alter von ca. 25 Jahren gehen die meisten Erwachsenen wieder früher schlafen, häufig in Zusammenhang mit dem Eintritt in das Berufsleben oder der Gründung einer Familie. Je nach Präferenz und Kultur wird ein Mittagsschlaf gehalten oder nicht. Mit dem höheren Alter kann es wieder notwendig sein, sich einen Mittagsschlaf zu gönnen. Der zirkadiane Rhythmus wird generell im höheren Alter instabiler, und die Unterschiede zwischen optimalen Wach- und Schlafphasen werden kleiner. Und ältere Menschen gehen tendenziell wieder früher ins Bett [11].

Was unterscheidet „Lerchen" und „Eulen"?

Der Schlaf-wach-Rhythmus unterscheidet sich stark von Mensch zu Mensch. Einige von uns gehen gerne früh ins Bett und stehen regelmäßig früh auf. Sie werden „Frühaufsteher", „Morgentyp" oder auch „Lerchen" genannt. Andere bleiben am liebsten bis spät in die Nacht auf und schlafen morgens gern lang. Sie sind „Abendtypen", „Morgenmuffel" oder eben „Eulen". Insgesamt werden die verschiedenen Präferenzen bzw. Typen mit dem Begriff „Chronotyp" bezeichnet.

Es gibt verschiedene Möglichkeiten, den eigenen Chronotyp herauszufinden, also ob man selbst eher eine „Lerche" oder eine „Eule" ist. In den meisten Fällen werden Fragebögen verwendet. So gibt es z. B. einen Fragebogen zum Morgen- oder Abendtyp von den Schlafforschern Horne und Östberg aus dem Jahr 1976, der immer noch weit verbreitet ist. Der Fragebogen kann unter dem angegebenen Link online ausgefüllt werden, und man erhält eine ausführliche Rückmeldung [13]. Weiterhin wird der Münchener Fragebogen zum Chronotyp häufig verwendet [14]. Auch diesen Fragebogen kann man online ausfüllen und dadurch bei einer groß angelegten Studie mitmachen (diese Möglichkeit war beim Schreiben dieses Buches allerdings noch nicht verfügbar) [15]. Bisher haben schon über 300 000 Personen aus verschiedenen Ländern und Altersgruppen diesen Fragebogen ausgefüllt. Aus den Angaben lassen sich die üblichen Schlafenszeiten der Teilnehmerinnen abschätzen. Besonders interessant ist dabei, wie sie an arbeitsfreien Tagen schlafen. Die meisten Menschen (über 60 %) gehen zwischen 22:30 und 1:30 Uhr ins Bett. Ca. 8 % der Teilnehmer sind extreme Abendtypen, sie gehen regelmäßig nach 2:30 Uhr oder noch später ins Bett. Nur ca. 1 % gehen dagegen bereits um 21 Uhr oder früher ins Bett.

Ist der Chronotyp angeboren?

Der Chronotyp wird meistens über einen Fragebogen erfasst. Dieser erfasst zunächst einmal die aktuellen Bettzeiten der Teilnehmerinnen. Falls jemand einen anderen Job annimmt oder einfach mal ein halbes Jahr eine Auszeit nimmt, können sich die Bettzeiten ändern. Auch wenn man Kinder bekommt, kann sich der eigene Schlaf-wach-Rhythmus durchaus ändern. Genau wie wir unseren Schlaf-wach-Rhythmus verschieben können, wenn wir durch mehrere Zeitzonen nach Amerika fliegen, können wir ihn auch im täglichen Leben an die äußeren Gegebenheiten anpassen. Es reicht also nicht aus, einfach zu behaupten: „Ich bin halt ein Abendtyp, deshalb kann ich morgens nicht zur Schule gehen." Unser zirkadianer Rhythmus zeichnet sich ja gerade durch seine Flexibilität und Verschiebbarkeit aus. Der über einen Fragebogen erfasste Chronotyp beschreibt eher einen aktuellen Zustand und sollte nicht als eine überdauernde, unveränderbare Eigenschaft von Personen verstanden werden [14].

Trotzdem wird vermutet, dass ein Teil der Unterschiede zwischen Morgentyp und Abendtyp angeboren ist. So zeigen eineiige Zwillinge meistens denselben Chrontotyp, sind also z. B. beide eher Morgentypen. Bei zweieiigen Zwillingen ist die Ähnlichkeit im Chronotyp weniger groß. Eineiige Zwillinge haben fast identische Gene und sehen deshalb meist sehr ähnlich aus. Zweieiige Zwillinge haben wie alle anderen Geschwister dagegen nur ca. 50 % identische Gene. Wenn bestimmte Eigenschaften bei eineiigen Zwillingen ähnlicher sind als bei zweieiigen Zwillingen, ist dies ein starker Hinweis auf angeborene, genetisch beeinflusste Eigenschaften. Bei Jugendlichen haben eineiige Zwillinge vor allem dann eine hohe Ähnlichkeit in ihren Bettzeiten, wenn diese nicht durch Schule oder Beruf bestimmt werden [16].

Vor allem die Dauer unseres körpereigenen zirkadianen Rhythmus ist wahrscheinlich genetisch bestimmt. Wenn alle äußeren Reize wie Tageslicht, Essenszeiten und soziale Kontakte wegfallen, dann bestimmt allein unsere innere Uhr unseren Schlaf-wach-Rhythmus. Solche Experimente wurden in Höhlen oder Bunkern durchgeführt. Als Pioniere für diese „Bunkerexperimente" gelten die deutschen Chronobiologen Jürgen Aschoff [17] und Rütger Wever [18]. Einige Personen haben mehrere Wochen unter derartigen Bedingungen gelebt: Sie konnten über künstliches Licht ihren Tagesrhythmus komplett selbst bestimmen, wobei sie keinerlei Anhaltspunkte über die Uhrzeit hatten. Doch obwohl sie alles selbst bestimmen mussten, stellte sich ein deutlicher Schlaf-wach-Rhythmus ein. Dies zeigt deutlich, dass unsere innere Uhr einen Rhythmus vorgibt, auch wenn alle äußeren Vorgaben wegfallen.

In diesen Studien ergaben sich zwischen den Personen auch deutliche Unterschiede in der Länge ihres inneren Rhythmus. Im Durchschnitt ist dieser 24,2 Stunden lang, also etwas länger als 24 Stunden [19]. Die meisten Menschen haben einen solchen „inneren Tag". Der längste Tag einer Person war in der Studie 24,5 Stunden lang. Nur wenige Teilnehmerinnen hatten eine Dauer von weniger als 24 Stunden. Im Zusammenhang mit Morgen- und Abendtypen wird nun vermutet, dass „Eulen" eher einen länger als 24 Stunden dauernden zirkadianen Rhythmus haben. Ihr „innerer Tag" ist zu lang, sie werden abends nicht rechtzeitig müde. Wenn sie könnten, würden sie nach ihrer inneren Uhr jeden Abend später ins Bett gehen. „Lerchen" haben dagegen eher einen inneren Rhythmus, der 24 Stunden lang ist oder etwas kürzer. Sie werden abends rechtzeitig müde. Falls ihr innerer Tag kürzer ist als 24 Stunden, würden sie sogar jeden Abend etwas früher ins Bett gehen, wenn sie könnten. Um ihren inneren Rhythmus dem 24-Stunden-Tag anzugleichen, müssen sie sich also abends immer etwas länger wach halten, obwohl sie eigentlich schon schlafen könnten.

Der Chronotyp wird somit zu einem Teil von unseren Genen beeinflusst. Bei einigen extremen Abend- und Morgentypen kann es daher schwierig sein, sich anzupassen oder den eigenen Rhythmus zu verschieben. Aber der Chronotyp (also die Präferenz, früher oder später ins Bett zu gehen) und die Länge des inneren Tages (also die Dauer eines Tages der inneren biologischen Uhr) bezeichnen sicherlich nicht genau dasselbe Phänomen. Der Chronotyp wird nämlich vor allem von unseren Gewohnheiten und äußeren Gegebenheiten (Schule, Arbeit, Licht, Bewegung etc.) beeinflusst. Bei den leichten Morgen- vs. Abendtypen sollte es deshalb weniger ein Problem darstellen, vom Frühaufsteher zum Langschläfer zu wechseln und umgekehrt.

Verändert sich der eigene Chronotyp während der Lebensspanne?

Ja, der Chronotyp scheint sich bei den meisten Menschen mit der Lebensspanne zu verändern [14]. Kinder sind im Schnitt eher Morgentypen. Ab einem Alter von 10 Jahren beginnt sich der Schlaf-wach-Rhythmus zu verschieben. Jugendliche gehen bis zum 20. Lebensjahr tendenziell später ins Bett. Sie werden also eher zu „Eulen". Mit zunehmendem Alter gibt es dann bis zum Lebensende hin wieder eine Verschiebung in Richtung früherer Bett- und Aufstehzeiten. Ältere Menschen sind also eher wieder „Lerchen".

Der Grund für diese Verschiebung könnten unterschiedliche Präferenzen in den verschiedenen Lebensphasen sein. Bei Kindern können die Eltern noch gut mitbestimmen, wann sie ins Bett gehen sollen. Damit die Eltern einen freien Abend haben, wird häufig eine frühere Schlafenszeit gewählt. Bei Jugendlichen hört dann diese Kontrolle durch die Eltern nach und nach auf, und irgendwann geht man vielleicht abends gerne mal mit Freunden aus. Diese Erklärung für das spätere Zubettgehen der Jugendlichen wird auch als „Discohypothese" bezeichnet. Interessant ist allerdings, dass auch Jugendliche bei Naturvölkern eher Abendtypen sind, im Gegensatz zu den Erwachsenen, obwohl weder künstliches Licht, Fernseher, Handy noch Discos zur Verfügung stehen [20]. Ein Teil dieser Verspätung unseres Schlaf-wach-Rhythmus könnte also mit anderen Entwicklungsprozessen zu tun haben. Im Erwachsenenalter kommen wahrscheinlich berufliche und familiäre Einschränkungen hinzu, die dazu führen, dass Erwachsene wieder früher ins Bett gehen. Eine solche antrainierte Gewohnheit hält möglicherweise über die Pensionierung hinaus an. Eine Verschlechterung der Schlafqualität und eine schnellere Erschöpfung im Alter kommen hinzu. Dies könnte erklären, warum ältere Menschen abends früher ins Bett gehen.

Insgesamt zeigen diese Veränderungen über die Lebensspanne noch einmal, dass unser Chronotyp eher einen aktuellen Zustand beschreibt. Wir stellen uns mit unserem Schlaf-wach-Rhythmus jeweils auf die aktuellen Anforderungen des Lebens ein. Grundsätzlich können also in gewissem Maße aus „Lerchen" „Eulen" werden und umgekehrt.

Wie beeinflusst Licht unseren Tag-Nacht-Rhythmus?

Licht, insbesondere das Sonnenlicht, ist einer der wichtigsten Zeitgeber für unsere innere biologische Uhr [21]. Neben den zwei bekannten lichtempfindlichen Rezeptoren in unserem Auge – den „Zapfen" für das Farbesehen und den „Stäbchen" für die Helligkeit – gibt es noch eine dritte Art: die photosensitiven Ganglienzellen. Sie reagieren hauptsächlich auf Licht im kurzwelligen „blauen" Bereich und leiten diese Informationen an unser Gehirn weiter, vor allem zu unserer inneren „Masteruhr", dem suprachiasmatischen Kern (SCN). Dieses Gebiet in unserem Gehirn steuert unseren körpereigenen Rhythmus unter anderem über das Hormon Melatonin. Dieses wird hauptsächlich nachts ausgeschüttet, am Tag ist die ausgeschüttete Menge sehr gering (siehe Frage *Was ist unser zirkadianer Rhythmus?*). Der Anstieg des Melatonins am Abend, wann genau dieser Anstieg einsetzt und wie hoch er ist, das sind Indikatoren für unseren Schlaf-wach-Rhythmus.

Sonnenlicht kann durch die hohe Intensität im Bereich des kurzwelligen Lichts die photosensitiven Ganglienzellen in unserem Auge aktivieren und damit über den SCN die Ausschüttung von Melatonin beeinflussen [22]. Sonnenlicht am Abend führt dazu, dass unsere Melatoninausschüttung später beginnt. Unser Rhythmus wird in der Zeit nach hinten verschoben, unsere biologische „Nacht" beginnt später. So wird unser Rhythmus verlangsamt. Dies kann dazu führen, dass wir später ins Bett gehen und später aufstehen. Und da unsere innere Uhr jetzt auf „später" gestellt ist, passiert dasselbe tendenziell auch am nächsten Tag.

Sonnenlicht am Morgen stellt dagegen unsere inneren Uhren vor. Die Melatoninausschüttung beginnt am Abend etwas früher, wir werden früher müde, schlafen früher ein und wachen auch morgens früher auf. Das Licht am Morgen oder Abend stellt natürlich unseren Rhythmus immer nur um wenige Minuten um. Langfristig hilft aber Sonnenlicht am Abend oder am Morgen, unseren Rhythmus zu verschieben (wie z.B. beim Jetlag, siehe Frage *Was ist Jetlag?*) und jeden Tag neu anzupassen. Hinzu kommen die Zeitpunkte der Mahlzeiten, unsere Schlafphasen, unsere

Phasen von Aktivität und Bewegung sowie unser Schul- oder Arbeitsalltag, die alle unseren Rhythmus beeinflussen.

Allgemein hat Sonnenlicht am Tag einen stabilisierenden Einfluss auf unseren zirkadianen Rhythmus. Das Hormon Melatonin wird am Tag durch das Sonnenlicht stärker unterdrückt und in der Nacht vermehrt ausgeschüttet. Unser Körper unterscheidet quasi besser zwischen dem inneren Tag und der inneren Nacht. Dadurch können wir uns am Tag aktiver und wacher fühlen und in der Nacht besser schlafen.

Neben Sonnenlicht beeinflusst auch künstliches Licht unseren Schlafwach-Rhythmus. Dies gilt insbesondere für sogenannte „Tageslichtlampen", die die Helligkeit des Sonnenlichts simulieren (siehe Frage *Kann Lichttherapie unseren Schlaf-wach-Rhythmus verändern?*). Weiterhin beeinflussen vor allem die kurzwelligen, „blauen" Anteile des Lichts unseren Schlaf-wach-Rhythmus, die z. b. von den üblichen Computerbildschirmen und Fernsehern (LED-Bildschirme) ausgestrahlt werden. Gerade am Abend sind wir besonders sensibel für den Einfluss des künstlichen Lichts (siehe Frage *Beeinflusst das Licht der Bildschirme unseren Schlaf-wach-Rhythmus?*). Am Tag ist das normale künstliche Licht in unseren Räumen und Gebäuden dagegen viel zu wenig intensiv, um unseren Schlaf-wach-Rhythmus zu beeinflussen. Deshalb ist es für unsere innere Uhr ungünstig, wenn wir den ganzen Tag in künstlich beleuchteten Räumen verbringen. Selbst an einem wolkenverhangenen Tag ist die Intensität des Sonnenlichts meist höher als die Helligkeit der Glühbirnen. Für die Stabilisierung unseres Schlaf-wach-Rhythmus ist es daher empfehlenswert, zwischendurch mal rauszugehen. Und das unabhängig davon, ob die Sonne scheint oder nicht.

Verändert sich unser Schlaf mit der Jahreszeit?

In unseren Breitengraden sind die Tage im Sommer sehr viel länger als im Winter, da die Sonne im Sommer früher auf- und später untergeht. Wenn das Sonnenlicht unsere innere Uhr beeinflusst, dann sollte unser Schlafwach-Rhythmus doch zwischen Sommer und Winter unterscheiden? Interessanterweise sind die Unterschiede nicht so groß, wie man erwarten würde. Zwar gibt es einige Hinweise, dass Menschen im Winter etwas früher ins Bett gehen als im Sommer [23]. Aber selbst im Norden Norwegens, in Tromsö, liegt dieser Unterschied bei nur ungefähr acht Minuten.

Und dabei ist es dort im Winter für zwei Monate komplett dunkel, die Sonne geht gar nicht auf [24]. Sehr wahrscheinlich wird der Einfluss des fehlenden Sonnenlichts durch das überall verfügbare künstliche Licht und die dadurch entstehenden Gewohnheiten im Alltag überdeckt. Bei mehreren Naturvölkern zeigt sich dagegen ein stärkerer Einfluss von Sommer und Winter auf den Schlaf: Sie gehen im Durchschnitt im Winter früher ins Bett als im Sommer und schlafen im Winter ca. eine Stunde länger [25]. Der Einfluss der Jahreszeiten auf den Schlaf-wach-Rhythmus scheint also bei uns etwas verloren gegangen zu sein.

Verändert sich unser Schlaf-wach-Rhythmus beim Zelten?

Spannenderweise scheint sich unsere innere Uhr besser der natürlichen Sonnenscheindauer anzupassen, wenn wir mehr Zeit im Freien verbringen. Amerikanische Forscher der Universität Boulder in Colorado, USA, haben dazu eine wissenschaftliche Studie beim Zelten durchgeführt [26]. Die Teilnehmerinnen verbrachten zunächst eine Woche normal ihren Alltag, sie gingen also zur Arbeit oder zur Schule, übten Hobbys aus usw. Sie waren meist in geschlossenen Räumen, unter künstlichen Lichtbedingungen, und eher selten draußen. Danach zelteten sie eine Woche und hatten nur die Sonne oder das Lagerfeuer, Taschenlampen und Handys waren nicht erlaubt. Im Gegensatz zu einer normalen Arbeits- oder Schulwoche bekamen die Teilnehmenden in der Natur ca. viermal so viel Sonnenlicht ab. Und während sie in der normalen Woche im Durchschnitt erst gegen 0:30 Uhr ins Bett gingen, legten sie sich in der Outdoor-Woche fast zwei Stunden früher schlafen. Ganz interessant war der Anstieg des Melatonins, das zu Beginn unserer „inneren Nacht" ausgeschüttet wird: Beim Zelten fiel der Beginn des Melatoninanstiegs fast mit dem Sonnenuntergang zusammen, und das Ende der Melatoninausschüttung erfolgte zum Zeitpunkt des Sonnenaufgangs. In der Arbeitswoche war die Melatoninausschüttung dagegen fast zwei Stunden später als der Sonnenuntergang. Ähnliche Ergebnisse zeigten sich in einer weiteren Studie, bei der das Zelten nur ein Wochenende dauerte. Und auch beim Zelten im Winter passte sich der innere Rhythmus der Versuchsteilnehmer besser dem Rhythmus der Sonne an [27].

Trotzdem sind die Ergebnisse mit einer gewissen Vorsicht zu interpretieren. Beim Zelten ist natürlich vieles anders als während des normalen Alltags: Man ist entspannter, genießt die Zeit, ist mit anderen Personen zusammen, bewegt sich mehr an der frischen Luft, isst vielleicht andere Dinge und zu anderen Zeitpunkten etc. Diese Einflüsse lassen sich in den genannten Studien nicht völlig ausschließen. Außerdem waren die Teilnehmerzahlen in den Studien relativ niedrig. Trotzdem liefern diese Ergebnisse erste Hinweise, dass unser biologischer Rhythmus sich besser an den natürlichen Tag-Nacht-Zyklus anpassen kann, wenn wir mehr Zeit draußen verbringen. Also, raus aus dem Sessel, rein in die Natur, auch im – unsere innere Uhr wird es uns danken.

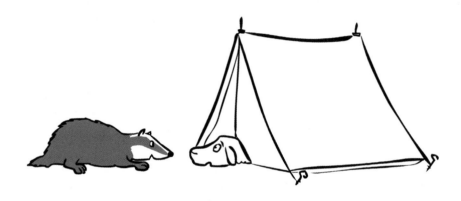

Kann Lichttherapie unseren Schlaf-wach-Rhythmus verändern?

In der Lichttherapie geht es darum, durch einen geplanten Einsatz von Licht den Schlaf-wach-Rhythmus entweder zu verspäten, zu verfrühen oder generell zu stabilisieren. Helles Licht am Morgen stellt unsere innere Uhr vor und lässt uns abends eher ins Bett gehen und morgens früher aufstehen. Dagegen „verspätet" helles Licht am Abend unsere innere Uhr, wir bleiben länger wach und stehen später auf. Helles Licht während des Tages stabilisiert unseren Schlaf-wach-Rhythmus generell, wir sind am Tag wacher und schlafen in der Nacht besser.

Es wird meist entweder mit dem normalen Tageslicht oder mit sogenannten Tageslichtlampen gearbeitet. Tageslichtlampen (auch Sonnenlichtlampen oder Sonnenduschen genannt) simulieren das Sonnenlicht. Ihr Licht ist sehr hell (ca. 10 000 Lux), und die Zusammensetzung und „Temperatur" des Lichts ist dem Sonnenlicht nachempfunden. Die Beleuchtungsstärke der Sonne an einem wolkenfreien Sommertag ist allerdings noch weitaus stärker (ca. 130 000 Lux), sie liegt selbst bei bedecktem Himmel noch bei ca. 19 000 Lux (zum Vergleich: Sonne im Winter ohne Wolken ca. 20 000 Lux, mit Wolken ca. 3500 Lux) [28]. Im Gegensatz zu den Tageslichtlampen ist aber unsere normale künstliche Beleuchtung in Räumen sehr schwach (ca. 500 Lux). Aufgrund der geringen Intensität hat normale Beleuchtung nur einen geringen Einfluss auf unsere innere Uhr.

In der Lichttherapie sitzen die Patienten meist morgens für eine halbe Stunde vor einer Tageslichtlampe mit 10 000 Lux, in einem Abstand von ca. 60 bis 80 cm [29]. Sie müssen die Augen offen halten, brauchen aber nicht direkt in die Lampe zu schauen. Bei schwächeren Lampen dauert die Therapie entsprechend länger (z. B. zwei Stunden bei 2500 Lux). Meistens vertragen die Patienten die Therapie gut. Manchmal kommt es zu leichten Kopfschmerzen, Augenschmerzen oder Übelkeit. Diese Art der Lichttherapie wird insbesondere bei Patienten mit trauriger Verstimmung eingesetzt, die häufig auch an einem gestörten Schlaf leiden. Zunächst wurde die Lichttherapie bei Verstimmungen eingesetzt, die vor allem im Herbst oder im Winter auftreten [30]. In dieser Jahreszeit setzen sich viele Menschen weniger dem Tageslicht aus, verursacht durch die verkürzten Tage und vielleicht auch das schlechtere Wetter. Da das verringerte Tageslicht ein Auslöser für Traurigkeit und Schlafstörungen sein kann, kann die Lichttherapie hier einen guten Ausgleich schaffen. Doch mittlerweile wird sie generell bei traurigen Verstimmungen und Depression empfohlen, auch wenn diese nicht unbedingt etwas mit der Jahreszeit zu tun haben. Interessanterweise scheint die Lichttherapie bei depressiven Patienten fast genauso wirksam zu sein wie antidepressive Medikamente. Insbesondere die Kombination von Lichttherapie und Medikamenten erzielt bei ihnen gute Erfolge [31].

Doch auch bei Schlafstörungen ist Lichttherapie erfolgreich, vor allem wenn die Schlafstörungen unseren Schlaf-wach-Rhythmus betreffen. Die Art der Lichttherapie ist bei Schlafstörungen variabler, je nachdem ob Menschen eher zu spät oder zu früh am Tag einschlafen. Eine aktuelle Übersicht über wissenschaftliche Studien zum Einfluss von Lichttherapie auf den Schlaf kommt zu dem Schluss, dass diese bei Patienten sehr gut den Zeitpunkt des Schlafs beeinflussen kann [32]. Sie kann also je nach Bedarf den Schlaf-wach-Rhythmus verspäten oder verfrühen. Zusätzlich berichten Patienten von einem verbesserten Durchschlafen und einer verbesserten Schlafqualität.

Lichttherapie kann also sowohl für unseren Schlaf als auch gegen traurige Verstimmungen erfolgreich eingesetzt werden. Gerade im Herbst und im Winter, wenn die Kraft der Sonne abnimmt, können Tageslichtlampen besonders hilfreich sein, um den Herbstblues zu reduzieren. Bevor man allerdings eine Tageslichtlampe kauft, sollte man diese erst einmal testen und schauen, ob man sie gut verträgt und sie keine Nebenwirkungen wie Kopfschmerzen auslöst. Lichttherapie sollte auch nicht bei bestehenden Augenerkrankungen und bei der Einnahme bestimmter Medikamente (z. B. gegen Depression) angewendet werden [21]. Gerade ältere Menschen sollten sich unbedingt vorher ärztlich beraten lassen. Und: Wie oben erwähnt, ist das Sonnenlicht selbst an bedeckten Wintertagen noch recht hell. Warum also nicht morgens eine halbe Stunde spazieren gehen, anstatt eine halbe Stunde vor der Tageslichtlampe zu sitzen? Da kommen zu dem wohltuenden Effekt des Tageslichts auch noch die Bewegung und die frische Luft hinzu. Dies ist wahrscheinlich der günstigere und auch der gesündere Weg aus dem Herbstblues.

Beeinflusst das Licht der Bildschirme unseren Schlaf-wach-Rhythmus?

Die meisten modernen Computerbildschirme, Tablets, Handybildschirme und Fernseher haben in ihrem ausgestrahlten Licht einen hohen Anteil des kurzwelligen „blauen" Lichts. Viele Menschen verbringen am Abend viel Zeit vor dem Bildschirm zum Fernsehen oder Videoschauen, *Gamen*, Arbeiten oder für soziale Netzwerke. Am Abend ist unser zirkadianer Rhythmus aber für den kurzwelligen Anteil des Lichts besonders sensibel. Zusätzlich ist unsere Pupille weit gestellt, da das Umgebungslicht meist dunkler ist als am Tag. Dadurch nehmen wir besonders viel von dem blauen Licht der Bildschirme auf.

Mehrere Untersuchungen haben gezeigt, dass das längere Schauen auf einen Bildschirm unsere innere Uhr beeinflussen kann. Eine bekannte

Studie zu dem Thema stammt von dem Basler Chronobiologen Christian Cajochen: Er und sein Team konnten zeigen, dass gerade der Anteil des blauen Lichts bei Bildschirmen zu einem späteren Anstieg des Hormons Melatonin führt [33]. Auch das vierstündige Lesen eines Buches auf einem Tablet am Abend führte zu einem späteren Anstieg von Melatonin im Vergleich zum Lesen eines herkömmlichen Buches [34]. Und obwohl die Versuchsteilnehmerinnen ungefähr zehn Minuten später einschlafen konnten, etwas weniger Zeit im REM-Schlaf verbrachten und sich am nächsten Morgen müder fühlten, war der gemessene Schlaf ansonsten fast nicht beeinflusst. Eine andere Studie fand keine Wirkung auf den Schlaf, wenn die Versuchsteilnehmer zwei Stunden am Abend ein Buch auf einem Tablet gelesen hatten [35]. Eine weitere Studie dagegen berichtet von Schlafverschlechterungen nach zwei Stunden abendlicher Bildschirmzeit [36]: Die Teilnehmerinnen wachten häufiger auf und verbrachten mehr Zeit in leichteren Schlafstadien und weniger Zeit im Tiefschlaf, wenn der Bildschirm des Tablets einen hohen Blaulichtanteil hatte. Auch der Anstieg des Melatonins war reduziert. Im Gegensatz zu bildschirmbasierten Tablets lassen sich Bücher auch auf elektronischen Geräten lesen, die selber kein Licht ausstrahlen (sogenannte *eReader*). Diese Geräte werden in den oben genannten Studien aber nicht untersucht, der Effekt auf den Schlaf sollte mit dem eines normalen Buches vergleichbar sein.

Obwohl die Ergebnisse zur Wirkung des Lichts von Bildschirmen auf den Schlaf nicht einheitlich sind, finden sich eher negative Effekte. Es ist daher sicherlich sinnvoll, die Bildschirmzeit am Abend zu reduzieren. Gerade bei Kindern und Jugendlichen ist eine längere abendliche Zeit vor dem Bildschirm deutlich mit Schlafstörungen und Müdigkeit am nächsten Tag assoziiert [37] [38]. Und auch die Erwachsenen sollten sich überlegen, ob sie, anstatt abends zu arbeiten oder ein paar Folgen einer Serie zu schauen, nicht lieber ins Bett gehen sollten.

Eine weitere, bereits recht verbreitete Idee ist, die Farbzusammensetzung des Bildschirmlichts gegen Abend zu verändern. Unter dem Namen „Nachtmodus" oder „Blaulichtfilter" zeigt der Bildschirm abends wärmere, eher rote Farben an und reduziert den Blauanteil. Dies soll den Einfluss des blauen Lichts auf den Schlaf-wach-Rhythmus verringern. Leider gibt es noch zu wenige systematische Untersuchungen zu der Effektivität dieser Filter. Einige Untersuchungen berichten zumindest von leichten

Verbesserungen unseres Schlafs und der Ausschüttung von Melatonin, wenn abends der Anteil des blauen Lichts bei Bildschirmen reduziert wird [39] [40]. Eine interessante Studie zu dem Thema kommt zum Schluss, dass allein die Reduktion des blauen Lichtanteils nicht ausreicht, um Schlafprobleme zu verhindern [41]. Nur wenn zusätzlich die Themen des abendlichen Facebook-Konsums weniger persönlich relevant waren, verbesserte eine Reduktion des blauen Lichts den Schlaf. Andernfalls schliefen die Probanden sowohl mit als auch ohne Lichtveränderungen schlechter. Dies spricht eher dafür, den Medienkonsum und die Bildschirmzeit abends generell, und nicht nur den Anteil des blauen Lichts, zu reduzieren.

Können Blaulichtfilterbrillen unseren Schlaf verbessern?

Mittlerweile gibt es eine Reihe von Angeboten zu Brillen oder Sonnenbrillen, die blaues Licht filtern und reduzieren. Zum einen sollen sie generell augenschonend sein, zum anderen gerade vor dem Bildschirm den Anteil des blauen Lichts reduzieren, damit wir besser schlafen können. Es gibt auch schon länger Kontaktlinsen, die den blauen Lichtanteil reduzieren.

Aus Sicht der Schlafforschung ist es nicht sinnvoll, den blauen Lichtanteil konstant während des ganzen Tages zu reduzieren. Gerade am Morgen und auch während des Tages ist es wichtig, dass wir dem Licht (idealerweise Tageslicht) ausgesetzt sind, um unseren Schlaf-wach-Rhythmus zu stabilisieren. So werden bei Kontaktlinsen mit Blaufiltern, die den ganzen Tag getragen werden, keine deutlichen Vorteile berichtet, weder für die Augen selbst noch für die Schlafqualität [42]. Bei älteren Personen führten Kontaktlinsen mit Blaufilter in einer Studie im Schlaflabor zu weniger Tiefschlaf und zu einer verminderten Aufmerksamkeitsleistung [43].

Allerdings gibt es einige vielversprechende Studienergebnisse zum Tragen von Blaulichtfilterbrillen am Abend: Wenn Jugendliche am Abend Blaulichtfilterbrillen trugen, stiegen das Hormon Melatonin und die Müdigkeit am Abend stärker an [44]. Gerade bei Personen, die regelmäßig sehr spät ins Bett gehen und extreme „Eulen" sind, könnte die Reduktion des blauen Lichts am Abend helfen, ihre innere Uhr etwas vorzustellen [45]. In einer weiteren Studie berichteten Sportler von einem besseren Schlaf und einer besseren Konzentrationsfähigkeit am nächsten Morgen, wenn sie Blaulichtfilterbrillen getragen hatten [46]. Der gemessene Schlaf blieb aber in beiden Studien unbeeinflusst. Dies deutet auf einen Einfluss von Erwartungseffekten hin: Ich erwarte, dass ich mit der Brille besser schlafe, und dementsprechend fühle ich mich am nächsten Morgen ausgeschlafener als ohne die Brille. Auch Patienten mit Schlafstörungen (Insomnie) berichteten von einem besseren Schlaf, wenn sie am Abend eine Blaulichtfilterbrille getragen hatten. In einer Studie war tatsächlich auch der gemessene Schlaf um 30 Minuten länger [47], in einer anderen allerdings nicht [48].

Obwohl sich die Wirkung also vor allem auf die subjektive Schlafqualität bezieht, erscheint das Tragen von Blaulichtfilterbrillen am Abend vielversprechend. Den ganzen Tag sollten sie dagegen nicht getragen werden. Doch sind zu dem Thema noch weitere Untersuchungen notwendig, bevor ich die Brillen empfehlen würde.

Was ist Jetlag?

Jetlag beschreibt die Schwierigkeiten des Körpers, sich an eine neue Zeitzone anzupassen. Unsere innere Uhr steuert unseren Schlaf-wach-Rhythmus, unseren Essensrhythmus, die Temperaturregulation und vieles mehr. Jede unserer Körperzellen ist mit einer inneren Uhr ausgestattet, die wiederum von einer übergeordneten „Masterclock" im Gehirn gesteuert wird (siehe Frage *Was ist unser zirkadianer Rhythmus?*). Vor allem die Ausschüttung des Hormons Melatonin gilt als zuverlässiger Marker für unseren zirkadianen Rhythmus, sie steigt am Abend an und nimmt am Morgen wieder ab. Wenn wir nun in ein Flugzeug steigen und mehrere Zeitzonen schnell durchkreuzen, dauert es einige Tage bis Wochen, bis unser Rhythmus sich an die lokale Zeit und an die übrigen sozialen „Zeitgeber" (Nahrungsaufnahme, Arbeitsbeginn etc.) angepasst hat. Die Daumenregel ist: pro überflogener Zeitzone braucht unser Körper einen Tag, um sich anzupassen.

Jetlag ist vor allem spürbar im Schlaf-wach-Rhythmus: Man liegt mitten in der Nacht wach, weil es nach der eigenen inneren Uhr eigentlich

Tag ist. Und mittags übermannt einen die Müdigkeit, weil es gefühlt 5 Uhr morgens ist und die innere Uhr die optimale Zeit zum Schlafen signalisiert. In diesen Situationen zeigt sich sehr deutlich, wie stark der Einfluss unserer inneren Uhr auf unser Schlaf-wach-Verhalten ist. Deshalb wird im Allgemeinen empfohlen, auch zu Hause einen regelmäßigen Schlaf-wach-Rhythmus einzuhalten – also zu ähnlichen Zeiten aufzustehen und ins Bett zu gehen –, um den eigenen inneren Rhythmus zu stabilisieren und so den Schlaf zu optimieren. Gleichzeitig zeigt uns unsere Erholung nach einem Jetlag Folgendes: Wir können unseren inneren Rhythmus verschieben. Unsere innere Uhr ist – zum Glück – nicht fest mit der lokalen Uhrzeit verbunden, sondern kann sich anpassen, auch wenn das einige Tage dauert.

Welche Faktoren spielen für die optimale Anpassung eine Rolle [22]? Zum einen ist es wichtig, sich in der neuen Zeitumgebung Tageslicht auszusetzen, also im Laufe des Tages generell viel Sonne zu „tanken". Das Licht der Sonne ist der stärkste Zeitgeber für unsere innere Uhr. Um den eigenen Rhythmus zu verspäten (bei einem Flug nach Westen), macht zusätzlich Tageslicht am Abend besonders Sinn. Um die innere Uhr vorzustellen (bei einem Flug nach Osten), wären Spaziergänge am Morgen besonders wichtig. Eine Ausnahme sind sehr lange Flüge (acht Zeitzonen und mehr). Hier muss sich der innere Rhythmus so weit umstellen, dass es günstig sein kann, die Abendsonne (bei Westflügen) bzw. Morgensonne (bei Ostflügen) in den ersten drei oder vier Tagen zunächst zu meiden (oder Sonnenbrillen zu tragen). Eine gute Übersicht über die Tipps zum Jetlag hat der Schulze Media Verlag auf zwei Seiten zusammengestellt [49].

Auch die Einnahme von Melatonin zur Verringerung von Jetlag wurde häufig untersucht [50]. Die Mehrheit der Studien zeigt leicht positive Effekte, ohne dass schwere Nebenwirkungen beobachtet werden konnten. Allerdings muss die Einnahme zu den richtigen Zeitpunkten erfolgen. Melatonin wird vor allem dann von unserem Körper ausgeschüttet, wenn es nach der inneren Uhr Nacht ist, also zur optimalen Schlafenszeit. Am Tag ist die Melatoninausschüttung minimal. Nimmt man Melatonin am Nachmittag oder am Abend, stellt dies die innere Uhr leicht nach vorne, man sollte früher müde werden als sonst. Dies ist sinnvoll, wenn man nach Osten fliegt. Bei einem Flug nach Westen sollte Melatonin am Morgen genommen werden, um den inneren Rhythmus zu verspäten.

Man kann aber eine Rhythmusverschiebung auch ohne Melatonin erreichen. So könnte man bereits in Vorbereitung auf die Zeitverschiebung den eigenen Schlaf-wach-Rhythmus um eine oder zwei Stunden verschieben. Diese vorsorgliche Verschiebung hat ebenfalls einen Einfluss auf unsere innere Uhr und unsere Melatoninausschüttung. Bei einem Flug nach New York (nach Westen) sollten wir also schon ein paar Tage vor dem Flug später ins Bett gehen und später aufstehen als sonst. Vor dem Rückflug (nach Osten) sollten wir dann früher ins Bett gehen und den Schlaf am Morgen verkürzen. Bei kurzen Aufenthalten lohnt es sich, den eigenen Rhythmus gar nicht erst komplett an die neuen lokalen Bedingungen anzupassen, um sich nach der Rückreise schneller wieder einzugewöhnen.

Wann ist der Jetlag stärker: bei einem Flug nach Osten oder nach Westen?

Die meisten Menschen finden die Zeitumstellung nach einem Flug nach Osten schwieriger als nach einem Flug nach Westen. Es gibt Schätzungen, dass sich unsere innere Uhr pro Tag um ca. 90 Minuten anpassen kann, wenn wir nach Westen fliegen. Bei einem Flug nach Osten sind es dagegen nur ungefähr 60 Minuten pro Tag [51]. Bei zehn Stunden Zeitverschiebung (z. B. nach einem Flug nach Westen von Zürich nach Chicago) brauchen wir also sechs bis sieben Tage, damit sich unser innerer Rhythmus angepasst hat. Bei der gleichen Zeitverschiebung nach Osten (also bei einem Flug von Zürich nach Peking) brauchen wir ungefähr zehn Tage. Dies sind natürlich wieder nur Durchschnittswerte, die wirkliche Anpassungsdauer ist individuell sehr unterschiedlich. Doch warum ist eine Zeitumstellung bei einem Flug nach Ostern schwieriger als nach Westen?

Angenommen, wir fliegen morgens um 8 Uhr von Zürich nach Peking. Nach ca. zehn Stunden kommen wir an, d. h. wir sind um 18 Uhr Schweizer Zeit da. Nach der lokalen Zeit in Peking ist es aber schon 1 Uhr nachts. Wir müssten also direkt schlafen gehen. Um uns der neuen Zeitzone anzupassen, müssen wir unseren „inneren Tag" verkürzen, also unsere innere Uhr früher stellen. Da aber viele Menschen eher „Eulen" sind, sowieso einen längeren körpereigenen „Tag" haben und dadurch natürlicherweise eher später als früher ins Bett gehen, fällt die Zeitumstellung nach einem Flug nach Osten schwer. „Lerchen" sollte diese Flugrichtung in der Anpassung eher leichter fallen. Zusätzlich kommt hinzu, dass es generell schwerer ist, auf Kommando schlafen zu gehen, als trotz Müdigkeit wach zu bleiben. Umgekehrt sieht es bei einem Flug von Zürich nach Chicago aus. Der Einfachheit halber nehmen wir wieder an, wir fliegen um 8 Uhr morgens in Zürich los und kommen zehn Stunden später an. Dann sind wir wieder um 18 Uhr Schweizer Zeit da. Allerdings ist es in Chicago bei der Ankunft erst 11 Uhr vormittags. Das heißt, wir müssen unseren „inneren Tag" verlängern und länger wach bleiben, um uns an den neuen Rhythmus anzupassen. „Eulen" fällt dies leichter, da sie sowieso gerne länger wach bleiben. Starken Morgentypen („Lerchen") sollte die Zeitumstellung dagegen schwerer fallen, wenn sie nach Westen fliegen.

Allerdings gibt es auch viele andere Faktoren, die die Stärke des Jetlags beeinflussen. Zunächst ist da die Anzahl an überflogenen Zeitzonen: Je mehr Zeitzonen überflogen werden, desto schwieriger ist die Anpassung und umso größer der Jetlag (es sei denn, wir überfliegen mehr als zwölf Zeitzonen, dann wird die Anpassung natürlich wieder leichter). Es kommt auch noch dazu, wie stabil der eigene Rhythmus überhaupt im Heimatland war. Und die Flugreise an sich scheint auch noch einen Teil beizutragen. Man sitzt stundenlang auf einem unbequemen Sitz, kann vielleicht nicht richtig schlafen, bekommt zu seltsamen Zeiten Essen usw. Es wird vermutet, dass einige Symptome von Jetlag (z. B. Reisemüdigkeit) auch ohne das Überfliegen von Zeitzonen auftreten können, also z. B. durch einen mehrstündigen Flug von Zürich nach Südafrika, das sich in der gleichen Zeitzone wie die Schweiz befindet [22]. Allerdings sollte die Reisemüdigkeit nach ein bis zwei Tagen wieder abnehmen, während der Jetlag bei einigen Personen mehrere Tage oder sogar eine oder zwei Wochen anhalten kann.

Die Unterschiede zwischen dem Jetlag nach einem West- vs. Ostflug wirken sich auch nachweisbar auf Sportwettkämpfe aus. Gerade in großen Ländern mit mehreren Zeitzonen wie den USA oder Australien müssen Sportler auch in ihren nationalen Sportligen ständig fliegen, um zu den Austragungsorten zu gelangen. Im amerikanischen Baseball wurde an über 1000 Spielen untersucht, welche Chance das Home-Team hat, wenn das gegnerische Team Zeitzonen überqueren musste [52]. Wenn der Gegner keine längere Reise machen musste, hatte die Heimmannschaft einen kleinen Vorteil, zu gewinnen: Sie gewann 54 % der Spiele (bei 50 % hätten beide Mannschaften die gleiche Chance, zu gewinnen). Bei einem Westflug der gegnerischen Mannschaft über mehrere Zeitzonen erhöhte sich die Chance, zu gewinnen, leicht auf 56 %. Bei einem Ostflug der Gegner stieg die Gewinnchance sogar auf 63 %. Eine weitere Studie hat alle amerikanischen Baseballspiele zwischen den Jahren 1992 und 2011 untersucht [53]. Die Ergebnisse bestätigen, dass die Sportler schlechter spielten, wenn sie über mehrere Zeitzonen nach Osten reisen mussten. Für Baseballexperten: Insbesondere ließen sie dann mehrere Home Runs des Gegners zu. Bei Flügen nach Westen zeigte sich ein solcher Nachteil nicht. Auch die Leistung von Sprintern ist schlechter nach Ost- im Vergleich zu Westflügen [54]. Aufgrund dieser und anderer ähnlicher Befunde wird Sportlern und Athleten vor Wettkämpfen empfohlen, lange Flugreisen mehrere Tage vor den Wettkämpfen durchzuführen, um Nachteile durch Jetlag zu vermeiden [55].

Wie hängen Schichtarbeit und Schlaf zusammen?

Bei der Schichtarbeit arbeiten Menschen in einem Betrieb während unterschiedlicher Tagesperioden. Manchmal gibt es eine Früh- oder Morgenschicht (z. B. 6 Uhr bis 14 Uhr) sowie eine Spät- oder Abendschicht (z. B. 14 Uhr bis 22 Uhr). In einigen Betrieben kommt noch eine Nachtschicht dazu (z. B. 22 Uhr bis 6 Uhr). Die Arbeiterinnen wechseln meist regelmäßig ihre Schichten. Sie übernehmen z. B. in einer Woche die Frühschicht, in der nächsten die Spätschicht, und dann kommt eine Woche Nachtschicht. Dabei müssen sie ihren Schlaf-wach-Rhythmus in jeder Woche neu den Zeiten der jeweiligen Schicht anpassen. Im Extremfall bedeutet das jeweils eine Verschiebung um acht Stunden. Die Situation ist vergleichbar mit einem Jetlag nach einem Überflug von jeweils acht Zeitzonen, auch noch ohne Veränderung der Sonnenzeiten, die uns ja beim Jetlag bei der Anpassung helfen. Dieser Vergleich stimmt bei einem Wechsel zwischen Früh- und Spätschicht ohne Nachtschicht nicht ganz. Trotzdem müssen die Schlaf- und Aufstehzeiten ständig neu dem Schichtdienst angepasst werden.

Wie oben schon beschrieben, benötigt unsere biologische innere Uhr mehrere Tage bis zu zwei Wochen, um sich an einen neuen Schlaf-wach-

Rhythmus komplett anzupassen. Diese Anpassung ist aufwendig und kann zu gesundheitlichen Problemen führen. Untersuchungen zu den Folgen von Schichtarbeit zeigen deutlich, dass insbesondere Früh- und Nachtschichten meist zu einem akut verkürzten Schlaf führen [56]. Hoch ist auch die Gefahr von Unfällen, wahrscheinlich durch erhöhte Müdigkeit und Schlafbedürfnis. Langfristig steigert Schichtarbeit das Risiko von Gewichtszunahme sowie von bestimmten Erkrankungen wie Diabetes, Krebs oder Herz-Kreislauf-Erkrankungen [56]. Auch für unsere mentale Gesundheit ist Schichtarbeit problematisch [57]. So entwickeln Schichtarbeiter und Schichtarbeiterinnen eher traurige Verstimmungen und Depressionen, Frauen sind dabei gefährdeter als Männer [58].

Schichtarbeit ist maßgeblich eine Erfindung der Industrialisierung, um die ständige Verfügbarkeit von Maschinen optimal auszunutzen. Die Gesundheit des Menschen steht dabei leider nicht im Fokus. Nach dem Historiker Ekirch hätten französische Textilarbeiter schon im Mittelalter festgestellt, dass die Nachtarbeit für sie „gefährlich sei und ein hohes Risiko für ihren Körper darstelle" [59]. Und über die Nachtarbeit in London sei geschrieben worden, dass sie die Arbeiter „verschleisse und ihnen Krankheit bringe und sie früh altern lasse" [59]. In einer nächtlichen Radiosendung hat mir einmal ein Zuhörer telefonisch folgende Frage gestellt: Er arbeite in Schichtarbeit und wolle wissen, ob diese für seine Gesundheitsprobleme und Schlafstörungen verantwortlich sein könne. Wahrheitsgemäß musste ich antworten: „Ja, das könnte sein." Und was er da tun könne? Nach einigem Zögern habe ich geantwortet: „Das Beste wäre, Sie schauen sich nach einer anderen Arbeit ohne Schichtdienst um." Der Zuhörer war zunächst etwas schockiert, hat sich dann aber für die ehrliche Antwort bedankt. Ich weiß leider nicht, ob er meinen Rat befolgt hat.

Natürlich zwingen uns manchmal die beruflichen und finanziellen Anforderungen, bestimmte Arbeitsverhältnisse anzunehmen. Gleichzeitig erfordert die Arbeit in verschiedenen Institutionen wie in Krankenhäusern, bei Polizei oder Feuerwehr unbedingt Schichtarbeit und Bereitschaftsdienst. Wir können alle dankbar sein, dass es Menschen gibt, die uns ihre Dienste rund um die Uhr zur Verfügung stellen. Zum Glück gibt es auch Menschen, denen Schichtarbeit weniger ausmacht und die darum weniger von den gesundheitlichen Folgen betroffen sind. Und gerade in jungen Jahren ist unser Organismus auch sehr gut in der Lage, den Schlaf-wach-Rhythmus flexibel anzupassen. Aber mit höherem Alter kann die Anpassung immer schwieriger werden. Und falls man merkt, dass einem die Schichtarbeit gesundheitlich oder mental nicht mehr guttut, sollte man sich tatsächlich nach gangbaren Alternativen umsehen.

Ist Schlafforschung schlecht für den eigenen Schlaf?

Wahrscheinlich schon. Nachtarbeit ist auch bei Schlafforschern gang und gäbe. Da Schlaf nachts stattfindet, findet die meiste Schlafforschung ebenfalls nachts statt. Wir können zwar einige Erkenntnisse auch über die Beobachtung des Mittagsschlafs erhalten. Doch den eigentlichen Schlaf müssen wir immer noch nachts untersuchen. Ich selbst habe unzählige Nächte im Schlaflabor verbracht, insbesondere während meiner Dokto-randenzeit. Heute sind es wiederum meine Doktoranden, Assistierenden und Studierenden, die die Arbeit im Schlaflabor erledigen. In vielen Stu-dien können sie zwar selber auch schlafen, aber in einigen Fällen müssen sie zumindest die erste Nachthälfte wach bleiben. Dies kann sich negativ auf die eigene Schlafqualität auswirken. Deshalb ist es wichtig, Schlaffor-scherinnen genügend Zeit für den Erholungsschlaf zu lassen. Ich bedanke mich an dieser Stelle ganz herzlich für ihren unschätzbaren Einsatz im Schlaflabor und für die Schlafforschung.

Habe ich am Wochenende einen „Jetlag"?

Wochenende – endlich ausschlafen. Viele Menschen schlafen an arbeits- oder schulfreien Tagen länger als während der Arbeitswoche. Und sie ge-hen meist später ins Bett und stehen später auf. Am Wochenende ver-schiebt sich daher unser Schlafrhythmus häufig um etwa zwei Stunden oder mehr nach hinten. Das wäre so, also würde jemand am Freitag zwei Zeitzonen nach Westen fliegen (also z. B. von Zürich nach Accra, Ghana) und am Montag wieder zurück. Unsere Schlafzeiten weichen an einem solchen Wochenende um ca. zwei Stunden von unserem inneren zirkadi-anen Rhythmus ab – ähnlich wie bei einem Jetlag. Allerdings findet in diesem Fall kein Überflug von Zeitzonen statt, sondern die „Zeitverschiebung" tritt durch soziale Faktoren auf (Arbeits- oder Schulwoche vs. Freizeitgestaltung am Wochenende). Deshalb wird dieses Phänomen „sozialer Jetlag" genannt [14]. Verschiedene Umfragen zeigen, dass zwischen 24 % und 69 % der Bevölkerung einen sozialen Jetlag von mehr als einer Stunde aufweisen [60].

Typischerweise haben vor allem Abendtypen („Eulen") einen stärkeren sozialen Jetlag. Sie „zwingen" sich, in der Woche früher ins Bett zu gehen, als sie eigentlich möchten, können aber trotzdem nicht gleich einschlafen. Dann stehen sie meist mithilfe eines Weckers früher auf, als sie möchten, und bekommen so nicht genügend Schlaf. Am Wochenende folgen sie dann eher ihrem inneren Rhythmus, gehen später ins Bett und stehen später auf. Gleichzeitig schlafen sie oft länger, um das angesammelte Schlafdefizit der Woche auszugleichen. Und am Montag müssen sie dann wieder in den „Arbeitsrhythmus" zurück.

Häufige Veränderungen und Anpassungen des Schlaf-wach-Rhythmus stellen eine Belastung für den Körper und die Gesundheit dar, das wissen wir aus Studien zum „normalen" Jetlag und zur Schichtarbeit. Auch für den sozialen Jetlag gibt es Hinweise, dass dieser zum Beispiel mit schlechterer Schulleistung, Depression und Übergewicht zusammenhängen könnte. Allerdings ist die Befundlage hier nicht konsistent, einige Studien finden Zusammenhänge, andere nicht [60].

Ich möchte damit keinesfalls sagen, dass es ungesund ist, am Wochenende länger zu schlafen. Im Gegenteil: Es kann sehr wichtig und gesundheitsfördernd sein, das Schlafdefizit aus der Woche wenigstens am Wochenende nachzuholen. Noch besser wäre es allerdings, auch schon in der Woche ausreichend zu schlafen, sodass erst gar kein Schlafdefizit entsteht, welches am Wochenende „abgeschlafen" werden muss. Flexible Arbeitszeiten oder spätere Schulanfänge könnten hier eine Lösung sein.

Stört die Zeitumstellung den Schlaf?

Hier sind sich (fast) alle Schlafforscher und Chronobiologen einig [61]: Die Zeitumstellung belastet den zirkadianen Rhythmus und somit auch den Schlaf. Die Belastung ist am größten für Menschen, die sowieso schon Schwierigkeiten mit ihrem zirkadianen Rhythmus und ihrem Schlaf haben wie z.B. ältere Menschen. Insbesondere die Verkürzung der Schlafdauer im Frühling führt akut zu einer erhöhten Müdigkeit. Es wurde festgestellt, dass Arbeitnehmer an den Tagen nach der Zeitumstellung während der Arbeitszeit mehr im Internet surfen – aber nicht um zu arbeiten, sondern um ihre Zeit in sozialen Netzwerken oder mit anderen privaten Dingen zu verbringen [62]. Gleichzeitig steigen die Anzahl und der Schweregrad an allgemeinen Unfällen kurzfristig an, das Risiko von Schlaganfall und Herzinfarkt ebenfalls. Auch das Risiko von schweren Verkehrsunfällen steigt nach einer umfassenden Untersuchung der Verkehrsunfälle zwischen den Jahren 1996 und 2017 in Amerika um ca. 6 % an [63]. Der Anstieg war besonders stark in den frühen Morgenstunden, in denen es aber auch dunkler ist durch das Vorstellen der Uhr. Doch auch am Nachmittag mit Tageslicht waren die Unfälle noch erhöht, was stark für eine Auswirkung der erhöhten Müdigkeit nach der Zeitumstellung auf die Verkehrsunfälle spricht.

Im Herbst führt die Umstellung dann zwar zu einem etwas längeren Schlaf und dementsprechend leicht positiven Wirkungen. Wahrscheinlich überwiegen aber diese positiven Folgen der Umstellung im Herbst auf den Schlaf nicht die negativen Folgen im Frühling. Und obwohl eine Stunde auf den ersten Blick wenig scheint, kann generell die Umstellung des zirkadianen Rhythmus eine Belastung darstellen. Vor allem, weil der angebliche Vorteil der Zeitumstellung auf das Energiesparen nicht nachgewiesen werden kann: Nach Angaben des deutschen Umweltbundesamts wird zwar im Sommer am Abend weniger häufig das Licht angemacht, dafür aber im Frühjahr und Herbst am Morgen mehr geheizt. Die Effekte heben sich auf [64].

Also eine klare Ansage: Zeitumstellung abschaffen. In der 2018 durchgeführten (nicht repräsentativen) Umfrage der Europäischen Union haben dementsprechend auch 84 % der Befragten für eine Abschaffung der Zeitumstellung gestimmt [65]. Als Grund für ihre Entscheidung nannten sie gesundheitliche Faktoren und das Fehlen von Energieeinsparungen. Entsprechend hat die Europäische Union nun auch beschlossen, die Zeitumstellung zu beenden. Aus Sicht des Schlafforschers: Top! Aber dann stellt sich natürlich gleich die nächste Frage …

Ist die Sommerzeit oder die Winterzeit besser für den Schlaf?

Auf den ersten Blick erscheint die Sommerzeit für viele sehr attraktiv: Morgens ist es zwar länger dunkel, aber da müssen wir ja eh meistens zur Arbeit oder zur Schule. Und wenn wir abends nach Hause kommen, ist es länger hell. Außerdem klingt im Deutschen „Sommerzeit" weitaus besser als „Winterzeit". In der Umfrage der Europäischen Union gaben über die Hälfte der Befragten an, die ständige Sommerzeit einführen zu wollen [65]. Mehr als ein Drittel wollten dagegen die Winterzeit einführen. Die restlichen Befragten hatten keine Präferenz oder keine Meinung zu der Frage. In Portugal, Zypern und Polen war die Präferenz für die Sommerzeit am stärksten, in Finnland, Dänemark und Tschechien stimmten dagegen mehr Befragte für die Winterzeit als für die Sommerzeit. Deutschland lag fast im Durchschnitt. Dies liegt aber auch daran, dass bei der Befragung hauptsächlich Deutsche teilgenommen haben (ca. 70 %).

Ist nun die ständige Sommerzeit oder ständige Winterzeit besser für unseren Schlaf? Viele Chronobiologen und Schlafforscher würden sich für die ständige Winterzeit aussprechen [66]. Eine Hauptüberlegung sind die Folgen der reduzierten Sonnenstunden vor Beginn der Arbeitszeit bzw. vor dem Beginn der Schule: Bei der ständigen Winterzeit gäbe es mehr Sonnenlicht am Morgen, denn die Sonne würde an durchschnittlich 248 Tagen vor 7 Uhr aufgehen. Bei der Sommerzeit wären es dagegen nur 172 Tage, also 76 Tage weniger. Die genauen Zahlen hängen natürlich davon ab, ob wir uns nördlicher oder südlicher in Europa befinden.

Ein späterer Sonnenaufgang führt laut mehreren Studien zu mehr gesundheitlichen Problemen und einer geringeren Lebenserwartung [61]. In diesen Studien wird häufig untersucht, ob sich die Gesundheit von Menschen unterscheidet, die im Westen oder im Osten ein und derselben Zeitzone leben. Tatsächlich zeigen die Ergebnisse, dass das Risiko für Erkrankungen wie Krebs oder Herzinfarkt im Westen einer Zeitzone größer ist [67]. Auch der soziale Jetlag – also das Verschieben des Schlafrhythmus am Wochenende – ist im Westen einer Zeitzone stärker ausgeprägt als im Osten [68].

Bei der ständigen Sommerzeit würde also unser zirkadianer Rhythmus durch das geringere Sonnenlicht am Morgen an vielen Tagen des Jahres eher verspätet werden. Auch die Schlafdauer würde sich an vielen Tagen wahrscheinlich verkürzen, da die Menschen durch das längere Licht am Abend später ins Bett gehen, aber wegen Arbeit oder Schule früh aufstehen. Deshalb erscheint aus Sicht der Forschung die ständige Winterzeit besser zu sein für unseren Schlaf und damit unsere Gesundheit und auch unsere Leistungsfähigkeit.

Russland hat das Experiment übrigens gerade hinter sich: 2011 führte Dimitri Medwedew die ständige Sommerzeit ein. Dies führte dazu, dass es im Winter morgens noch sehr lange dunkel blieb. Nach drei Jahren war bereits Schluss: Putin führte 2014 in Russland die ständige Winterzeit oder „Standard time" ein. Die Untersuchung der Schlafrhythmen und gesundheitlichen Belastungen während dieser Phase zeigten, dass die Winterzeit besser auf die Menschen zugeschnitten war [69].

Der Chronobiologe Till Roenneberg plädiert ebenfalls sehr klar für die Winterzeit als ständige Uhrzeit [61]. Er nennt sie allerdings nicht „Winterzeit", sondern „Sonnenzeit". Und er schlägt vor, dass die einzelnen Länder sich noch stärker an dem von der Sonne vorgegebenen Rhythmus orientieren und sehr breite Zeitzonen vermeiden sollten. Auf der Abbildung 3-3 ist zu erkennen, dass die jetzige Mitteleuropäische Zeitzone (UTC + 1) unnatürlich breit ist: Sie erstreckt sich vom Osten Polens bis zum Westen Spaniens. Ein konkretes Beispiel: Am 12. Oktober 2019 (als ich diesen Absatz geschrieben habe) ging die Sonne in Warschau (Polen) um 6:55 Uhr auf, während sie in Santiago de Compostela (Spanien) erst um 8:42 Uhr aufging. Also fast zwei Stunden Unterschied in der „Sonnenzeit" in derselben Zeitzone. Würde man sich nach der Sonnenzeit orientieren, wären die Zeitzonen schmaler. Dies würde bedeuten, dass Deutschland und die Schweiz – anders als heute – eine andere Zeitzone hätten als Frankreich (s. Abb. 3-3).

Doch es gibt auch andere Meinungen. So weist die Basler Schlafforscherin Christine Blume darauf hin, dass die wissenschaftlichen Ergebnisse zu den gesundheitlichen Folgen der ständigen Sommerzeit nicht so eindeutig sind, wie sie häufig dargestellt werden [70]. Vor allem die Folgen des verringerten Sonnenlichts am Morgen bei der ständigen Sommerzeit können zumindest teilweise durch künstliches Licht kompensiert werden. Sie warnt deshalb davor, wissenschaftliche Ergebnisse einseitig zu „benutzen", um eine bestimmte Meinung zu unterstützen. Und ihrer Meinung nach sollte auch die Präferenz der Bevölkerung stärker beachtet werden.

WINTERZEIT

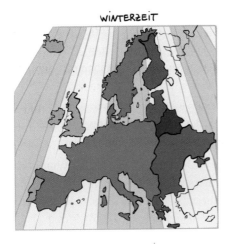

SOMMERZEIT

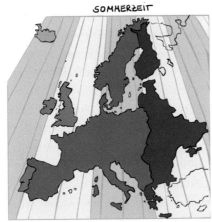

SONNENZEIT

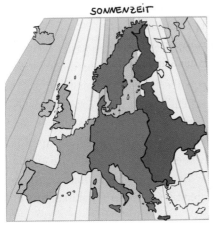

Abbildung 3-3: Nach Abschaffung der Zeitumstellung geht es ja nicht mehr um die Frage nach Sommer- oder Winterzeit, sondern welcher Zeitzone ein bestimmtes Land angehören möchte. So gehören Portugal und England im Moment der Westeuropäischen Zeitzone an (UTC + 0, hellgrau), während Deutschland, Frankreich und Spanien der Mitteleuropäischen Zeitzone angehören (UTC + 1, grau). Der Osteuropäischen Zeitzone gehören z.B. Finnland und Bulgarien an (UTC + 2, dunkelgrau) Dies gilt für die Winterzeit (siehe obere Abbildung). Bei der Sommerzeit wird momentan die Zeitzone um eine Zone nach Osten verschoben (siehe mittlere Abbildung). Bei der „Sonnenzeit" (untere Abbildung) dagegen richtet jedes Land seine Zeitzone so gut es geht nach der Zeit des Sonnenaufgangs und Sonnenuntergangs. Dies führt zwar zu stärkeren Unterschieden in den Zeitzonen in Europa. Die lokale Uhrzeit ist dabei aber besser an das Verhalten und den Schlaf-wach-Rhythmus der Menschen angepasst. Abbildung adaptiert aus [61], mit freundlicher Genehmigung.

Ich würde mich allerdings trotzdem der Empfehlung für die ständige Winterzeit anschließen, da ich ebenfalls den Effekt des Sonnenlichts am Morgen als wichtigen Faktor für unseren Schlaf und unseren zirkadianen Rhythmus ansehe. Und auch der Vorschlag, die Zeitzonen in den verschiedenen Ländern an den Sonnenzeiten auszurichten, gefällt mir gut. Der Begriff „Sonnenzeit" klingt auch viel besser als „Winterzeit". Letztendlich ist die Wahl der Zeitzone jedes Landes aber eine politische Entscheidung, in der natürlich auch die Präferenzen der Bevölkerung eine Rolle spielen sollten.

Sollte für mein Kind die Schule später anfangen?

Seit Jahren fordern Schlafforscher einen späteren Schulanfang. Bereits im Jahr 1998 untersuchte die bekannte amerikanische Schlafforscherin Mary Carskadon die Auswirkungen auf den Schlaf von Schülern, bei denen die Schule nach einem Klassenwechsel fast eine Stunde früher begann [71]. Während die Schüler in der 9. Klasse noch um 8:25 Uhr zur Schule gingen, war es in der nächsten Klassenstufe dann 7:20 Uhr. Die Forscherin konnte zeigen, dass die Schüler abends nicht früher ins Bett gingen, wie es für einen gesunden Schlaf notwendig gewesen wäre. Stattdessen schliefen sie nach dem Klassenwechsel weniger und waren dafür in der Schule sehr viel müder. Auch der Schlaf-wach-Rhythmus (gemessen durch das Hormon Melatonin) zeigte nicht eine frühere, sondern eine noch spätere optimale Schlafphase an. Dies könnte auch damit zusammenhängen, dass Jugendliche einen eher abendlichen Chronotyp aufweisen und in dieser Lebensphase lieber später ins Bett gehen und später aufstehen (siehe Frage *Verändert sich der eigene Chronotyp während der Lebensspanne?*). Die Schüler saßen also zu einer Zeit in der Schule, während der sie eigentlich noch hätten schlafen sollen. Seitdem wurde eine Vielzahl von Studien zu dem Thema durchgeführt. Insbesondere wurden die Effekte eines späteren Schulanfangs auf die Schlafdauer und die Müdigkeit untersucht. Es zeigt sich sehr einheitlich über 20 Untersuchungen hinweg, dass ein späterer Schulanfang den Schlaf der Jugendlichen verlängert und die Müdigkeit der Schüler verringert [72].

So wurden zum Beispiel die Schüler in zwei Schulen in Seattle, USA, untersucht [73]. Ihre Schulen hatten entschieden, den Schulanfang im

Herbst 2016 von 7:50 Uhr auf 8:45 Uhr zu verschieben. Die Bewegung und der Schlaf der Schüler wurden vor und nach dem Wechsel jeweils im Frühling mittels Bewegungsmessgeräten erhoben. Nach dem Wechsel schliefen die Schüler ungefähr 30 Minuten länger als vor dem Wechsel. Sie gingen zwar etwas später ins Bett, bekamen aber insgesamt immer noch mehr Schlaf als bei dem früheren Schulanfang. Die Auswirkungen waren durchaus positiv: Die Schüler fühlten sich weniger müde, und ihr sozialer Jetlag (Unterschiede zwischen dem Schlafverhalten an Schultagen im Vergleich zum Wochenende, siehe Frage *Habe ich am Wochenende einen „Jetlag"?*) nahm ab. Und sie hatten bessere Noten, wenn die Schule später begann. Auch andere Studien berichten ähnlich positive Effekte: So reduzierten sich bei einem späteren Schulanfang die Anzahl von Schülern, die zu spät zum Unterricht kamen, sowie die Anzahl an Unfällen auf dem Schulweg [74].

Aber nicht alle Studien finden positive Ergebnisse: So haben zum Beispiel in Basel drei Weiterbildungsschulen 2014 bzw. 2015 entschieden, den Schulanfang von 7:40 Uhr auf 8:00 Uhr zu verlegen. Insgesamt über 1000 Schüler aus der 8. und 9. Klasse nahmen an einer Studie teil, bei ca. 600 Schülern wurde der Schulanfang verschoben, bei ca. 400 nicht [75]. Es zeigte sich kein Unterschied in der berichteten Schlafdauer zwischen den beiden Gruppen. Wenn die Schule später anfing, gingen die Schüler einfach später ins Bett und standen später auf. Auch die Müdigkeit und andere Faktoren blieben unverändert. Möglicherweise war die Verschiebung um nur 20 Minuten nicht genug, um Unterschiede zu bewirken.

Eine oft diskutierte Frage ist, ob die positiven Effekte des späteren Schulanfangs nur kurzfristig sind oder auch langfristig erhalten bleiben. Es könnte ja sein, dass Schüler zunächst zwar länger schlafen, wenn die Schule später anfängt. Nach einiger Zeit gewöhnen sie sich an den neuen Rhythmus und gehen dann doch wieder später ins Bett. Die oben genannte Studie aus Seattle konnte immerhin noch mehr als sechs Monate nach der Umstellung eine verlängerte Schlafdauer feststellen. Allerdings müssen noch mehr Studien in Zukunft längere Zeiträume erfassen.

Ein späterer Schulbeginn erscheint auch deshalb sinnvoll, da gerade Jugendliche vermehrt Abendtypen sind und einen verspäteten Schlafwach-Rhythmus haben. Auch hier gibt es Berichte, dass Abendtypen eher geringere schulische Leistungen aufweisen als Morgentypen [76]. Auf dem Level der Universität gibt es diesen Zusammenhang zwar auch noch, er ist aber nicht mehr so stark. Der starre frühe Schulbeginn könnte also die Nachteile für die Leistungsfähigkeit von Abendtypen in der Schule noch verstärken.

Insbesondere in Amerika wird die Forderung nach einem späteren Schulanfang auch auf gesellschaftlicher und politischer Ebene mit Nachdruck vertreten. So setzt sich zum Beispiel der Verein *Start School Later* (englisch: Startet die Schule später) stark für die Umsetzung der späteren Schulanfänge ein. Und das mit Erfolg. Auf der Website des Vereins finden sich viele Informationen, Hintergründe und Errungenschaften der Initiative [77]. In vielen amerikanischen Schulen in unterschiedlichen Bundesstaaten wurden bereits spätere Schulanfänge eingeführt. In vielen Fällen wurde der Schulanfang auf 8:00 Uhr oder 8:30 Uhr verschoben, in Kalifornien hat der Gouverneur im Oktober 2019 sogar ein entsprechendes Gesetz unterzeichnet [78]. In der Schweiz und in Deutschland gibt es ähnliche Bestrebungen, diese beschränken sich bisher aber noch auf einzelne Schulen oder Schulbezirke.

Einen interessanten Ansatz hat ein Gymnasium in Alsdorf bei Aachen in Deutschland verfolgt. Hier wurde der Schulbeginn nicht generell verschoben, sondern es wurde ein flexibler Schulbeginn zwischen 8:00 Uhr und 8:50 Uhr angeboten. Diese Zeit war für Selbststudium vorgesehen, und die Schüler konnten selbst entscheiden, ob sie den Zeitraum am Morgen dafür nutzen wollten oder nicht. Wenn nicht, dann musste das Selbststudium zu einem anderen Zeitpunkt (z. B. am Nachmittag) nachgeholt werden. Es zeigte sich, dass die Schüler an den Tagen, an denen sie später zu Schule gingen, deutlich länger schliefen [79]. Dabei war tatsächlich ihre Schlafdauer verlängert, da sie am Abend vorher nicht unbedingt später ins Bett gingen. Zusätzlich bewerteten sie ihren Schlaf an diesen Tagen als besser und mussten seltener von ihrem Wecker geweckt werden. Die Schüler nutzten ungefähr an zwei Tagen der Woche die Möglichkeit, später zur Schule zu gehen. An den anderen drei Tagen kamen sie um 8:00 Uhr. Wenn man nicht nur die Tage betrachtet, an den sie später zur Schule gingen, sondern alle fünf Tage zusammen, ergab sich dagegen keine längere Schlafdauer nach der Einführung des flexiblen Systems im Vergleich zu vorher. Trotzdem waren die Schüler sehr zufrieden mit dem flexiblen System, gaben an, dass sie sich insgesamt wacher und konzentrierter fühlten, sowohl in der Schule als auch bei den Hausaufgaben.

Eine flexible Lösung scheint also vielversprechend zu sein. Zum einen unterscheiden sich auch Jugendliche stark in ihrer Präferenz, früh oder spät aufzustehen, genau wie es unter allen Menschen Morgen- und Abendtypen gibt. Eine generelle Verschiebung des Schulbeginns kommt dann auch wieder nur einem Teil der Jugendlichen zugute. Weiter kann es sogar Jugendliche geben, die an einigen Tagen gerne früh aufstehen, während sie an anderen Tagen lieber später kommen, und dies auch tatsächlich selbst entscheiden können. Vielleicht ist eine langsame Ablösung von den starren schulischen Zeitvorgaben hin zu einem selbstbestimmteren Lernsystem ein erstrebenswerter Ansatz. Und das nicht nur in Bezug auf ausreichenden Schlaf.

Literaturverzeichnis

1. Yamada, T., Hara, K., Shojima, N., Yamauchi, T. & Kadowaki, T. (2015). Daytime Napping and the Risk of Cardiovascular Disease and All-Cause Mortality: A Prospective Study and Dose-Response Meta-Analysis. *Sleep, 38,* 1945–1953. https://doi. org/10.5665/sleep.5246

2. Université de Liège. (2017, September). *An ERC grant to understand the impact of sleep-wake cycles on our cognitive aging.* Belgique: Université de Liège. Retrieved August 20th 2020 from https://www.uliege.be/cms/c_9393845/en/an-erc-grant-to-understand-the-impact-of-sleep-wake-cycles-on-our-cognitive-aging

3. Ekirch, A.R. (2015). The Modernization of Western Sleep: Or, Does Insomnia have a History? *Past & Present, 226,* 149–192. https://doi.org/10.1093/pastj/gtu040

4. Wehr. (1992). In short photoperiods, human sleep is biphasic. *Journal of sleep research, 1,* 103–107. https://doi.org/10.1111/j.1365-2869.1992.tb00019.x

5. Roenneberg, T. & Finckenstein, I. von. (2019). *Das Recht auf Schlaf. Eine Kampfschrift für den Schlaf und ein Nachruf auf den Wecker.* München: dtv.

6. Vorster, A. & Roßa, N. (2019). *Warum wir schlafen. Weshalb unsere Beine manchmal keinen Schlaf finden, auch Schnecken sich schlau schlummern und andere faszinierende Erkenntnisse über den unbekannten Teil unseres Lebens.* München: Heyne Verlag

7. Pavlina, S. (2005, October). *Polyphasic Sleep.* Available from https://www.stevepavlina.com/blog/2005/10/polyphasic-sleep/

8. Moyer, T. (2019, December). *Polyphasic Sleep.* The Mattress Nerd. Available from https://www.polyphasicsociety.com

9. Schenk, D.P. (2016). *A Little less sleep – Das Schlafexperiment.* [Youtube]. Zugriff am 20. August 2020 unter https://www.youtube.com/watch?v=qJOPHThegcI&feature=youtu.be

10. Skeldon, A.C., Derks, G. & Dijk, D.-J. (2016). Modelling changes in sleep timing and duration across the lifespan: Changes in circadian rhythmicity or sleep homeostasis? *Sleep medicine reviews, 28,* 96–107. https://doi.org/10.1016/j.smrv.2015.05.011

11. Cornelissen, G. & Otsuka, K. (2017). Chronobiology of Aging: A Mini-Review. *Gerontology, 63,* 118-128. https://doi.org/10.1159/000450945

12. Schlaf (2020). In *Lexikon der Neurowissenschaft.* Heidelberg: Spektrum Akademischer Verlag. Zugriff am 20. August 2020 unter https://www.spektrum.de/lexi kon/neurowissenschaft/schlaf/11377

13. Center for Environmental Therapeutics. (2020). *Automated Morningness-Eveningness Questionnaire (AutoMEQ).* Brooklyn, NY: CET. Retrieved August 20th 2020 from https://www.cet-surveys.com/index.php?sid=61524&newtest=Y

14. Roenneberg, T., Pilz, L.K., Zerbini, G. & Winnebeck, E.C. (2019). Chronotype and Social Jetlag: A (Self-) Critical Review. *Biology, 8,* 54. https://doi.org/10.3390/biology8030054

15. Human Sleep Project. (n.d.). *Munich Chrono Type Questionnaire.* Zugriff am 20. August 2020 unter https://humansleepproject.org/de/chronotyp

16. Inderkum, A.P. & Tarokh, L. (2018). High heritability of adolescent sleep-wake behavior on free, but not school days: a long-term twin study. *Sleep, 41,* zsy004. https://doi.org/10.1093/sleep/zsy004

17. Aschoff, J. (1981). *Biological Rhythms* Boston: Springer US. https://doi.org/10.1007/978-1-4615-6552-9

18. Wirz-Justice, A., Daan, S., Folkard, S., Lewy, A., Lund, R. & Zulley, J. (2005) Rutger Wever: an appreciation. *Journal of biological rhythms, 20,* 554-555. https://doi.org/10.1177/0748730405281983

19. Czeisler, C.A., Duffy, J.F., Shanahan, T.L., Brown, E.N., Mitchell, J.F., Rimmer, D.W. et al. (1999). Stability, precision, and near-24-hour period of the human circadian pacemaker. *Science (New York, N.Y.), 284,* 2177-2181. https://doi.org/10.1126/science.284.5423.2177

20. Samson, D.R., Crittenden, A.N., Mabulla, I.A., Mabulla, A.Z.P. & Nunn, C.L. (2017). Chronotype variation drives night-time sentinel-like behaviour in hunter-gatherers. *Proceedings. Biological sciences, 284,* 20170967.

21. Blume, C., Garbazza, C. & Spitschan, M. (2019). Effects of light on human circadian rhythms, sleep and mood. *Somnologie: Schlafforschung und Schlafmedizin = Somnology: sleep research and sleep medicine, 23,* 147-156. https://doi.org/10.1007/s11818-019-00215-x

22. Sack, R.L. (2010). Clinical practice. Jet lag. *The New England journal of medicine, 362,* 440-447. https://doi.org/10.1056/NEJMcp0909838

23. Borisenkov, M.F. (2011). The pattern of entrainment of the human sleep-wake rhythm by the natural photoperiod in the north. *Chronobiology international, 28,* 921-929. https://doi.org/10.3109/07420528.2011.623978

24. Johnsen, M.T., Wynn, R., Allebrandt, K. & Bratlid, T. (2013). Lack of major seasonal variations in self reported sleep-wake rhythms and chronotypes among middle aged and older people at 69 degrees North: the Tromsø Study. *Sleep medicine, 14,* 140-148. https://doi.org/10.1016/j.sleep.2012.10.014

25. Yetish, G., Kaplan, H., Gurven, M., Wood, B., Pontzer, H., Manger, P.R. et al. (2015). Natural sleep and its seasonal variations in three pre-industrial societies. *Current biology, 25,* 2862-2868. https://doi.org/10.1016/j.cub.2015.09.046

26. Wright, K.P., McHill, A.W., Birks, B.R., Griffin, B.R., Rusterholz, T. & Chinoy, E.D. (2013). Entrainment of the human circadian clock to the natural light-dark cycle. *Current biology, 23,* 1554-1558. https://doi.org/10.1016/j.cub.2013.06.039

27. Stothard, E. R., McHill, A. W., Depner, C. M., Birks, B. R., Moehlman, T. M., Ritchie, H. K. et al. (2017). Circadian Entrainment to the Natural Light-Dark Cycle across Seasons and the Weekend. *Current biology, 27,* 508–513. https://doi.org/10.1016/j.cub.2016.12.041

28. Beleuchtungsstärke (2020). In *Wikipedia, Die freie Enzyklopädie.* Zugriff am 20. August unter https://de.wikipedia.org/wiki/Beleuchtungsstärke

29. Maruani, J. & Geoffroy, P. A. (2019). Bright Light as a Personalized Precision Treatment of Mood Disorders. *Frontiers in psychiatry, 10,* 85. https://doi.org/10.3389/fpsyt.2019.00085

30. Wirz-Justice, A. (2018). Seasonality in affective disorders. *General and comparative endocrinology, 258,* 244–249. https://doi.org/10.1016/j.ygcen.2017.07.010

31. Geoffroy, P. A., Schroder, C. M., Reynaud, E. & Bourgin, P. (2019). Efficacy of light therapy versus antidepressant drugs, and of the combination versus monotherapy, in major depressive episodes: A systematic review and meta-analysis. *Sleep medicine reviews, 48,* 101213. https://doi.org/10.1016/j.smrv.2019.101213

32. Faulkner, S. M., Bee, P. E., Meyer, N., Dijk, D.-J. & Drake, R. J. (2019). Light therapies to improve sleep in intrinsic circadian rhythm sleep disorders and neuro-psychiatric illness: A systematic review and meta-analysis. *Sleep medicine reviews, 46,* 108–123. https://doi.org/10.1016/j.smrv.2019.04.012

33. Cajochen, C., Frey, S., Anders, D., Späti, J., Bues, M., Pross, A., Mager, R., Wirz-Justice, A. & Stefani, O. (2011). Evening exposure to a light-emitting diodes (LED)-backlit computer screen affects circadian physiology and cognitive performance. *Journal of applied physiology (Bethesda, Md.: 1985), 110,* 1432–1438. https://doi.org/10.1152/japplphysiol.00165.2011

34. Chang, A.-M., Aeschbach, D., Duffy, J. F. & Czeisler, C. A. (2015). Evening use of light-emitting eReaders negatively affects sleep, circadian timing, and next-morning alertness. *Proceedings of the National Academy of Sciences of the United States of America, 112,* 1232–1237. https://doi.org/10.1073/pnas.1418490112

35. Rångtell, F. H., Ekstrand, E., Rapp, L., Lagermalm, A., Liethof, L., Olaya Búrcaro, M. et al. (2016). Two hours of evening reading on a self-luminous tablet vs. reading a physical book does not alter sleep after daytime bright light exposure. *Sleep medicine, 23,* 111–118.

36. Green, A., Cohen-Zion, M., Haim, A. & Dagan, Y. (2017). Evening light exposure to computer screens disrupts human sleep, biological rhythms, and attention abilities. *Chronobiology international, 34,* 855–865. https://doi.org/10.1080/07420528.2017.1324878

37. Janssen, X., Martin, A., Hughes, A. R., Hill, C. M., Kontronoulas, G. & Hesketh, K. R. (2019). Associations of screen time, sedentary time and physical activity with sleep in under 5s: A systematic review and meta-analysis. *Sleep medicine reviews, 49,* 101226.

38. Carter, B., Rees, P., Hale, L., Bhattacharjee, D. & Paradkar, M. S. (2016). Association Between Portable Screen-Based Media Device Access or Use and Sleep Outcomes: A Systematic Review and Meta-analysis. *JAMA pediatrics, 170,* 1202–1208. https://doi.org/10.1001/jamapediatrics.2016.2341

39. Heo, J.-Y., Kim, K., Fava, M., Mischoulon, D., Papakostas, G. I., Kim, M.-J. et al. (2017). Effects of smartphone use with and without blue light at night in healthy adults: A randomized, double-blind, cross-over, placebo-controlled comparison.

Journal of psychiatric research, 87, 61–70. https://doi.org/10.1016/j.jpsychires.2016.12.010

40. Mortazavi, S. A. R., Parhoodeh, S., Hosseini, M. A., Arabi, H., Malakooti, H., Nematollahi, S. et al. (2018). Blocking Short-Wavelength Component of the Visible Light Emitted by Smartphones' Screens Improves Human Sleep Quality. *Journal of biomedical physics & engineering, 8,* 375–380. https://doi.org/10.31661/jbpe.v8i4Dec.647

41. Bowler, J. & Bourke, P. (2019). Facebook use and sleep quality: Light interacts with socially induced alertness. *British journal of psychology (London, England, 1953), 110,* 519–529. https://doi.org/10.1111/bjop.12351

42. Lawrenson, J. G., Hull, C. C. & Downie, L. E. (2017). The effect of blue-light blocking spectacle lenses on visual performance, macular health and the sleep-wake cycle: a systematic review of the literature. *Ophthalmic & physiological optics: the journal of the British College of Ophthalmic Opticians (Optometrists), 37,* 644–654. https://doi.org/10.1111/opo.12406

43. Chellappa, S. L., Bromundt, V., Frey, S., Steinemann, A., Schmidt, C., Schlote, T. et al. (2019). Association of Intraocular Cataract Lens Replacement With Circadian Rhythms, Cognitive Function, and Sleep in Older Adults. *JAMA ophthalmology, 137,* 878–885. https://doi.org/10.1001/jamaophthalmol.2019.1406

44. van der Lely, S., Frey, S., Garbazza, C., Wirz-Justice, A., Jenni, O. G., Steiner, R. et al. (2015). Blue blocker glasses as a countermeasure for alerting effects of evening light-emitting diode screen exposure in male teenagers. *The Journal of adolescent health: official publication of the Society for Adolescent Medicine, 56,* 113–119. https://doi.org/10.1016/j.jadohealth.2014.08.002

45. Esaki, Y., Kitajima, T., Ito, Y., Koike, S., Nakao, Y. & Tsuchiya, A. (2016). Wearing blue light-blocking glasses in the evening advances circadian rhythms in the patients with delayed sleep phase disorder: An open-label trial. *Chronobiology international, 33,* 1037–1044. https://doi.org/10.1080/07420528.2016.1194289

46. Knufinke, M., Fittkau-Koch, L., Møst, E. I. S., Kompier, M. A. J. & Nieuwenhuys, A. (2019). Restricting short-wavelength light in the evening to improve sleep in recreational athletes – A pilot study. *European journal of sport science, 19,* 728–735. https://doi.org/10.1080/17461391.2018.1544278

47. Shechter, A., Kim, E. W., St-Onge, M.-P. & Westwood, A. J. (2018). Blocking nocturnal blue light for insomnia: A randomized controlled trial. *Journal of psychiatric research, 96,* 196–202. https://doi.org/10.1016/j.jpsychires.2017.10.015

48. Janků, K., Šmotek, M., Fárková, E. & Kopřivová, J. (2019). Block the light and sleep well: Evening blue light filtration as a part of cognitive behavioral therapy for insomnia. *Chronobiology international,* 1–12. https://doi.org/10.1080/07420528.2019.1692859

49. Schulze, M. (2014). *Jetlag vermeiden. Fit und entspannt im Urlaub – vom ersten Tag an!* Lahstedt: Schulze Media.

50. Tortorolo, F., Farren, F. & Rada, G. (2015). Is melatonin useful for jet lag? *Medwave 15 Suppl 3,* e6343. https://doi.org/10.5867/medwave.2015.6343

51. Aschoff, J., Hoffmann, K., Pohl, H. & Wever, R. (1975). Re-entrainment of circadian rhythms after phase-shifts of the Zeitgeber. *Chronobiologia, 2,* 23–78.

52. Recht, L. D., Lew, R. A. & Schwartz, W. J. (1995). Baseball teams beaten by jet lag. *Nature, 377,* 583. https://doi.org/10.1038/377583a0

53. Song, A., Severini, T. & Allada, R. (2017). How jet lag impairs Major League Baseball performance. *Proceedings of the National Academy of Sciences of the United States of America, 114,* 1407-1412. https://doi.org/10.1073/pnas.1608847114

54. Fowler, P.M., Knez, W., Crowcroft, S., Mendham, A.E., Miller, J., Sargent, C. et al. (2017). Greater Effect of East versus West Travel on Jet Lag, Sleep, and Team Sport Performance. *Medicine and science in sports and exercise, 49,* 2548-2561. https://doi.org/10.1249/MSS.0000000000001374

55. Silva, M.-R.G., Paiva, T. & Silva, H.-H. (2019). The elite athlete as a special risk traveler and the jet lag's effect: lessons learned from the past and how to be prepared for the next Olympic Games 2020 Tokyo. *The Journal of sports medicine and physical fitness, 59,* 1420-1429. https://doi.org/10.23736/S0022-4707.18.08894-1

56. Kecklund, G. & Axelsson, J. (2016). Health consequences of shift work and insufficient sleep. *BMJ (Clinical research ed.), 355,* i5210. https://doi.org/10.1136/bmj.i5210

57. Zhao, Y., Richardson, A., Poyser, C., Butterworth, P., Strazdins, L. & Leach, L.S. (2019). Shift work and mental health: a systematic review and meta-analysis. *International archives of occupational and environmental health, 92,* 763-793. https://doi.org/10.1007/s00420-019-01434-3

58. Torquati, L., Mielke, G.I., Brown, W.J., Burton, N.W. & Kolbe-Alexander, T.L. (2019). Shift Work and Poor Mental Health: A Meta-Analysis of Longitudinal Studies. *American journal of public health, 109,* e13-e20. https://doi.org/10.2105/AJPH.2019.305278

59. Ekirch, A.R. (2006). *At day's close. A history of nighttime.* London: Orion.

60. Henderson, S.E.M., Brady, E.M. & Robertson, N. (2019). Associations between social jetlag and mental health in young people: A systematic review. *Chronobiology international, 36,* 1316-1333. https://doi.org/10.1080/07420528.2019.1636813

61. Roenneberg, T., Winnebeck, E.C. & Klerman, E.B. (2019). Daylight Saving Time and Artificial Time Zones – A Battle Between Biological and Social Times. *Frontiers in physiology, 10,* 944.

62. Wagner, D.T., Barnes, C.M., Lim, V.K.G. & Ferris, D.L. (2012). Lost sleep and cyberloafing: Evidence from the laboratory and a daylight saving time quasi-experiment. *The Journal of applied psychology, 97,* 1068-1076. https://doi.org/10.1037/a0027557

63. Fritz, J., VoPham, T., Wright, K.P. & Vetter, C. (2020). A Chronobiological Evaluation of the Acute Effects of Daylight Saving Time on Traffic Accident Risk. *Current biology, 30,* 729-735.e2. https://doi.org/10.1016/j.cub.2019.12.045

64. Umwelt Bundesamt. (2020, März). *Tipps zum Energiesparen – die Zeitumstellung tut es nicht.* Dessau-Roßlau: Umwelt Bundesamt. Zugriff am 20. August 2020 unter https://www.umweltbundesamt.de/themen/tipps-energiesparen-die-zeitumstellung-tut-es-nicht

65. European Commission. (2018). *Commission staff working document. Public Consultation on EU summertime arrangements. Report of results. proposal for a Directive of the European Parliament and of the Council discontinuing seasonal changes of time and repealing Directive 2000/84/EC.* Retrieved August 20th 2020 from https://eur-lex.europa.eu/legal-content/EN/TXT/?uri=SWD:2018:0406:FIN

66. Dijk, D.-J., Vanderwalle, G., Wright, K. & Winnebeck, E. (2018). *Panel Discussion "Daylight Saving Time - Forever?" Summary.* Deutschland: ESR. Retrieved August

20th 2020 from www.sleepscience.at/wp-content/uploads/2016/10/Panel-Dis cussion_ESRS_SUMMARY_final.pdf

67. Gu, F., Xu, S., Devesa, S.S., Zhang, F., Klerman, E.B., Graubard, B.I. et al. (2017). Longitude Position in a Time Zone and Cancer Risk in the United States. *Cancer epidemiology, biomarkers & prevention: a publication of the American Association for Cancer Research, cosponsored by the American Society of Preventive Oncology, 26,* 1306–1311. https://doi.org/10.1158/1055-9965.EPI-16-1029

68. Giuntella, O. & Mazzonna, F. (2019). Sunset time and the economic effects of social jetlag: evidence from US time zone borders. *Journal of health economics, 65,* 210–226. https://doi.org/10.1016/j.jhealeco.2019.03.007

69. Borisenkov, M.F., Tserne, T.A., Panev, A.S., Kuznetsova, E.S., Petrova, N.B. & Timonin, V.D. (2017). Seven-year survey of sleep timing in Russian children and adolescents: chronic 1-h forward transition of social clock is associated with increased social jetlag and winter pattern of mood seasonality. *Biological Rhythm Research, 48,* 3–12. https://doi.org/10.1080/09291016.2016.1223778

70. Blume, C. & Schabus, M. (2020). Perspective: Daylight Saving Time – An Advocacy for a Balanced View and against Fanning Fear. *Clocks & Sleep, 2,* 19–25. https://doi.org/10.3390/clockssleep2010003

71. Carskadon, M.A., Wolfson, A.R., Acebo, C., Tzischinsky, O. & Seifer, R. (1998). Adolescent sleep patterns, circadian timing, and sleepiness at a transition to early school days. *Sleep, 21,* 871–881. https://doi.org/10.1093/sleep/21.8.871

72. Bowers, J.M. & Moyer, A. (2017). Effects of school start time on students' sleep duration, daytime sleepiness, and attendance: a meta-analysis. *Sleep health, 3,* 423–431. https://doi.org/10.1016/j.sleh.2017.08.004

73. Dunster, G.P., Iglesia, L. de la, Ben-Hamo, M., Nave, C., Fleischer, J.G., Panda, S. et al. (2018). Sleepmore in Seattle: Later school start times are associated with more sleep and better performance in high school students. *Science advances, 4,* eaau6200. https://doi.org/10.1126/sciadv.aau6200

74. Wheaton, A.G., Chapman, D.P. & Croft, J.B. (2016). School Start Times, Sleep, Behavioral, Health, and Academic Outcomes: A Review of the Literature. *The Journal of school health, 86,* 363–381.

75. Das-Friebel, A., Gkiouleka, A., Grob, A. & Lemola, S. (2019). Effects of a 20 minutes delay in school start time on bed and wake up times, daytime tiredness, behavioral persistence, and positive attitude towards life in adolescents. *Sleep medicine, 66,* 103–109. https://doi.org/10.1016/j.sleep.2019.07.025

76. Tonetti, L., Natale, V. & Randler, C. (2015). Association between circadian preference and academic achievement: A systematic review and meta-analysis. *Chronobiology international, 32,* 792–801.

77. Snider, T.Z. (2011-2020). *Start School Later.* Available from https://www.start schoollater.net/

78. Start SchoolLater.net. (2019). https://www.startschoollater.net/press-releases/ california-dreams-fulfilled-for-teens-governor-newsom-signs-sb328-the-school-start-time-bill?

79. Winnebeck, E.C., Vuori-Brodowski, M.T., Biller, A.M., Molenda, C., Fische, D., Zerbini, G. & Roenneberg, T. (2019). Later school start times in a flexible system improve teenage sleep. *Sleep, 15,* zsz307.

4
Was stört den Schlaf?

Einführung

Ins Bett gehen, schnell einschlafen, nach acht Stunden Schlaf erholt und fröhlich aufwachen – dies trifft leider nicht für alle Menschen zu. Vor allem Kinder und vielleicht Jugendliche können noch von einem solchen „Idealschlaf" berichten. Doch je älter wir werden, desto schlechter wird der Schlaf: Wir wachen nachts häufiger und vor allem länger auf, und unser Schlaf wird weniger tief. Zusätzlich können Stress, sozialer Druck, existenzielle Sorgen und soziale Konflikte unseren Schlaf stark beeinträchtigen. Auch äußere Faktoren – von Verkehrslärm über Kirchenglocken bis hin zu Elektrosmog – können unsere Schlafqualität verschlechtern. Und es kann zu medizinischen Schlafstörungen mit unterschiedlichen Diagnosen kommen: Insomnie, schlafbezogene Atemstörungen, Parasomnien und mehr. Im folgenden Kapitel geht es um störende Einflüsse auf unseren Schlaf sowie verschiedene medizinische Schlafstörungen, aber auch den Mond, summende Mücken und regionale Unterschiede in der Schweiz. Der Fokus auf die Schweiz kommt zum einen daher, dass ich selber in der Schweiz arbeite. Zum anderen liegen durch regelmäßige repräsentative Gesundheitsbefragungen mit immer denselben Fragen auch einzigartige Daten zum Schlaf vor, die sich gut miteinander im Zeitverlauf vergleichen lassen. Solche Daten gibt es meines Wissens für andere deutschsprachige Ländern nicht.

Wie viele Menschen in der Schweiz berichten von Schlafstörungen?

In der Schweiz wird alle fünf Jahre eine Gesundheitsbefragung an einer repräsentativen Stichprobe der Bevölkerung durchgeführt. Seit dem Jahr 1997 enthält der Fragebogen auch die folgenden (immer gleichen) Fragen zum Schlaf:

Wie häufig passiert es Ihnen, dass Sie...
a. schlecht einschlafen?
b. einen unruhigen Schlaf haben?
c. nachts mehrmals erwachen?
d. morgens zu früh erwachen?

Zu jeder der vier Fragen wird die Häufigkeit angegeben (häufig, manchmal, selten, nie). Wenn jemand sowohl bei „unruhigem Schlaf" als auch bei „mehrmaligem Erwachen" die Antwort „häufig" gegeben hat, wurde dies als „klinisch relevante" Schlafstörung bezeichnet. Zu den Personen mit mittleren Schlafstörungen werden die Befragten gezählt, die bei einer der Fragen mindestens einmal „häufig" geantwortet haben. Keine oder wenige Schlafstörungen heißt, man hat bei allen vier Fragen ausschließlich „manchmal", „selten" oder „nie" angekreuzt.

SCHLAFSTÖRUNGEN, 2017

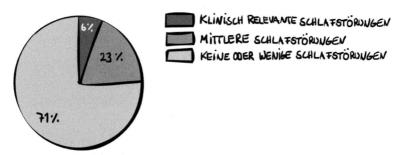

Abbildung 4-1: Häufigkeit von Schlafstörungen in der Schweiz im Jahr 2017. Die Daten basieren auf der alle fünf Jahre durchgeführten Gesundheitsbefragung in der Schweizer Bevölkerung. Für die Ergebnisse wurden ungefähr 18 600 Personen im Alter ab 15 Jahren befragt. Quelle: Bundesamt für Statistik [1].

Auf dieser Basis ergibt sich folgendes Bild für das Jahr 2017: 6,3 % der Teilnehmerinnen berichten von klinisch relevanten Schlafstörungen. Weitere 22,9 % geben mittlere und 70,8 % der Befragten keine oder wenige Schlafstörungen an (s. Abb. 4-1).

Die in der Gesundheitsumfrage verwendeten Fragen und Einteilungen für eine berichtete Schlafstörung passen leider nicht genau zu den in der Medizin verwendeten Kriterien für die Diagnose einer medizinischen Schlafstörung (siehe Frage *Welche Arten von medizinischen Schlafstörungen gibt es?*). Deshalb werden die berichteten Zahlen aus der Gesundheitsumfrage von den Häufigkeiten von medizinischen Schlafstörungen leicht abweichen. Sie geben also vor allem einen Überblick, wie die Schweizer Bevölkerung ihren Schlaf selbst einschätzt. Durch die Formulierung der Frage und die Antwortmöglichkeiten passen die in dieser Umfrage erfassten Schlafstörungen am ehesten zu der medizinischen Schlafstörung Insomnie (siehe Frage *Was ist eine Insomnie?*).

Hat sich der Anteil an berichteten Schlafstörungen in den letzten 20 Jahren verändert?

Interessanterweise kaum. 1997 berichteten 4,6 % der befragten Personen von klinisch relevanten Schlafstörungen. In den Jahren 2007 und 2017 lag dieser Anteil dann bei 6,5 % bzw. 6,3 %. Es gab also eine leichte Zunahme von 1997 bis 2007, aber keine weitere bis 2017. Auch der Anteil an Personen mit mittelschweren Schlafstörungen blieb über die letzten 20 Jahren relativ stabil: Der Anteil an Befragten betrug 23,2 %, 20,0 % und 22,9 % für die Jahre 1997, 2007 und 2017 (s. Abb. 4-2). Logischerweise bleibt der Anteil an Personen mit keinen oder wenigen Schlafstörungen über die letzten 20 Jahre ebenfalls fast unverändert.

Diese recht stabilen Ergebnisse zu Schlafstörungen in der Schweiz widersprechen einer Umfrage der Deutschen Arbeiter Krankenkasse (DAK) aus dem Jahr 2017. Sie berichtet von einem Anstieg der klinisch relevanten Schlafstörungen von 5,5 % im Jahr 2009 auf 8,9 % im Jahr 2016 (DAK Gesundheitsreport 2017, S. 121 [2]). Auch bei den häufigen Ein- und Durchschlafstörungen stieg der Anteil an Befragten von 19,4 % auf 30,9 %. Dieser Anstieg ist wirklich bedeutsam in einem Zeitraum von nur sieben Jahren, der in den Schweizer Umfragen so nicht ersichtlich ist. Ein Problem bei diesem Vergleich ist allerdings, dass die Fragen der Umfragen der DAK aus dem Jahr 2009 und 2016 nicht identisch waren. Dies könnte zu einer Verzerrung der Ergebnisse geführt haben. Es ist die besondere Stärke der Schweizer Gesundheitsbefragung, dass sie tatsächlich

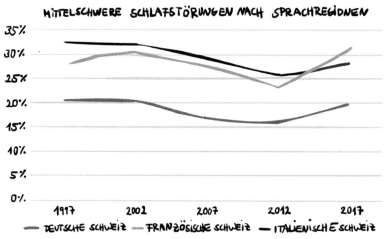

Abbildung 4-2: Verlauf der Anteile an mittelschweren Schlafstörungen von 1997 bis 2017, getrennt nach den drei Sprachregionen der Schweiz. Es zeigt sich in allen fünf Erhebungszeitpunkten ein deutlich niedrigerer Anteil an mittelschweren Schlafstörungen in der Deutschschweiz. Der Anteil an mittelschweren Schlafstörungen lag dagegen in der französischsprachigen und der italienischsprachigen Schweiz auf ähnlich hohem Niveau. Quelle: Bundesamt für Statistik [1].

über 20 Jahre hinweg exakt dieselben Fragen verwendet hat. Insgesamt gibt es also zumindest in der Schweiz Schwankungen in der Häufigkeit von berichteten Schlafstörungen, aber sicherlich keinen generellen Anstieg über die letzten zwei Jahrzehnte. Die Fragen der Schweizer Gesundheitsbefragung betreffen wie schon erwähnt allerdings hauptsächlich die medizinische Schlafstörung Insomnie. Eine Umfrage in England zum Schnarchen und zu Atemaussetzern im Schlaf zeigte dagegen einen Anstieg über die letzten 20 Jahre, der möglicherweise mit der Zunahme von Übergewicht zusammenhängen könnte [3].

Ist das Auftreten von Schlafstörungen in der Schweiz regional verschieden?

In der Schweizer Gesundheitsbefragung werden berichtete Schlafstörungen getrennt nach Regionen der Schweiz erfasst. Es fällt besonders auf, dass sowohl in der französischsprachigen als auch in der italienischsprachigen Schweiz mehr Personen von mittelschweren Schlafstörungen berichten als in der deutschen Schweiz: Während 2017 in der französischsprachigen und der italienischsprachigen Schweiz ca. 31 % bzw. 28 % der Personen mittelschwere Schlafstörungen berichteten, waren es in der deutschen Schweiz nur 19 %, also fast eineinhalbmal weniger. Dies ist ein bedeutender Unterschied. Und er ist über die letzten 20 Jahre äußerst stabil geblieben (s. Abb. 4-2).

Das Auftreten von klinisch relevanten Schlafstörungen unterschied sich dagegen kaum zwischen den Sprachregionen: Im Jahr 2017 gaben 6,3 % der Deutschschweizer an, unter klinisch relevanten Schlafstörungen zu leiden. In der französischsprachigen Schweiz waren es ebenfalls 6,3 %, in der italienischsprachigen Schweiz 5,8 %. Auch in den früheren Erhebungen ergaben sich hier keine Unterschiede zwischen den Sprachregionen.

Über eine Erklärung der regionalen Unterschiede kann ich nur Vermutungen anstellen: So unterscheidet sich die Zusammensetzung der Bevölkerung hinsichtlich Alter, Migrationshintergrund und anderer Aspekte sicherlich zwischen den Sprachregionen. Außerdem haben die französischsprachige und die italienischsprachige Schweiz eine etwas niedrigere Erwerbsquote als die deutsche Schweiz [4]. Auch die nächtliche Lärmbelastung könnte gerade in der Genfer Region höher sein. Allerdings trifft dies auf italienische Sprachregionen nicht unbedingt zu [5]. Das Bundesamt für Statistik besitzt alle diese Daten. Ich werde das Amt bald einmal kontaktieren, vielleicht lässt sich über eine detaillierte Analyse erklären, warum der Anteil der mittelschweren Schlafstörungen sich regional in der Schweiz so stark unterscheidet.

Interessanterweise gibt es auch deutliche regionale Unterschiede in der Verwendung von Schlafmitteln: Während in der französisch- und der italienischsprachigen Schweiz ca. 22–25 % der Personen über 65 Jahre Schlafmittel einnahmen, waren es in den deutschsprachigen Vergleichsregionen Basel und Aargau nur 9–12 % [6]. Nach Aussagen von Jürg Hans Beer, Direktor der Abteilung für Innere Medizin am Kantonsspital Baden, erschienen in der „Sonntagszeitung" vom 12.01.2020, gibt es dafür kulturelle Gründe: So werden in den Nachbarländern Frankreich und Italien mehr Medikamente verschrieben als in Deutschland oder Österreich. Im Angesicht der stabilen Unterschiede in den Umfragen zur Häufigkeit von Schlafstörungen frage ich mich allerdings, ob das wirklich die einzige Erklärung ist. Vielleicht treten bestimmte Schlafprobleme tatsächlich häufiger in den französischen und italienischen Sprachregionen auf, und dies trägt dann zusätzlich zu den kulturellen Unterschieden in der Verschreibung von Schlafmitteln bei.

Stört Verkehrslärm den Schlaf?

Ja, Verkehrslärm stört den Schlaf [7]. Die Stärke der Störung hängt dabei von vielen Faktoren ab. Zunächst einmal stört Lärm den Schlaf umso mehr, je lauter er ist. Somit stärker, wenn man zum Beispiel bei offenem Fenster schläft. Weiterhin stört derselbe Lärm verschiedene Menschen unterschiedlich stark: Einige Menschen fühlen sich von demselben Lärm sehr gestört, andere gar nicht. Und es gibt Gewohnheitseffekte: Je mehr man sich an einen bestimmten Lärm in einer Schlafumgebung gewöhnt hat, desto besser wird der Schlaf. Doch es gibt auch den umgekehrten Fall: Wenn sich Menschen von einem bestimmten Lärm gestört fühlen, kann es sie auf Dauer immer mehr stören und den Schlaf weiter verschlechtern. Sie werden sensibler. Schließlich sind weitere Faktoren wie Temperatur und Luftfeuchtigkeit sowie andere Lärmquellen oder das generelle Wohlbefinden (Stress, Krankheit etc.) von Bedeutung.

In Bezug auf den Verkehr werden häufig drei Arten von Lärm unterschieden: Lärm durch Flugzeuge (Fluglärm), Lärm durch Züge (Schienenlärm) und Lärm durch Autos und Lastwagen (Straßenlärm). Einige Studien kommen zu dem Ergebnis, dass Fluglärm den Schlaf am stärksten stört [8]. Andere legen dagegen nahe, dass die Lärmbelastung von vorbeifahrenden Zügen die größten Schlafstörungen verursacht [9]. Die Studien liefern hierzu kein einheitliches Bild. Interessanterweise traten bei den meisten Untersuchungen dann die stärksten berichteten Schlafstörungen auf, wenn in der Formulierung der Frage explizit nach der Störung durch den Verkehrslärm gefragt wurde. Wenn die Forscher allgemein nach Schlafproblemen fragten, war die Wirkung des Verkehrslärms auf den Schlaf weniger groß. Die Formulierung der Fragen scheint also bei den Ergebnissen durchaus eine Rolle zu spielen.

Es ist auch bekannt, dass Verkehrslärm das Risiko von bestimmten Erkrankungen, wie z. B. Herz-Kreislauf-Problemen, erhöht. Dies könnte mit dem vermehrten Auftreten von Schlafstörungen zusammenhängen [10]. Eine Dämpfung des Verkehrslärms ist also für einen guten Schlaf vorteilhaft. Sie kann beispielsweise durch geräuschdämpfende Asphaltierung der Straße oder leise Bremsbelege bei Zügen erfolgen. Doch kann man auch selbst etwas tun. So ist eine Lärmisolierung des Schlafzimmers durchaus sinnvoll, z. B. durch bessere Fenster, Wände, Belüftungssysteme oder die Lage des Schlafzimmers. Letztendlich kann ich auch meine eigene Lärmwahrnehmung reduzieren, indem ich z. B. Ohrstöpsel verwende. Interessant ist allerdings, dass Personen in einem zu ruhigen Raum auch nicht gut schlafen können. So haben mir Versuchspersonen schon von einem weniger guten Schlaf berichtet, wenn die Schlaflabore zu sehr schallisoliert sind.

Stören Mücken unseren Schlaf?

Bzzzzz – und wieder summt die Mücke an meinem Ohr und weckt mich auf! Es bleibt mir nichts anderes übrig, als aufzustehen und sie so lange zu jagen, bis ich sie habe. Mücken stören unseren Schlaf – zumindest meinen. Da ist einmal dieses feine Summen. Und auch der Schmerz des Einstichs. Mücken sind besonders in der Dämmerung, aber auch nachts aktiv und schlafen am Tag. Ein wahres Problem für einen guten Schlaf.

Zu dem aus meiner Sicht sehr relevanten Thema gibt es leider keine wissenschaftlichen Studien. Es gibt zwar relativ viele Studien zu Moskitonetzen, da deren Verwendung vor Krankheiten wie Malaria schützt. Eine Studienübersicht zeigt z. B., dass viele Menschen in Malariagebieten ein Moskitonetz deshalb nicht benutzen, weil sie es zu unbequem und zu heiß finden [11]. Dabei wäre es ein idealer Schutz vor Insektenstichen im Schlaf. Übrigens hat die Störung des Schlafs durch Mücken auch Eingang in die Literatur gefunden. So besiegt der Cowboy Lucky Luke den Ganoven Averell Dalton durch das Platzieren einer Mücke in seinem Schlafzimmer [12]. Nach der nächtlichen erfolglosen Mückenjagd ist Averell am nächsten Morgen einfach zu müde für ein Duell.

Am wirksamsten erwischt man die Mücke nachts nach meiner Erfahrung folgendermaßen: Das Licht ausmachen und warten, bis man die Mücke wieder summen hört. Ein kleines Licht anmachen, damit sie sich irgendwo hinsetzt. Mit einer zweiten Lampe (z. B. einer hellen Taschenlampe) die Mücke suchen. Dabei schräg an der Wand entlang leuchten, die Taschenlampe hin und her bewegen und auf den idealerweise vergrößerten Schatten der Mücke achten. So finde ich sie fast immer (s. Abb. 4-3).

Stören Windräder den Schlaf?

Für Klimaschützer sind Windräder eine willkommene Alternative zu fossilen Energieträgern, und ihr Ausbau muss demnach unbedingt vorangetrieben werden. Für Anwohner sind sie manchmal eine Last. Mittlerweile

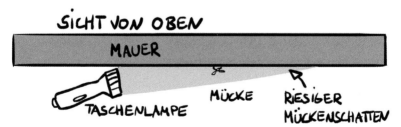

Abbildung 4-3: Nächtliche Mückenjagd mit einer Taschenlampe. Durch das schräge Anleuchten der Mücke erzeugt diese einen großen Schatten, mit dem man sie leichter finden kann. Abbildung adaptiert von [13], mit freundlicher Genehmigung.

gibt es zahlreiche Initiativen, die Windräder in der Nähe von Siedlungen verhindern wollen [14]. Ein Argument in der Diskussion ist, dass Windräder den Schlaf stören. Tun sie das wirklich? Wenn der Lärm von Windrädern eine bestimmte Lautstärke (z. B. 40 oder 45 dB) überschreitet, dann können sie den Schlaf nach den vorliegenden wissenschaftlichen Untersuchungen tatsächlich stören [9]. Allerdings darf die Lautstärke von 35–45 dB in vielen Wohngebieten sowieso nicht überschritten werden, zumindest nach den Richtwerten des deutschen Umweltbundesamtes [15]. Deshalb ist es unter anderem sinnvoll, einen gewissen Mindestabstand zwischen Wohngebieten und Windkraftanlagen einzuhalten. Der hörbare Schall nimmt mit Abstand ab, sodass die Lärmbelastung, die den Schlaf stört, in den Wohnanlagen unter der Schwelle liegen sollte.

Neben der messbaren Lautstärke der Windkraftanlagen beeinflussen Faktoren wie Lärmempfindlichkeit und Einstellung der Betroffenen gegenüber der Lärmquelle das Ausmaß an Störungen des Schlafs: Bei einer negativen Einstellung zu den Windkraftanlagen berichten Personen von stärkeren Schlafstörungen und anderen gesundheitlichen Folgen. Dies ist weniger bei denjenigen der Fall, die den Anlagen gegenüber neutral oder positiv eingestellt sind.

Allerdings beruhen die wenigen wissenschaftlichen Studien fast ausschließlich auf Selbstberichten zum Schlaf. Eine Ausnahme ist eine kanadische Studie, die Schlafstörungen durch Windräder bei über 700 Erwachsenen mittels Selbstberichten und auch Bewegungsmessungen untersucht hat [16]. Die Lautstärke der Windräder betrug im Durchschnitt ca. 35 dB und erreichte maximal 46 dB im Schlafzimmer von einigen getesteten Personen. Wenn die Lautstärke der Windräder höher war, berichteten auch mehr Menschen von Schlafstörungen. Dies spiegelte sich allerdings nicht in den objektiven Messungen des Schlafs wider. Interessanterweise schliefen Personen objektiv kürzer, wenn sie sich stärker von den blinkenden Lichtern der Windkraftanlagen belästigt fühlten. Gleichzeitig schliefen sie aber objektiv länger, wenn sie die Geräusche oder das Rattern der Turbinen mehr störten [17]. Eine weitere Studie hat den Schlaf von 16 Personen vor und nach der Installation der Windkraftanlagen untersucht [18]. Der Schlaf wurde mithilfe mobiler Messgeräte in ihrer häuslichen Umgebung gemessen. Die objektive Messung zeigte keine Verschlechterung der Schlafqualität nach der Installation der Windkraftanlagen. Auch die parallel durchgeführten Lautstärkemessungen führten zu keinem messbaren Anstieg der Lautstärke nach Installation der Windanlagen. Allerdings stiegen die berichteten Schlafstörungen deutlich an.

Aus Sicht der Schlafforschung ist es allerdings sehr relevant, wenn die berichteten Schlafstörungen ansteigen, selbst wenn keine Veränderungen im objektiv gemessenen Schlaf zu erkennen sind. Bei der Insomnie (siehe Frage *Was ist eine Insomnie?*) ist die subjektive Bewertung des Schlafs entscheidend für die Diagnose der Krankheit. Die objektive Messung des Schlafs spielt dagegen keine Rolle. Da die Insomnie mit negativen Folgen für die Gesundheit verbunden ist, kann also auch die empfundene und berichtete Störung des eigenen Schlafs ähnlich wie bei anderen psychosomatischen Erkrankungen zu gesundheitlichen Problemen führen.

Auch der Befund, dass eine negative Einstellung zu Windkraftanlagen mit mehr Schlafstörungen zusammenhängt, ist nicht ganz einfach zu interpretieren. Zum einen könnte es sein, dass Personen eine negative Einstellung entwickeln, weil sie sich durch die nächtlichen Geräusche stärker gestört fühlen als andere. Zum anderen haben wir die Fähigkeit, im Schlaf mehr auf für uns relevante Dinge zu reagieren. So reagieren wir im Schlaf stärker auf eine bekannte Stimme oder die Nennung unseres eigenen Namens als auf andere, irrelevante Informationen [19]. Je bedeutsamer also ein Geräusch für uns ist, desto eher reagieren wir auch im Schlaf darauf. Das bedeutet, unser Ärger über die Windturbinen macht dieses Geräusch für uns relevant, und deshalb reagieren wir im Schlaf auch stärker darauf. Es kann also unter Umständen für den Schlaf sinnvoll sein, das Geräusch einer Windturbine (wenn sie nun mal neben meinem Haus steht) eher mit etwas Positivem zu verknüpfen. So kann ich mir zum Beispiel Meeresrauschen oder das Klappern von einem Mühlrad vorstellen, wenn das angenehmer ist. Dies mag für Betroffene seltsam klingen und sogar inakzeptabel sein. Aber wenn ich an der Situation gerade nichts ändern kann, dann sollte ich doch alles versuchen, um wenigstens gut zu schlafen. Und am nächsten Morgen kann ich mich ausgeruht für einen größeren Mindestabstand von Windkraftanlagen oder gegen Windkrafträder engagieren.

Neben dem hörbaren Lärm wird bei Windkraftanlagen auch häufig der „nicht hörbare" genannt. Dieser sogenannte „Infraschall" betrifft

Schwingungen, die unter unserer Hörschwelle liegen. Sie können z. B. als Druckunterschiede durch unseren Körper wahrgenommen werden. Es gibt einige Hinweise, dass eine stärkere Infraschall-Aussetzung aus unterschiedlichen Quellen (z. B. startende und landende Flugzeuge, Ventilatoren in Räumen etc.) möglicherweise mit gesundheitlichen Beschwerden und berichteten Schlafstörungen zusammenhängen könnte [20]. Allerdings ist der produzierte Schalldruck der Windkraftanlagen relativ schwach und, nach Aussagen des deutschen Umweltbundesamtes, in einiger Entfernung nicht mehr wirklich wahrnehmbar [15]. Der Infraschall eines Deckenventilators sollte sehr viel spürbarer sein.

Stören Kirchenglocken den Schlaf?

Das Läuten der Glocken während der Nacht erregt häufig die Gemüter. So gibt es bereits mehrere Klagen in der Schweiz gegen Kirchen und Gemeinden, die nachts jede Stunde oder sogar Viertelstunde ihre Kirchenglocke schlagen lassen. Vor allem der Verein IG Stiller setzt sich in der Schweiz dafür ein, dass die Nachtruhe zwischen 22 Uhr und 7 Uhr konsequent eingehalten wird [21]. Ziel des Vereins ist es, dass Glocken rücksichtsvoll eingesetzt werden, und dies zu jeder Tages- und Nachtzeit. Dem Verein geht es dabei um jede Form von Glocken, also von Kirchenglocken bis zu Kuhglocken. Nach ihrer eigenen Zusammenstellung von Umfragen sind nächtliche Glockenschläge eines der wichtigsten störenden Geräusche.

Tatsächlich gibt es nur sehr wenige wissenschaftliche Studien zu dem Thema. Ein Zürcher Forscherteam hat in der Schweiz den Schlaf von 27 Personen untersucht, die in der Nähe von Kirchen leben [22]. Der Schlaf und die Lautstärke der Glocken wurden bei jeder Person viermal nachts in ihrer Wohnung gemessen. Die Forscher konnten schon bei Glockenschlägen ab 35 dB kurze Aufwachreaktionen der Schlafenden feststellen. Dies ist sehr leise und liegt im Bereich der Lautstärke eines brummenden Kühlschranks im Zimmer. Je lauter die Glockenschläge im Schlafzimmer zu hören waren, desto mehr Weckreaktionen traten auf. Allerdings erinnerten sich die Schlafenden nicht unbedingt daran, da diese sehr kurz waren und sie in den meisten Fällen sofort weiterschliefen. Wie bereits beschrieben, wachen auch gesunde Schläfer während der Nacht mehrmals kurz auf, ohne dass sie sich daran erinnern. Trotzdem ist ein Anstieg dieser Aufwachreaktionen durch Kirchenglocken nicht förderlich für den Schlaf. Sehr interessant war für mich, dass in dieser Studie neben der Lautstärke vor allem die Einstellung der Personen wichtig war: Je negativer sie zu den nächtlichen Glockenschlägen eingestellt waren, desto eher zeigt ihr Gehirn Weckreaktionen bei den tatsächlichen Tönen. Ihre Einstellung zur Kirche als Institution spielte dagegen keine Rolle (siehe Frage *Stören Windräder den Schlaf?*).

Das Forschungsteam gibt auch konkrete Empfehlungen: Nach ihren Ergebnissen würde ein Abschalten des Kirchengeläuts zwischen Mitternacht und 6 Uhr morgens fast 99 % der zusätzlich durch die Kirchenglocken verursachten kurzen Aufwachreaktionen verhindern. Auch eine Reduktion der Lautstärke der Glocken könnte bereits positive Wirkungen auf den Schlaf zeigen [23]. Das Bundesgericht als oberstes Gericht in der Schweiz ist diesen Empfehlungen allerdings nicht gefolgt. In einem Leiturteil hat es im Jahr 2017 entschieden, dass die Studie von Mark Brink und Kollegen nicht aussagekräftig genug ist [24]. Zusätzlich bewerten die Richter die Wichtigkeit der Tradition und des Brauchtums höher als die nächtliche Störung. Die Glocken dürfen also nachts in der Kirche Wädenswil weiter schlagen, und zwar im Viertelstundentakt.

Tatsächlich ist es wissenschaftlich sehr schwierig, auf Basis einer einzigen Studie mit relativ wenigen Versuchspersonen abzuschätzen, wie stark der störende Einfluss von Kirchenglocken auf den Schlaf wirklich ist. Die Ergebnisse müssten also unbedingt in einer größeren Stichprobe repliziert werden. Auch die Relevanz der Einstellung zu der nächtlichen Störung müsste mehr beachtet werden. Insbesondere fehlen Daten, die die gesundheitlichen Folgen der Schlafstörung durch die Kirchenglocken beschreiben. Es wäre also wichtig zu untersuchen, ob Anwohner in der Nähe von Kirchenglocken vermehrt Infektionen bekommen oder stärker an Depressionen, Herz-Kreislauf-Erkrankungen oder Übergewicht leiden. Erst wenn man dies in repräsentativen Stichproben mehrmals zeigen kann, sind von wissenschaftlicher Seite genügend Erkenntnisse vorhanden, dass nächtliche Kirchenglocken tatsächlich unsere Gesundheit gefährden. Bis dahin werden die Glocken des Nachts wohl weiter läuten – inklusive der Kuhglocken.

Stört Luftverschmutzung den Schlaf?

Luftverschmutzung ist ein Problem für unsere Gesundheit [25]. Gerade in asiatischen und indischen, aber auch in europäischen und amerikanischen Großstädten erreicht die Luftverschmutzung sehr hohe Werte, und das manchmal über längere Perioden hinweg. Eine Reduktion der Luftverschmutzung vor Ort könnte gesundheitliche Schäden stark reduzieren und damit die Kosten für das Gesundheitssystem ebenfalls stark vermindern [26] – neben den globalen Vorteilen für das Klima.

Hat Luftverschmutzung auch eine spezifische Wirkung auf den Schlaf? Die Studienlage ist hier nicht eindeutig. In manchen Studien war der Schlaf bei stärkerer Luftverschmutzung schlechter. In anderen Untersuchungen ergab sich dagegen kein Zusammenhang. Oder die Zusammenhänge waren nur in manchen Jahrperioden (z. B. im Sommer) oder bestimmten Bevölkerungsgruppen erkennbar [27]. Eine aktuellen Studie aus China aus dem Jahr 2019 berichtet dagegen von direkten Zusammenhängen zwischen stärkerer Luftverschmutzung und schlechterem Schlaf [28]. Auch bei einer Untersuchung mit fast 60 000 chinesischen Kindern wurde ein erhöhtes Auftreten von Schlafstörungen bei einer stärkeren Luftverschmutzung gefunden [29]. Die stärksten Zusammenhänge traten dabei für kleine Partikel im Feinstaub auf. Ob die Luftverschmutzung allerdings direkt unseren Schlaf beeinflusst, kann aus den bisherigen Studien nicht geschlossen werden. Es könnte auch sein, dass die Zusammenhänge zwischen Schlaf und Luftverschmutzung jeweils durch gesundheitliche Beeinträchtigungen verursacht werden. Luftverschmutzung würde in diesem Sinne zunächst zu gesundheitlichen Beeinträchtigungen der Atemwege führen, und diese verschlechtern dann den Schlaf. Doch egal ob direkt oder indirekt – Luftverschmutzung gefährdet unsere Gesundheit und damit auch unseren Schlaf.

Stören elektromagnetische Felder den Schlaf?

Stört Strahlung unseren Schlaf oder nicht? Gerade bei dem geplanten Ausbau von Handynetzen und entsprechenden Antennen ist diese Frage hoch relevant. Deshalb die allgemeine Antwort schon einmal vorweg:

Der objektiv messbare Einfluss dieser Art von Strahlung auf den Schlaf ist wahrscheinlich sehr gering. Allerdings müssen wir zwischen verschiedenen Arten der elektromagnetischen Strahlung unterscheiden. So haben elektromagnetische Strahlungen von Stromleitungen und elektrischen Geräten eine niedrigere Frequenz (50–60 Hz). Bei Mobiltelefonen und drahtlosen Internetverbindungen (WLAN) werden hingegen hohe Frequenzen verwendet (10 MHz–300 GHz). Die genauen Nutzungsfrequenzen der Mobilnetze unterscheiden sich zwischen den verschiedenen Ländern und Anbietern. In der Schweiz werden Frequenzen zwischen 700 MHz und 3,5 GHz für den Mobilfunk verwendet. Sie können beliebig für die verschiedenen Technologien (2G, 3G, 4G oder 5G) genutzt werden. Die im Hause verwendeten Geräte für drahtlose Internetverbindungen verwenden meist 2,7 GHz, 5 GHz oder 60 GHz.

Für hohe Frequenzen zeigen die Studien keine einheitlichen Auswirkungen auf die Schlafarchitektur. Einzelne Studien finden zwar im Labor Einflüsse von hohen Frequenzen auf den Schlaf, vor allem im Bereich einzelner Hirnwellenmuster, andere Studien finden diese Veränderungen jedoch nicht [30]. Wenn der Schlaf dagegen außerhalb des Labors, im Alltag, gemessen wurde, konnten einige Studien sogar keine Auswirkungen der Strahlung nachweisen. In einer Studie wurde der Schlaf von fast 400 Personen über zwölf Nächte zu Hause gemessen [31]. Bei einigen war eine Mobilfunkantenne in der Nähe der Häuser angeschaltet, bei anderen nicht. Die Studienteilnehmer wussten nicht, ob die Antenne bei ihnen angeschaltet war oder nicht. Es ergaben sich keinerlei Unterschiede in den gemessenen Schlafdaten, und auch subjektiv berichteten die Personen keinerlei Unterschiede in ihrer Schlafqualität. Allerdings hatten die Personen, die sich wegen der aufgestellten Antenne Sorgen machten, tatsächlich einen schlechteren Schlaf: Sie wachten nachts häufiger auf und gaben auch eine längere Einschlafzeit an, und zwar unabhängig davon, ob die Antenne tatsächlich eingeschaltet war oder nicht. In einer weiteren Studie mit über 2000 siebenjährigen holländischen Kindern hing der Schlaf ebenfalls nicht davon ab, wie weit eine Mobilfunkantenne von dem Haus entfernt stand [32]. Allerdings hatten diejenigen Kinder einen schlechteren Schlaf, die öfter das Handy benutzten. Es scheinen also vielmehr die Sorgen und andere Verhaltensweisen wie z.B. Mediennutzung zu sein, die den Schlaf stören, und weniger die elektromagnetische Strahlung in hohen Frequenzbereichen an sich.

Wie sieht es mit der niederfrequenten Strahlung unseres Stromnetzes aus? Diese Strahlung des Wechselstroms befindet sich über elektrische Geräte oder Stromleitungen meist viel näher an unserem Bett als Mobilfunkantennen. Allerdings sind diese Felder relativ schwach und werden vom Erdmagnetfeld überlagert. Trotzdem zeigen hier einige Studien eine negative Beeinflussung des Schlafs, vor allem wenn die Strahlungen häufig an- und ausgeschaltet werden [30]. Weitere Studien finden auch eine Beeinflussung des Hormons Melatonin, das für unseren zirkadianen Rhythmus und unseren Schlaf wichtig ist. Allerdings finden andere Forscher diesen Effekt auch wieder nicht. Trotzdem lautet hier die Empfehlung, dass elektrische Geräte in der Nähe des Bettes besser ausgeschaltet sein sollten.

In der Forschung zu der Wirkung von elektromagnetischen Feldern wird häufig nicht beachtet, dass einige Menschen stärker auf diese Art von Strahlung reagieren könnten als andere. Man bezeichnet Erstere als „elektrosensibel". Es gibt Vereine, die die Interessen von elektrosensiblen Menschen vertreten [33]. Von diesen wird immer wieder auf die möglichen gesundheitsgefährdenden Folgen von elektromagnetischer Strahlung hingewiesen. Auch der Einfluss der Strahlung auf den Schlaf wird immer wieder genannt. Es gibt mittlerweile eine Reihe von wissenschaftlichen Studien, die die Wirkung von elektromagnetischer Strahlung auf elektrosensible Personen untersucht haben. Allerdings zeigt auch hier der Großteil keine Effekte der eigentlichen Strahlung [34]. Elektrosensible Menschen können auch meist nicht unterscheiden, wann eine Strahlung an- oder ausgeschaltet ist [35]. Interessanterweise scheint die Anzahl an Personen, die sich als sehr sensibel für elektromagnetische Strahlung bezeichnen, in den letzten Jahren abzunehmen [36]. Dies ist erstaunlich, da wir aktuell eher mehr als weniger solcher Strahlung ausgesetzt sind.

Zum Einfluss von Strahlung auf den Schlaf von elektrosensiblen Menschen liegen bislang leider nur sehr wenige Studien vor. In einer Studie aus Zürich wurden 30 elektrosensible Personen untersucht [37]. Es zeigten sich leichte Einflüsse durch eine niederfrequente Strahlung einer Stromquelle: Die elektrosensiblen Personen bewerteten ihren Schlaf als tiefer und ruhiger – wenn das Feld angeschaltet war. Andere Aspekte des Schlafs blieben dagegen unverändert.

Ist also elektromagnetische Strahlung völlig ungefährlich? Den Eindruck möchte ich auf keinen Fall erwecken. Elektromagnetische Strahlung kann durchaus sehr gefährlich sein. So gehören auch Röntgenstrahlung und das Sonnenlicht zu den verschiedenen elektromagnetischen Strahlungen. Diese verursachen ab einer bestimmten Intensität und Dauer gesundheitliche Probleme. So steigt beispielsweise das Hautkrebsrisiko, wenn sich Personen häufiger sonnen, insbesondere wenn sie im Alltag weniger der Sonne ausgesetzt sind [38]. Bei normaler Intensität ist dagegen Sonnenlicht sehr wichtig für unsere Gesundheit und unseren Schlaf-wach-Rhythmus. Es kommt also stark auf die Art der elektromagnetischen Strahlung und ihre Frequenz, Intensität und Dauer an.

Deshalb könnte auch bei der Installation einer Vielzahl neuer Antennen in Zukunft die Intensität der Strahlung der Mobilfunkantennen so zunehmen, dass gesundheitliche Beschwerden auftreten. Leider wird man dies wohl erst im Nachhinein feststellen. Deshalb ist eine vernünftige Vorsicht durchaus ratsam – sie rechtfertigt aber nicht die Panik, die beim Aufstellen neuer Antennen in einer Gemeinde auftreten kann. Meiner Ansicht nach ist es momentan wesentlich gefährlicher, sich zu lange starkem Sonnenlicht auszusetzen (vor allem wenn man es nicht gewöhnt ist) als der Strahlung von Mobilfunkantennen. Und auch die meisten baulichen Maßnahmen zur Reduktion von Strahlung im eigenen Haus scheinen objektiv nicht wirklich gerechtfertigt, zumindest was die direkte Wirkung der Strahlung auf den Schlaf angeht. Allerdings – alles, was das subjektive Wohlbefinden und die eigenen Sorgen reduziert, verbessert tatsächlich den Schlaf. Insofern lohnt es sich vielleicht trotzdem.

Schlafen Menschen in unsicheren Wohnvierteln schlechter?

Ja. Wenn Menschen sich in ihrer Wohnumgebung unsicher oder sogar bedroht fühlen, bewerten sie ihren Schlaf im Durchschnitt schlechter als Menschen, die ihre Nachbarschaft als sicher einschätzen. So bewerteten in einer Studie Bewohner von Paris ihren Schlaf als deutlich schlechter, wenn sie in Stadtvierteln wohnten, die sie als unsicher einschätzten [39]. In Südafrika hing das Ausmaß an berichteten Schlafstörungen auch von der Sicherheit der Wohnsituation und den Lebensbedingungen ab [40].

Und auch in anderen Städten hing die Bewertung des wahrgenommenen sozialen Zusammenhalts und der Sicherheit des eigenen Wohnviertels in der Mehrzahl der Studien mit der Qualität des Schlafs zusammen [27]. In fast allen Studien beziehen sich die Ergebnisse auf die subjektiv wahrgenommene Schlafqualität, der Schlaf selbst wurde meist nicht gemessen. Und es geht auch hauptsächlich um die eigene Einschätzung der Sicherheit des Wohnviertels.

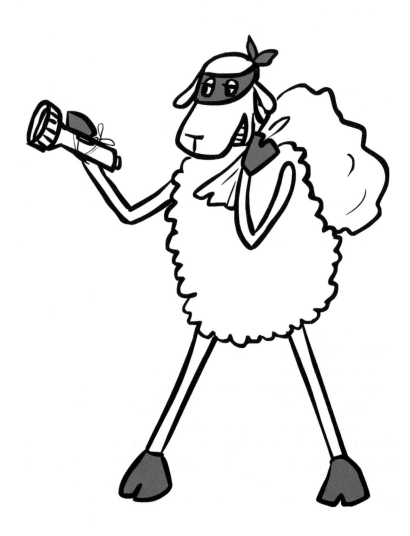

Stört Fasten den Schlaf?

Lang andauerndes, extremes Fasten führt zu Schlafstörungen. Wenn Ratten mehrere Tage ohne Essen und Trinken auskommen müssen, so nimmt die Schlafdauer ab, und die Tiere sind länger wach. Auch der Anteil des Tiefschlafs und des REM-Schlafs nimmt ab, und die Tiere verbringen mehr Zeit in leichteren Schlafstadien [41] [42].

Fasten über einige Tage hat dagegen beim Menschen nur sehr geringe Auswirkungen auf den objektiv gemessenen Schlaf [43]. Personen schliefen in einer Studie sogar etwas ruhiger und verbrachten etwas mehr Zeit im REM-Schlaf, wenn sie vorher sieben Tage lang gefastet hatten [44]. Ansonsten blieb der Schlaf unverändert. Allerdings bewerteten die Versuchsteilnehmerinnen ihren Schlaf als sehr viel erholsamer als vor dem Fasten. Und sie gaben an, sich am Ende der Fastenzeit wacher und erholter zu fühlen. Einige Tage fasten verbessert also vor allem die Bewertung des eigenen Schlafs und das Gefühl der Wachheit am Tag. Es ist aber zu erwarten, dass sich auch beim Menschen bei länger andauernden Hungerperioden der Schlaf verschlechtert.

Muslime praktizieren während des Monats Ramadan eine spezielle Form des Fastens: Zwischen Sonnenaufgang und Sonnenuntergang nehmen gläubige Muslime weder Nahrung noch Flüssigkeit zu sich. Erst nach Sonnenuntergang essen und trinken sie wieder. Aus Sicht der Schlafforschung ist dies ein interessantes Experiment: Wie verändert die umgestellte Nahrungsaufnahme den Schlaf?

Die meisten wissenschaftlichen Untersuchungen zu diesem Thema berichten von einer verkürzten nächtlichen Schlafdauer während des Ramadan. Dieser verkürzte Schlaf wird zum Teil durch vermehrten Mittagsschlaf ausgeglichen [45]. Während des Schlafs ist der Anteil des REM-Schlafs reduziert, der Anteil des tiefen und mitteltiefen Schlafs bleibt dagegen weitgehend unverändert. Weiterhin nimmt die Tagesmüdigkeit während des Fastenmonats zu, und die Leistungsfähigkeit nimmt ab [46]. Allerdings sind diese Veränderungen nicht allein durch die Umstellung der Nahrungsaufnahme verursacht. Denn viele fastende Muslime verschieben ihren Schlaf-wach-Rhythmus während des Ramadans: Sie gehen später ins Bett und stehen später auf. Auch viele Geschäfte verschieben ihre Öffnungszeiten, und die Arbeit beginnt zum Teil morgens etwas später. Zusammen mit den veränderten Essenszeiten und der reduzierten

Flüssigkeitsaufnahme am Tag könnte also auch die Verschiebung des körpereigenen Schlaf-wach-Rhythmus eine Ursache für den veränderten Schlaf während des Ramadan sein.

Stört der Mond unseren Schlaf?

Viele Menschen sind überzeugt, dass der Mond – insbesondere der Vollmond – den Schlaf stört. Fast jede zweite Frau glaubt, dass der Mond ihren Schlaf beeinflusst. Bei Männern sind es nur ca. 27 %. Dies ergab eine repräsentative Umfrage aus dem Jahr 2005 in Deutschland [47]. Spannenderweise war der Anteil an Frauen 10 Jahre zuvor noch kleiner: 1995 gaben nur 23 % der Frauen und 21 % der Männer an, dass der Mond ihren Schlaf beeinflusst.

Lässt sich der Einfluss des Mondes auf den Schlaf nachweisen? Tatsächlich berichteten Forscher aus Bern, dass die subjektive Schlafdauer bei Vollmond kürzer ist als bei Neumond [48]. Basler Schlafforscher fanden im Jahr 2013, dass gesunde Versuchsteilnehmerinnen in ihrem Schlaflabor bei Vollmond objektiv 20 Minuten weniger schliefen und im Vergleich zu anderen Mondphasen ca. 30 % weniger Zeit im Tiefschlaf verbrachten [49]. Eine weitere Studie berichtete ebenfalls von einem objektiv verkürzten Schlaf und weniger Tiefschlaf bei Vollmond, allerdings nur bei Frauen [50]. Auch bei Patienten mit Schlafstörungen waren die gesamte Schlafdauer und der Tiefschlaf bei Vollmond verkürzt, und diese Effekte waren ebenfalls bei Frauen stärker ausgeprägt als bei Männern [51].

Allerdings gibt es auch eine Reihe von Studien, die keinen Einfluss des Mondes auf den Schlaf nachweisen konnten [52]. So haben wir an unseren in Basel aufgenommenen Schlafdaten ebenfalls den Einfluss des Mondes untersucht, konnten aber keinen Einfluss finden, obwohl wir den Schlaf von über 850 Personen objektiv gemessen hatten. Mein Kollege Martin Dresler von einem Forschungsinstitut in Holland konnte ebenfalls keinen Einfluss des Mondes bei über 700 Personen nachweisen. Und selbst wenn man den Schlaf derselben Personen über einen längeren Zeitraum verfolgte, ergaben sich keine Mondeinflüsse. Auch viele weitere – zum Teil unveröffentlichte – Analysen des berichteten und/oder des objektiv gemessenen Schlafs von mehreren Tausend Teilnehmerinnen ergab keine Zusammenhänge des Schlafs mit der Mondphase.

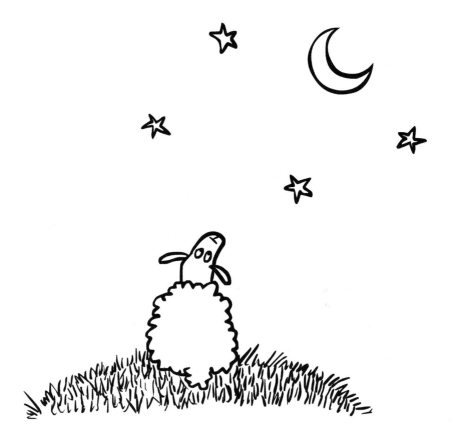

Was lässt sich aus den bisherigen Untersuchungen schließen? Die un-einheitlichen Ergebnisse weisen darauf hin, dass der Zusammenhang zwischen Schlaf und Mond nicht sehr groß sein kann – denn sonst hätte er häufiger in Studien gefunden werden müssen. Wir können aber auch nicht sagen, es sei bewiesen, dass der Mond gar keinen Einfluss hat – warum finden einige Studien sonst etwas?

Ein großes Problem ist es, dass die meisten der vorliegenden Studien nicht speziell für die Untersuchung des Mondeinflusses angelegt waren. Meistens waren die Daten schon erhoben, und die Forscher haben sich im Nachhinein gedacht, es wäre interessant zu sehen, ob der Mond einen Einfluss auf den Schlaf hat. Das war auch für unsere eigene Studie so. Dies führt dazu, dass die Ergebnisse weniger gut zu interpretieren sind. Für ein echtes Experiment und eine bessere Interpretation der Ergebnisse müsste man eine eigene wissenschaftliche Studie ausschließlich für die Untersuchung des Mondeinflusses auf den Schlaf planen und die Versuchspersonen zufällig den verschiedenen Mondphasen zuordnen. Idealerweise sollten sie dabei nicht wissen, welche Mondphase gerade vorliegt. Noch besser wäre es, den Versuchspersonen glaubhaft zu versichern, es sei gerade Vollmond, obwohl in Wirklichkeit Neumond ist. Nur so könnte man die Wirkung der Erwartung der Personen auf ihren Schlaf ausschließen. Solche gut gemachten experimentellen Studien zum Einfluss des Mondes auf den Schlaf gibt es bisher leider nicht.

Ein weiteres Problem liegt in dem System der Veröffentlichungen in der Wissenschaft: Positive Ergebnisse wirken meistens interessanter und werden eher veröffentlicht. Wenn eine Analyse der Daten dagegen keinen Einfluss des Mondes auf den Schlaf zeigt, ist dieser Befund vielleicht für die Forscher selbst weniger interessant. Sie machen sich erst gar nicht die Mühe, dieses Ergebnis zu veröffentlichen, sondern es landet in der Schublade. Dies wird auch *File Drawer Effect* (englisch: Schubladeneffekt) genannt. Dadurch, dass mehr positive Ergebnisse berichtet werden als Nullergebnisse, ergibt sich allerdings eine Verzerrung.

Ich stehe dem Einfluss des Mondes auf unser Verhalten und unseren Schlaf sehr skeptisch gegenüber. Nach einer Zusammenstellung auf einer Website scheinen sich auch andere Mythen, z.B. der Zusammenhang des Mondes mit der Geburtenrate, mit Unfällen usw., nicht wirklich bestätigen zu lassen [54]. Wir sollten die verschiedenen Mondphasen wohl einfach Phasen sein lassen und ihren Anblick genießen – und unseren Schlaf davon nicht stören lassen.

Wie könnte der Vollmond unseren Schlaf stören?

Eine weitere Frage ist, wie der Mond den Schlaf überhaupt beeinflussen könnte. Da wäre zum einen das Licht des Mondes: Bei Vollmond reflektiert der Mond das Sonnenlicht. Bei Neumond tut er dies nicht. Da Licht unseren Schlaf beeinflusst, könnte auch das Licht des Vollmondes unseren Schlaf beeinflussen. Allerdings ist es sehr schwach, vor allem im Vergleich zu unserer künstlichen Beleuchtung. Zusätzlich sind die Anteile des kurzwelligen Lichts im Mondlicht im Gegensatz zu unserem künstlichen Licht oder dem Licht von Bildschirmen eher reduziert. Eine starke Beeinflussung unseres zirkadianen Rhythmus oder des Hormons Melatonin durch das Mondlicht ist daher eher unwahrscheinlich. Zumindest dürfte der Einfluss sehr stark davon abhängen, wie viel Licht des Mondes an unserem Bett ankommt. Vollmond bei Bewölkung sollte also keine Rolle für unseren Schlaf spielen, und Gardinen und Rollläden wären dann ausreichend, um die Wirkung des vermehrten Lichts zu reduzieren.

Unabhängig vom Licht ist es dagegen gar nicht so einfach, die speziellen Einflüsse des Vollmondes zu erklären. Denn das Licht – also die spezielle Stellung des Mondes relativ zur Sonne und zu anderen Fixsternen – ist eigentlich das einzig Besondere am Vollmond. Da sich die Erde in ungefähr 24 Stunden um die eigene Achse dreht, kommt uns der Mond innerhalb eines Tages mal sehr nah, mal ist er weit entfernt. Dies passiert jeden Tag, egal ob der Mond gerade voll, neu, zu- oder abnehmend ist. Ist der Mond sehr nahe, kann er große Wassermengen anziehen, es entsteht eine Flut oder ein sogenannter „Flutberg". Da sich gleichzeitig auch auf der dem Mond abgewandten Seite des Planeten das Wasser sammelt (für eine Erklärung siehe [53]), beträgt der zeitliche Abstand zwischen zwei Fluten ca. 12 Stunden. Die Anziehungskraft kann also unmöglich die Erklärung für einen Einfluss des Mondes auf unseren Schlaf sein. Denn diese Unterschiede treten innerhalb eines Tages auf, wie Ebbe und Flut auch, und nicht im Laufe eines Monats. Zudem kann ein Einfluss der Anziehungskraft des Mondes auf unseren Körper schon deshalb ausgeschlossen werden, weil die Wassermenge in unserem Körper viel zu klein ist. Auch mittelgroße Seen beinhalten nicht genug Wasser, um vom Mond beeinflusst zu werden.

Was bleibt? Der Glaube der Menschen an den Einfluss des Mondes. Dieser Glaube und die Erwartung, dass der Vollmond meinen Schlaf stören wird, können sich tatsächlich negativ auf meine Schlafqualität auswirken. Da der Vollmond manchmal sehr gut zu sehen ist, kann es zusätzlich zu verzerrten Erinnerungen kommen: Ich wache nachts auf, sehe den Vollmond und denke mir: Ich schlafe schlecht, weil gerade Vollmond ist. Wache ich in einer Nacht ohne Vollmond auf, merke ich mir das weniger.

Stören Träume unseren Schlaf?

Zunächst einmal nicht. Träume treten in so gut wie allen Schlafstadien auf und sind wahrscheinlich eine ganz normale Begleiterscheinung des Schlafs (siehe Frage *Was sind Träume?* in Kapitel 2). Eine Ausnahme bilden Albträume, die von einem starken Gefühl der Angst begleitet sein können. Dadurch wachen Personen häufiger aus dem Schlaf auf. Die negativen Gefühle können dabei so stark sein, dass die Betroffenen Angst vor dem Schlafen an sich entwickeln: Sie fürchten sich davor, wieder einen Albtraum zu haben, und wollen deshalb lieber wach bleiben.

Woher kommt die Vermutung, dass Träume den Schlaf stören könnten? Dies liegt nicht an den Träumen, sondern an der Erinnerung daran. Wenn wir nachts häufiger aufwachen, erinnern wir uns mehr an sie. Wir haben also den Eindruck, mehr geträumt zu haben als sonst. Der Grund für das vermehrte Aufwachen liegt aber bei anderen Faktoren, z. B. bei Stress, innerer Unruhe, Krankheit oder äußeren Einflüssen. In diesem

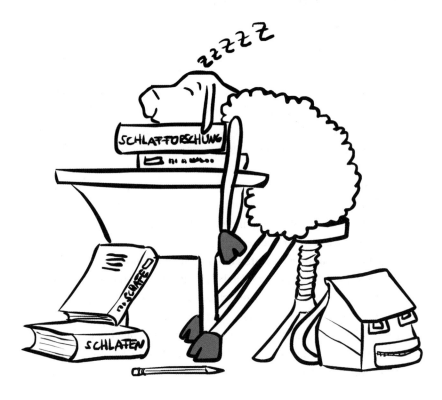

Fall führt ein schlechterer Schlaf zu einer stärkeren Erinnerung an unsere Träume. Wenn wir mehr Träume erinnern als sonst, dann kann das tatsächlich ein Anzeichen dafür sein, dass wir unruhiger geschlafen haben und häufiger aufgewacht sind. Die Ursache sind aber nicht unsere Träume, sondern der unterbrochene Schlaf.

Stören Seminare und Bücher über die Wichtigkeit des Schlafs den Schlaf?

„Herr Rasch, jetzt habe ich ein Semester lang von Ihnen gehört, wie wichtig Schlaf für uns ist – für unsere Gesundheit, unser Immunsystem, unser Gedächtnis und so vieles mehr. Seitdem ich das alles weiß, habe ich das Gefühl, ich schlafe viel schlechter als vorher."

Das sagte eine Studentin der Universität Fribourg zu mir, nachdem sie mein Seminar besucht hatte. Auch eine Reporterin fragte mich einmal, ob all diese Berichte über die Wichtigkeit des Schlafs nicht eigentlich eher dazu führen, dass sich die Bevölkerung mehr Sorgen um ihren Schlaf macht und deshalb schlechter schläft.

Das kann tatsächlich sein. Gerade Menschen mit einem gestörten Schlaf wissen meistens sehr genau, dass Schlaf wichtig ist. Sie liegen nachts wach und machen sich Sorgen, was alles passiert, wenn sie nicht schlafen können. Viele haben auch den Eindruck, dass ihr Leben nur dann besser wird, wenn sie endlich wieder schlafen können. Schlaf ist also ohnehin das Wichtigste in ihrem Leben, und das Thema „Schlaf" kann alles andere überschatten. Wenn diese Menschen auch noch ständig hören und lesen, dass ein schlechter Schlaf mit Fettleibigkeit, Anfälligkeit für Krankheit und der Beeinträchtigung von Gedächtnis und Aufmerksamkeit zusammenhängt, bringt ihnen das herzlich wenig. Im Gegenteil, es kann ihren Druck sogar noch erhöhen.

Es gibt eben immer zwei Seiten einer Medaille: Schlaf ist wichtig, ja – aber man kann auch mit weniger Schlaf überleben. Und sogar erstaunlich gut funktionieren. Manche Patienten sind selber das beste Beispiel dafür: Sie leiden seit Jahren oder sogar Jahrzehnten an Schlafstörungen, und trotzdem sind sie weder körperlich krank noch dick noch dement. Und sie verbringen – je nach Schweregrad der Störung – auch gute und fröhliche Tage. In der Psychotherapie zu Schlafstörungen werden unter anderem falsche Glaubenssätze bearbeitet, wie z. B. *„Ich muss acht Stunden durchschlafen, sonst kann ich nicht funktionieren"* (siehe Frage *Wie wird eine Insomnie behandelt?*). Und zum Teil müssen Personen mit Schlafstörungen auch lernen, ihren gestörten Schlaf zu akzeptieren. Gerade wenn man älter wird, werden die Wachphasen während der Nacht länger. Warum in diesen Phasen nicht einfach ein Buch lesen oder ein Hörbuch hören? Und stattdessen am Morgen noch einmal einschlafen oder später aufstehen? Zumindest nach der Pensionierung kann sich ja jeder den Tag freier einteilen. Und wenn man noch arbeitet: Vielleicht gibt es Teilzeitmodelle oder flexiblere Arbeitszeiten, die mit dem eigenen Schlaf-wach-Rhythmus besser vereinbar sind?

Wenn also Bücher über den Schlaf den Schlaf stören, warum schreibe ich dann dieses Buch? Vor allem, weil Schlaf ein Thema ist, das viele interessiert. Gleichzeitig hat auch in der Wissenschaft das Interesse an Schlaf in den letzten Jahren wieder zugenommen. Und Berichte über diese Erkenntnisse sind auch häufiger in den Medien zu finden, allerdings manchmal etwas übertrieben dargestellt. Schlaf erfüllt tatsächlich wichtige Funktionen, dies entspricht auch dem Stand der Wissenschaft. Eine wichtige Botschaft – insbesondere für Menschen, die Schlaf als vertane Zeit ansehen. Gleichzeitig darf Schlafen aber nicht das Wichtigste in unserem Leben werden. Wer dem Thema schon genug oder eher zu viel Zeit einräumt, sollte sich bewusst machen, dass wir auch mit einem schlechteren oder unterbrochenen Schlaf funktionieren können. Gerade einem gesunden Menschen macht eine solche Nacht (oder mehrere Nächte!) mittelfristig nicht viel aus. Nur wenn Schlafstörungen über längere Zeit anhalten, sollte man Hilfe und Beratung in Anspruch nehmen. Solange der Körper sich wieder gut erholen kann, sind ein paar Nächte mit schlechtem Schlaf kein Problem. Schlaf ist wichtig, ja, aber man sollte auch das Wachsein genießen.

Sollte ich nachts auf die Uhr schauen?

Besser nicht. Vor allem wenn ich sowieso schon eher einen leichten oder gestörten Schlaf habe. Durch die häufige Vergewisserung, wie spät es ist, mache ich mir noch mehr Druck, unbedingt wieder einschlafen zu müssen:

„Jetzt ist es 3 Uhr, um 2 Uhr habe ich schon auf die Uhr geschaut, ich liege schon eine Stunde wach. Morgen muss ich fit sein, jetzt kann ich nur noch drei Stunden schlafen, dann klingelt der Wecker ... Uh, jetzt liege ich schon wieder eine halbe Stunde wach ..." usw.

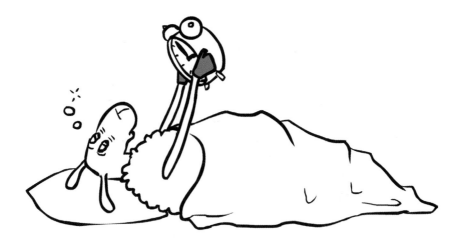

Diese und ähnliche Gedanken machen es schwieriger, wieder in den Schlaf zu finden. Auch in Schlaflaboruntersuchungen führten häufigere Blicke auf die Uhr zu längeren Einschlafzeiten und verstärkten die Sorge, nicht schlafen zu können [55]. Interessanterweise überschätzten Versuchsteilnehmer, die auf die Uhr schauen sollten, ihre Wachliegezeiten in dieser Studie stärker als diejenigen, die nicht auf die Uhr schauen sollten. Auch Patienten mit stärkeren Schlafstörungen haben eher die Tendenz, nachts auf die Uhr zu schauen, als Patienten mit weniger ausgeprägten Schlafstörungen [56].

Das nächtliche Überwachen der Uhrzeit kann also den Schlaf verschlechtern. Zusätzlich hat man fälschlicherweise auch noch den Eindruck, man liege länger wach, als man es in Wirklichkeit tut. Denn viele merken gar nicht, dass sie zwischen zwei Kontrollen der Uhrzeit eigentlich geschlafen haben.

Vielleicht wären folgende Gedanken hilfreicher:
„Mein Körper erholt sich, auch wenn ich einfach ruhig liege. Ich döse jetzt ein bisschen und ruhe mich aus, so gut es geht. Das reicht völlig für den morgigen Tag. Vielleicht stelle ich mir den schönen Platz vom letzten Urlaub noch mal vor?" usw..

Warum stören negative Gedanken den Schlaf?

Wenn uns etwas belastet und wir uns Sorgen machen, dann nehmen wir diese manchmal „mit in den Schlaf". Negative Gedanken können das Einschlafen erschweren. Sie können aber auch den Schlaf selbst stören, wir schlafen unruhiger und wachen häufiger wieder auf. Und gerade nach dem nächtlichen oder frühmorgendlichen Aufwachen können viele schlecht wieder einschlafen.

Negative Gedanken, Sorgen und Grübeln sind einige der Hauptursachen für Schlafstörungen. Gerade bei leichten oder mittelschweren Schlafstörungen führen sie zu einer Verschlechterung der berichteten Schlafqualität [57]. Negative Gedanken spielen auch bei der medizinischen Schlafstörung Insomnie eine wichtige Rolle (siehe Frage *Was ist eine Insomnie?*) [58]. So grübeln Patienten mit Insomnie abends mehr als Menschen ohne Schlafstörungen. Ein Ziel der Psychotherapie bei diesen Patienten ist es daher, das Ausmaß an Sorgen und Grübeln vor dem Schlaf und während der Nacht zu reduzieren. Doch warum genau stören negative Gedanken unseren Schlaf?

Schlaf ist prinzipiell ein Zustand des Abschaltens: Unsere Fähigkeit, rational zu denken, nimmt beim Einschlafen stark ab. Zusätzlich verlieren wir unsere bewusste Kontrolle über die Umwelt. Vor allem aber müssen wir bzw. unser Gehirn es zulassen können, die Kontrolle zu verlieren, um überhaupt in den Schlafzustand zu gelangen. Dieser Prozess des Abschaltens und des Kontrollverlusts steht im Widerspruch zum Nachdenken über unsere Probleme. Bei diesem signalisieren wir unserem Gehirn, dass wir ein sehr relevantes Problem lösen müssen. Wir können also die Kontrolle noch nicht verlieren, sondern sollten wach bleiben. Auch wenn wir nachts aufwachen und erneut über unsere Probleme nachdenken, verzögern wir den Prozess des Wiedereinschlafens. Denn Einschlafen geht am besten, wenn wir uns selbst signalisieren: Es ist in Ordnung, ich habe für heute alles erledigt, alles andere kann bis morgen warten, ich darf in Ruhe schlafen. Dies ist natürlich gerade in belastenden Situationen oder unter Druck sehr schwierig zu erreichen.

Viele Menschen haben den Eindruck, dass sie ihre Probleme und Konflikte tatsächlich durch das Nachdenken lösen oder zumindest reduzieren könnten. Das mag zwar bei manchen konkreten Problemen der Fall sein. Bei den meisten belastenden Situationen ist das aber eine Illusion. Gerade beim abendlichen Nachdenken finden wir meistens keine Lösung des Problems. Wir grübeln immer weiter und drehen uns gedanklich in sich immer wiederholenden Schleifen. Durch die Müdigkeit und die reduzierte bewusste Kontrolle beim Einschlafen oder beim Wachliegen in der Nacht wird dieser Teufelskreis noch verstärkt. Tatsächlich sind das vermehrte Grübeln und Nachdenken ein Symptom der starken Belastung. Das vermehrte Grübeln und die Schwierigkeit, negative Gedanken zu unterdrücken, wird auch *cognitive arousal* genannt (englisch: gedankliche Erregung [59]). Diese gedankliche Erregung ist ein Faktor, der die Belastung und den Stress aufrechterhält oder sogar verstärkt und den Schlaf verschlechtert.

Seelische Belastungen und Stress führen meist neben negativen Gedanken auch zu einer körperlichen Anspannung. Die gedankliche und die körperliche Komponente sind dabei nur schwer voneinander zu trennen und beeinflussen sich gegenseitig. Deshalb sprechen manche Forscher generell von einer *hyperarousal* (englisch: Übererregung) bei Schlafstörungen. Gemeint sind damit sowohl die körperliche Komponente (z.B. erhöhte Aktivität des Herz-Kreislauf-Systems) als auch psychische Aspekte, die zu einer solchen „Hypererregung" beitragen [60]. Diese Übererregung ist bei Patienten mit Insomnie sowohl beim Einschlafen als auch während des Schlafs und zum Teil sogar im Wachzustand nachweisbar.

In meiner eigenen Forschung verfolgen wir die Idee, dass negative Gedanken nicht nur den Prozess des Einschlafens oder Wiedereinschlafens stören, sondern dass sie sogar weiterwirken, während wir schlafen. Aus der Gedächtnisforschung haben wir eine Vielzahl von Hinweisen, dass wir Erinnerungen während des Schlafs erneut abspielen bzw. „reaktivieren" (siehe Frage *Verbessert Schlaf das Gedächtnis?* in Kapitel 5). Wenn wir nun am Abend und in der Nacht grübeln, uns Sorgen machen und eine Vielzahl negativer Gedanken haben, dann werden wahrscheinlich auch diese „Erinnerungen" während des Schlafs immer wieder abgespielt und reaktiviert. Dies könnte dazu führen, dass wir weniger tief schlafen und häufiger aufwachen. Diese Idee muss aber noch in weiteren Untersuchungen getestet werden.

Welche Arten von medizinischen Schlafstörungen gibt es?

Das aktuelle Standardwerk für die Klassifikation von medizinischen Schlafstörungen ist die dritte Ausgabe des ICSD (*International classification of sleep disorders*) [61].
Nach dieser Klassifikation gibt es folgende sechs Gruppen von medizinischen Schlafstörungen:

1. Insomnie
2. Schlafbezogene Atemstörungen
3. Exzessive Tagesschläfrigkeit
4. Zirkadiane Störungen des Schlaf-wach-Rhythmus
5. Parasomnien
6. Schlafbezogene Bewegungsstörungen

Des Weiteren gibt es noch die Kategorie „andere Schlafstörungen" sowie Kategorien von schlafbezogenen medizinischen und neurologischen Störungen sowie substanzinduzierte Schlafstörungen. Ich möchte an dieser Stelle bemerken, dass ich hier nur einen sehr groben Überblick über die verschiedenen medizinischen (pathologischen) Schlafstörungen gebe. Im vorliegenden Buch stehen eher die Störungen des Schlafs im Vordergrund, die noch nicht unbedingt als „krank" eingestuft werden. Trotzdem ist es wichtig, zu wissen, welche medizinischen Schlafstörungen es gibt und wie sie diagnostiziert werden. Daher werde ich mich in den Beschreibungen auf die häufigsten Formen der verschiedenen Schlafstörungen beschränken und nicht alle ungefähr 60 verschiedenen Schlafstörungen aufzählen. Für detaillierte Beschreibungen und Erklärungen verweise ich gern auf vertiefende Literatur zu diesem Thema (siehe z. B. [62]). Für Betroffene und Patienten stehen für die genaue Abklärung der einzelnen Schlafstörungen spezialisierte Schlaflabore zur Verfügung.

Was ist eine Insomnie?

Insomnie ist die medizinische Diagnose für einen gestörten Schlaf. Die Diagnose basiert auf der subjektiven Bewertung des Schlafs durch die Betroffenen. Folgende Kriterien müssen erfüllt sein, damit eine Schlafstörung als Insomnie bezeichnet werden kann (vereinfachter Wortlaut, für die exakten Kriterien siehe [61]):

1. Die betroffene Person berichtet von Schlafproblemen, z. B. Ein- oder Durchschlafstörungen, frühmorgendlichem Erwachen oder Schwierigkeiten, zur angemessenen Zeit von selbst einschlafen zu können.
2. Die berichteten Schlafprobleme wirken sich merklich auf die Befindlichkeit am Tag aus, z. B. durch Müdigkeit, Antriebslosigkeit, Aufmerksamkeits- oder Gedächtnisprobleme, Leistungseinbußen, Stimmungsschwankungen, Sorgen über den eigenen Schlaf etc.
3. Die Schlafprobleme können nicht durch zu wenig Schlafgelegenheiten bzw. eine ungeeignete Schlafumgebung erklärt werden.
4. Die Schlafprobleme und deren Konsequenzen treten mindestens dreimal in der Woche auf.
5. Die Schlafprobleme und deren Konsequenzen bestehen seit mindestens drei Monaten.
6. Die Schlafprobleme können nicht durch eine andere Schlafstörung erklärt werden.

Alle sechs Kriterien müssen erfüllt sein, damit eine Schlafstörung als Insomnie bezeichnet werden kann. Das bedeutet also, wer jede Woche zweimal schlecht schläft, sonst aber gut, der hat keine Insomnie. Auch wenn jemand zwei Monate lang fünfmal pro Woche schlecht schläft, es dann aber wieder besser wird, dann liegt keine Insomnie vor, sondern eher eine aktuelle, zeitlich begrenzte Krise.

Interessant ist, dass die Diagnose Insomnie ganz auf den subjektiven Aussagen der Betroffenen beruht. Eine objektive Messung des Schlafs wird meist nicht vorgenommen, obwohl diese Messung zusätzliche wichtige Informationen bringen könnte [63]. Wenn der Schlaf bei Insomnie-Patienten objektiv gemessen wird, so zeigt sich erwartungsgemäß meist auch eine Verschlechterung des Schlafs. Allerdings stimmen die objektiven Schlafdaten oft nicht mit dem Eindruck der Patienten überein. Manche Patienten berichten, während der letzten Wochen und Monate nur wenige Stunden oder sogar überhaupt nicht geschlafen zu haben. Die objektiven Schlafmessungen ergeben aber trotzdem eine Schlafdauer von fünf bis sechs Stunden oder mehr. Eine besonders starke Diskrepanz zwischen dem objektiven Schlaf und der eigenen Einschätzung tritt bei Patienten mit einer „paradoxen Insomnie" auf: Sie bewerten ihren Schlaf als extrem schlecht oder geben sogar an, dass sie gar nicht geschlafen haben. Dabei ist ihr objektiver Schlaf (fast) genauso gut wie bei einem gesunden Schlafenden. Sie haben also häufig den Eindruck, dass sie längere Zeit wach liegen, obwohl sie eigentlich schlafen. Die Gründe für diese starke Diskrepanz zwischen der objektiven Schlafmessung und der subjektiven Schlafwahrnehmung sind noch nicht ausreichend bekannt und werden zurzeit aktiv erforscht [64]. Doch nicht nur Patienten, sondern auch gesunde Personen haben große Schwierigkeiten, ihre Schlafdauer und Schlafqualität korrekt einzuschätzen (siehe Frage *Wie bewerten Menschen, ob ihr Schlaf gut oder schlecht war?* in Kapitel 2). Allerdings ist die Diskrepanz zwischen Schlafwahrnehmung und objektiven Messwerten oft weniger groß als bei Patienten mit Insomnie [65].

Wie häufig tritt Insomnie auf?

Insomnie ist eine häufige Schlafstörung. Wie oft sie auftritt, hängt allerdings maßgeblich von den Kriterien ab, die in den verschiedenen Studien zu dem Thema verwendet werden. Und leider sind diese Kriterien oft sehr unterschiedlich. Nach einem Artikel aus dem Jahr 2007 berichten ca. 30 % der Erwachsenen von gelegentlichen Störungen des Schlafs [66]. Nimmt man allerdings das Kriterium hinzu, dass sich die Schlafstörung auch auf die Befindlichkeit am Tag auswirken muss, sinkt diese Zahl auf ca. 10 %. Fügt man dann noch das Kriterium der längeren zeitlichen Dauer sowie weitere Ausschlusskriterien hinzu (z.B. paralleles Auftreten von weiteren Störungen etc.), liegt die Häufigkeit der Insomnie bei ca. 6 % der Bevölkerung. Andere Autoren geben andere und höhere Schätzungen für das Auftreten der Insomnie an (z.B. 12–20 %) [67] [68].

Unterscheiden sich Frauen und Männer in der Häufigkeit der Insomnie?

Ja. Die Insomnie ist bei Frauen eineinhalb mal häufiger als bei Männern [69]. Auch in der Schweizer Gesundheitsbefragung aus dem Jahr 2017 berichten 7,7 % der Frauen von krankhaften Schlafstörungen, aber nur 4,4 % der Männer. Ähnlich sieht es bei den mittelschweren Schlafstörungen aus (24,6 % vs. 21,3 % für Frauen bzw. Männer). Diese Unterschiede werden in vielen Studien sehr einheitlich berichtet und nehmen mit dem Alter der Befragten zu.

Die Gründe für diese großen Unterschiede in der Häufigkeit von berichteten Schlafstörungen wie der Insomnie zwischen Männern und Frauen sind vielfältig. Eine Ursache könnte im unterschiedlichen Hormonhaushalt liegen. Die „weiblichen" Hormone wie z. b. Östrogen oder Progesteron schwanken im Verlauf des monatlichen Zyklus bei der Frau, und diese Veränderungen beeinflussen die Schlafarchitektur und den zirkadianen Rhythmus (siehe Frage *Wie verändert sich der Schlaf im Laufe des weiblichen Zyklus?* in Kapitel 2). Zusätzlich verändern sich diese Hormone im Laufe des Lebens. So kommt es zu starken hormonellen Veränderungen in der Pubertät, mit denen die Fruchtbarkeit der Frau beginnt. Hormonelle Veränderungen treten dann erneut in den Wechseljahren auf, in denen die Fruchtbarkeit der Frau wieder abnimmt. Interessanterweise unterscheiden sich Jungen und Mädchen vor der Pubertät kaum in der Häufigkeit der Schlafstörungen. Von der Pubertät an berichten junge Frauen aber zunehmend über mehr Schlafstörungen als junge Männer. Dieser Unterschied zwischen den Geschlechtern wird nach den Wechseljahren noch einmal größer. Insofern ist es wahrscheinlich, dass die Unterschiede in den Hormonen zumindest einen Teil der Geschlechterunterschiede bei der Häufigkeit der Schlafstörungen erklären können.

Ein weiterer Grund könnte sein, dass Frauen generell eher Hilfe für ihre Schlafprobleme suchen als Männer. Zusätzlich nehmen Frauen ihre Beschwerden möglicherweise eher und bewusster wahr. Allgemein schlafen gesunde Frauen besser als Männer: Im Durchschnitt schlafen sie schneller ein, und sie schlafen tiefer und länger als Männer (siehe Frage *Schlafen Männer und Frauen unterschiedlich?*). Vielleicht ist ein gestörter Schlaf für Frauen belastender als für Männer, da sie einfach mehr Schlaf brauchen. Vor dem Hintergrund eines sonst sehr guten Schlafs könnte Frauen ein gestörter Schlaf auch mehr auffallen. Weiterhin gibt es die Vermutung, dass andere Erkrankungen wie z. B. Depressionen oder Angsterkrankungen bei Frauen häufiger vorkommen als bei Männern, die wiederum mit einem gestörten Schlaf einhergehen. Es gibt also eine Vielzahl an Gründen, warum eine Insomnie bei Frauen häufiger auftritt als bei Männern.

Wie wird eine Insomnie behandelt?

Die erste Wahl für die erfolgreiche Behandlung ist die kognitive Verhaltenstherapie für Insomnie [63]. Diese Therapieform hat sich über eine Vielzahl von wissenschaftlichen Studien hinweg als sehr wirksam erwiesen: Die subjektive Schlafqualität verbessert sich nach der Therapie sehr, und die Patienten berichten von kürzeren Einschlafzeiten und weniger langen Wachphasen in der Nacht [70]. Die Schlafverbesserungen sind meist nachhaltig und halten über einen längeren Zeitraum hinweg an [71]. Die objektiven Schlafmessungen zeigen ebenfalls Verbesserungen. Allerdings ist die Wirkung der Therapie hier wesentlich schwächer als auf der Ebene der subjektiv berichteten Schlafqualität [72]. Dies passt dazu, dass die Patienten ihren Schlaf selber oft als sehr viel schlechter einschätzen, als es die Schlafmessungen ergeben.

Auch fundierte Online-Angebote zur kognitiven Verhaltenstherapie zeigen gute Behandlungserfolge [73]. Wie stark der Therapeut mit den Patienten direkt kommuniziert, ist bei den verschiedenen Angeboten unterschiedlich. Manchmal findet ein regelmäßiger Austausch über Video oder E-Mail statt. Manche Programme sind dagegen automatisiert und bieten Erklärungen und Übungen für den Patienten ohne direkten Kontakt mit dem Therapeuten an. Wichtig ist vor allem, dass das Angebot von Experten entwickelt wurde und die Elemente der klassischen Verhaltenstherapie für Insomnie enthält.

Die folgenden fünf Elemente bilden den Kern der kognitiven Verhaltenstherapie für Insomnie:

1. Aufklärung über den Schlaf und Regeln des guten Schlafs:
   In diesem Teil der Therapie werden die Betroffenen über den Schlaf informiert. Ziel ist es, ihr Wissen über den Schlaf zu verbessern. Vor

allem geht es darum, falsche Erwartungen zu identifizieren. Dies könnte zum Beispiel die falsche Erwartung sein, dass man jede Nacht mindestens acht Stunden durchschlafen muss, ohne aufzuwachen. Weiterhin werden die Patienten über die Regeln für einen guten Schlaf
informiert, z.B. regelmäßige Bettzeiten einhalten usw. (siehe Frage
Was sind die Empfehlungen zur Schlafhygiene? in Kapitel 6).

2. Lernen und Üben von Entspannungstechniken:
   Hier lernen und üben die Patienten verschiedene Techniken, mit denen sie einfacher und besser entspannen können. Die Techniken umfassen zum Beispiel die progressive Muskelentspannung, bei der man
   nach und nach verschiedene Muskeln des Körpers erst anspannt und
   dann wieder entspannt. Auch Atemtechniken werden eingeübt. Weitere Techniken können bildhafte Vorstellungen, Traumreisen, Hypnose
   oder Meditation sein. Ziel dieser Techniken ist es, durch eine bessere
   Entspannung während des Tages, und vor allem am Abend, das Einschlafen und den Schlaf zu fördern.

3. Schlafrestriktion:
   Bei der Schlafrestriktion wird die Zeit, die man im Bett verbringen
   darf, auf die gefühlte Schlafdauer reduziert. Wenn eine Patientin also
   den Eindruck hat, sie schlafe nur fünf Stunden pro Nacht, darf sie zunächst auch nur fünf Stunden im Bett bleiben: also z.b. um 1 Uhr morgens ins Bett gehen und um 6 Uhr wieder aufstehen. Den Rest des Tages muss sie wach und aktiv bleiben. Die ansteigende Müdigkeit und
   das Schlafbedürfnis führen dazu, dass sie, wenn sie dann endlich ins
   Bett darf, relativ schnell einschlafen und nach und nach auch wieder
   durchschlafen kann. Wenn sich die Schlafqualität während dieser fünf
   Stunden verbessert, wird die erlaubte Zeit schrittweise erhöht. Wenn
   nicht, wird sie weiter verkürzt, bis ein guter Schlaf erreicht ist. Die Patienten lernen so wieder, dass sie eigentlich gut schlafen- und dass es
   oft kontraproduktiv ist, mehr als die notwendige Zeit im Bett zu verbringen. Dies ist eine sehr wirksame Komponente der Therapie. Allerdings ist die Durchführung nicht immer einfach und die Anwendbar-
   keit umstritten. Die Patienten sind gerade zu Beginn der Therapie
   tagsüber sehr müde. Deshalb halten sie das Programm häufig nicht
   lange genug durch und brechen vorher ab. Wenn man es jedoch durch-

hält, hilft es erwiesenermaßen dabei, wieder durchschlafen zu lernen. Schlafrestriktion in dieser extremen Form sollte allerdings nur in Begleitung eines professionellen psychologischen Therapeuten durchgeführt werden.

4. Stimuluskontrolle:
In diesem Teil der Therapie werden Verhaltensweisen erlernt und geübt, die den Schlaf fördern sollen. So soll z. B. das Bett nur zum Schlafen (und vielleicht Sex) genutzt werden, aber nicht zu Tätigkeiten wie Videos schauen oder Lesen, die mit Wachheit verbunden sind. So soll der Körper wieder lernen, dass das Bett und das Schlafzimmer mit Schlafen verbunden sind. Häufig wird auch empfohlen, wieder aufzustehen, wenn man längere Zeit wach im Bett liegt und nicht schlafen kann.

5. Kognitive Therapie:
Schließlich wird in der Therapie versucht, die identifizierten falschen Erwartungen und Glaubenssätze zum Schlaf zu verändern und durch passendere Erwartungen zu ersetzen. Eine verbreitete Angst ist zum Beispiel, dass man ohne Schlaf am nächsten Tag nicht mehr leistungsfähig ist. Dies führt zu einem Zwang, gut schlafen zu müssen. Genau diese Sorge hält aber viele Patienten vom Einschlafen ab. Hier kann der Therapeut auf verschiedenen Ebenen ansetzen: Zum einen ist man auch nach einer Nacht schlechten Schlafs erstaunlich leistungsfähig. Zum anderen stellt sich die Frage, ob der Leistungsdruck des Patienten wirklich sinnvoll ist und ob die Erwartungen an die eigene Leistung nicht allgemein zu hoch sind. Daraus können sich auch viele Ansätze zu einer umfassenderen Psychotherapie ergeben.

Sollte eine Insomnie mit Medikamenten behandelt werden?

Eine Insomnie sollte nicht allein mit Medikamenten behandelt werden [63]. Die bisher häufig eingesetzten Schlafmittel, die Benzodiazepine, sind zu Recht sehr stark in Kritik geraten. Insbesondere bei langfristiger Nutzung besteht bei diesen Medikamenten eine hohe Gefahr der Abhängigkeit. Dies liegt unter anderem daran, dass es nach dem Absetzen der

Medikamente kurzfristig zu einem stark gestörten Schlaf kommen kann. Dadurch haben die Betroffenen schnell den Eindruck, dass sie nur noch mit dem Medikament gut schlafen können. Dabei ist dieser Anstieg der Schlafstörung eigentlich eine Art „Entzugserscheinung", und der Schlaf würde sich nach einiger Zeit ohne das Medikament wieder verbessern. Die langjährige Einnahme von Benzodiazepinen scheint zudem mit einem erhöhten Sterblichkeitsrisiko und auch mit einer erhöhten Selbstmordrate in Verbindung zu stehen [74]. Zusätzlich weisen aktuelle Studien darauf hin, dass ein Teil der Schlafverbesserung auch durch die Gabe eines Placebos – einer Tablette, die keinen Wirkstoff enthält – erreicht werden kann [75].

Allerdings kann eine kurzfristige Gabe von Schlafmedikamenten gerade bei akuten starken Schlafproblemen durchaus sinnvoll sein. Dies gilt insbesondere dann, wenn therapeutische Ansätze zunächst wirkungslos bleiben oder nicht verfügbar sind. Die Behandlung sollte aber therapeutisch begleitet und die Medikamente idealerweise nach wenigen Wochen wieder abgesetzt werden.

Diese Empfehlungen zur Behandlung von Insomnie passen leider nicht zu der aktuellen Realität. Viele Ärzte verschreiben noch viel zu schnell und viel zu viele Schlafmittel, und dies oft über einen langen Zeitraum. Viele ältere Menschen nehmen immer noch regelmäßig Benzodiazepine ein. Nach einer aktuellen Studie aus dem Jahr 2020 aus der Schweiz [91] konsumieren ca. 25 % der Frauen über 65 Jahre benzodiazepinhaltige Schlafmittel, bei Männern sind es ca. 15 %, der Anteil steigt mit dem Alter an. Ähnliche Anteile wurden auch schon aus dem Jahr 2007 berichtet [76]. Die Verwendung von Schlafmitteln ist in dieser Altersgruppe leider stabil hoch. Und dies obwohl immer mehr Studien auf die Gefahr dieser Medikamente in Bezug auf Abhängigkeit, vermehrten Schwindel und Gefahr von Stürzen sowie ein erhöhtes Sterblichkeitsrisiko hinweisen.

Hier muss unbedingt ein Umdenken stattfinden. Jürg Hans Beer, der Direktor der Abteilung Innere Medizin am Kantonsspital Baden, sagte in der Sonntagszeitung vom 12.1.2020 (Seite 9): „Älteren Menschen sollten möglichst gar keine Benzodiazepine verschrieben werden." Es ist also sehr wichtig, die Möglichkeiten der nicht-pharmakologischen Behandlung von Schlafstörungen vermehrt zu untersuchen und die Erkenntnisse besser zur Verfügung zu stellen. Wir müssen Ärzte besser aufklären und schulen, damit sie Schlafmittel nur in den wirklich notwendigen Fällen verschreiben. Nach Vorträgen kamen schon Seniorinnen zu mir und sagten, sie hätten zwar Schlafstörungen, trauten sich aber nicht, zum Arzt zu gehen, weil dieser ihnen sowie nur Medikamente verschreibe, und das würden sie nicht wollen. Zu Recht! Aber wo kann man sonst hingehen, wenn man sich einen professionellen Rat zu Schlafstörungen holen möchte? Hier braucht es unbedingt ein besseres Angebot an professionellen Schlafberatungsstellen und Hilfsangeboten, insbesondere für ältere Menschen.

Was sind mögliche langfristige Folgen einer Insomnie?

Eine Insomnie belastet die betroffenen Personen sehr und führt zu einer starken Verringerung der Lebensqualität. Die Patienten fühlen sich antriebslos und müde, und manche habe Schwierigkeiten, ihren Beruf oder ihre sozialen Beziehungen aufrechtzuerhalten. Es fällt ihnen schwer, sich länger zu konzentrieren, und sie haben Gedächtnisprobleme. In vielen Fällen kann eine Insomnie zusammen mit trauriger Verstimmtheit oder einer Depression einhergehen und auch das Risiko erhöhen, eine Depression zu entwickeln [77]. Auch fühlen sich viele Patienten eher anfällig für Krankheiten. Es gibt Hinweise, dass Personen mit Insomnie eher an Diabetes erkranken, Herz-Kreislauf-Probleme entwickeln oder vermehrt von hohem Blutdruck betroffen sind [78]. Langfristig haben Patienten mit einer Insomnie auch ein erhöhtes Risiko, ihre Gedächtnisfähigkeit abzubauen und eine Demenz zu entwickeln [79]. Insomnie wird auch als wichtiger Risikofaktor für Erkrankungen wie Alzheimer und Parkinson gesehen [80].

Eine Insomnie kann also langfristig schwerwiegende gesundheitliche Folgen haben und sollte deshalb unbedingt frühzeitig erkannt und behandelt werden. Und dies obwohl die Störungen des objektiven Schlafs meist nicht so stark sind wie die berichteten Schlafstörungen. Wie bei vielen psychischen Erkrankungen ist die eigene Wahrnehmung der Realität ein ganz entscheidender Faktor für unsere Gesundheit und unser Wohlbefinden. Zögern Sie also bitte nicht, einen Schlafspezialisten, Psychologen oder Arzt aufzusuchen. Interessanterweise zeigen neue wissenschaftliche Befunde aber auch, dass eine anhaltende und mehrmals pro Woche auftretende Schlafstörung wie die Insomnie nicht dazu führt, dass die betroffenen Personen früher sterben [81]. Die Sterblichkeit war nur erhöht, wenn die Personen längerfristig Schlafmittel einnahmen. Eine weitere Bestätigung dafür, bei der Behandlung der Insomnie unbedingt auf die kognitive Verhaltenstherapie zu setzen und nicht auf Medikamente.

Was sind schlafbezogene Atemstörungen?

Die bekannteste Form der atembezogenen Schlafstörungen ist die Schlafapnoe. Bei der „obstruktiven" Schlafapnoe kommt es im Schlaf zu Atemstillstand, weil die Luftröhre blockiert ist [82]. Die nächtlichen Atemaussetzer können zehn Sekunden bis hin zu Minuten dauern und kommen häufig mehrere Male pro Stunde vor. Am Ende der Atemaussetzer müssen die Schlafenden dann meist husten oder schwer atmen und wachen dabei kurz auf. Diese kurzen Wachphasen werden aber häufig nicht wahrgenommen oder erinnert. Es kann also passieren, dass Betroffene trotz häufiger und langer Atemaussetzer im Schlaf nichts davon wissen. Es ist dann die Partnerin oder der Partner, der die nächtlichen Atemaussetzer erkennt. Die Betroffenen selbst sind sogar beim Arzt oder Therapeuten noch überzeugt, dass sie ganz normal schlafen und dass ihre Frau oder ihr Mann sie umsonst zum Arzt geschickt hat. Ein wichtiger Hinweis für die schlafbezogene Atemstörung ist zusätzlich, wenn sich die betroffene Person am Tag trotz ausreichender Schlafdauer sehr müde und unausgeschlafen fühlt. Möglicherweise schläft sie in ruhigen Momenten auch schnell ein, zum Beispiel beim Lesen oder beim Warten an einer roten Ampel im Auto. Häufig sind Atemaussetzer von starken Schnarch- oder Atemgeräuschen begleitet. Allerdings tritt Schnarchen auch ohne Atemaussetzer auf.

Atemaussetzer im Schlaf werden meist durch eine Blockade der Luftröhre verursacht. Dabei legen sich die erschlafften und entspannten Muskel- und Fettgewebe im Hals- und Mundbereich so über die Luftröhre, dass der Atem nicht mehr fließen kann. Weiterhin können Entzündungen der Mandeln oder die spezielle Form der Nase, des Mundes oder des Halses derartige Blockaden begünstigen. Schlafapnoen treten hauptsächlich bei älteren Männern auf, die eine Tendenz zur Fettleibigkeit haben.

Auch Alkohol und Rauchen sind Risikofaktoren. Dies gilt auch kurzfristig: Nach Alkoholgenuss können nächtliche Atemaussetzer selbst bei Personen auftreten, die sonst keine atembezogenen Schlafstörungen haben. Atemaussetzer im Schlaf können aber auch bei Kindern auftreten. Bei ihnen liegt die Ursache eher an der Struktur von Hals und Mund, wie z. B. zu große Mandeln, die das nächtliche Atmen erschweren. Atembezogene Schlafstörungen können nur durch Fachpersonen durch spezielle Messungen der Atmung während des Schlafs diagnostiziert werden.

Neben der obstruktiven Schlafapnoe gibt es noch weitere Formen der atembezogenen Schlafstörungen, z. B. die zentrale Schlafapnoe. Hier kommt es zu nächtlichen Atemaussetzern, obwohl die Luftröhre eigentlich frei ist. Diese und weitere Formen der atembezogenen Schlafstörungen kommen allerdings wesentlich seltener vor und werden deshalb hier nicht weiter beschrieben.

Was sind mögliche langfristige Folgen von atembezogenen Schlafstörungen?

Eine direkte Folge von unbehandelten atembezogenen Schlafstörungen ist die starke Tagesmüdigkeit. Insbesondere beim Autofahren oder Bedienen von Maschinen kann diese zu lebensgefährlichen Unfällen führen, die auch unbeteiligte Personen verletzen können. Bei Kindern können schlafbezogene Atemstörungen zu Schlaflosigkeit, Hyperaktivität am Tag und anderen Verhaltensauffälligkeiten sowie gesundheitlichen Problemen führen. Erwachsene mit vermehrten Atemaussetzern im Schlaf wachen nachts häufiger auf, können stärker schwitzen und müssen unter Umständen häufiger auf die Toilette. Patienten mit einer Schlafapnoe haben ein höheres Risiko für verschiedene Krankheiten wie z. B. Diabetes, Herz-Kreislauf-Schwäche und erhöhten Blutdruck [83]. Auch das Risiko eines Schlaganfalls ist erhöht [84].

Ein Problem bei atembezogenen Schlafstörungen ist, dass sie häufig über Jahre bestehen und sich sehr langsam entwickeln. Dadurch steigt die Müdigkeit der betroffenen Personen auch nur langsam an und sie gewöhnen sich zunehmend daran. Deshalb merken viele selber gar nichts von den negativen Folgen ihrer Schlafstörungen und müssen erst von ihren Partnern, Freunden und Bekannten darauf hingewiesen werden.

Wie werden schlafbezogene Atemstörungen behandelt?

Schlafbezogene Atemstörungen wie Schlafapnoe sollten möglichst früh erkannt und unbedingt ärztlich behandelt werden. Bei Kindern wird meist die Ursache für die Blockierung durch eine Operation entfernt oder angepasst. Dies führt meist zu einer starken Verbesserung [85]. Bei älteren Menschen werden bei starker Schlafapnoe meistens sogenannte CPAP-Masken empfohlen: Dies sind Masken aus Plastik, die man sich fest auf die Nase setzt und mit elastischen Bändern am Kopf fixiert. Mittlerweile sind sie sogar einigermaßen bequem. An diesen Masken befindet sich ein Schlauch, der mit einer Pumpe verbunden ist. Diese erzeugt einen Überdruck während des Atmens, mit dem die Atemwege während des Schlafs freigehalten werden, deshalb die Abkürzung CPAP, *continuous positive airway pressure* (englisch: kontinuierlicher positiver Atemwegsdruck). Mit dieser Methode kann die obstruktive Schlafapnoe sehr gut behandelt werden. Patienten können mit einer solchen Maske relativ gut schlafen, allerdings müssen sie das Gerät beim Schlafen ständig verwenden und auch auf Reisen mitnehmen. Und wirklich „romantisch" ist es auch nicht, mit einer solchen Maske zu schlafen, insbesondere wenn man das Bett mit jemandem teilt. Doch ein Bekannter von mir hat es einmal als absolute Lebensveränderung und dramatische Verbesserung der Lebensqualität bezeichnet, nachdem er die CPAP-Therapie begonnen hatte. Für Betroffene lohnt es sich daher auf jeden Fall, die Unannehmlichkeiten einer solchen Behandlung auf sich zu nehmen.

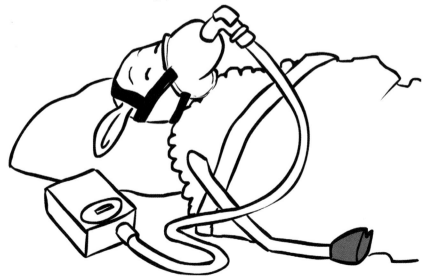

Was ist exzessive Tagesschläfrigkeit?

Patienten mit exzessiver Tagesschläfrigkeit schlafen zu fast allen Tageszeiten sehr schnell ein, wenn sie Gelegenheit dazu haben. Hiermit ist nicht unbedingt ein Gefühl der Erschöpfung gemeint. Erschöpfung kann auch auftreten, ohne dass wir wirklich einschlafen können, selbst wenn wir wollten. Gesunde Menschen haben ein begrenztes Schlafbedürfnis. Wenn sie nachts ausreichend geschlafen haben, können sie meist am Vormittag nicht wieder einschlafen, selbst wenn sie sich ins Bett legen. Patienten mit exzessiver Tagesschläfrigkeit schlafen dagegen ein, selbst wenn sie in der Nacht zuvor ausreichend geschlafen haben. Getestet wird die exzessive Tagesschläfrigkeit meist mit dem sogenannten *multiple sleep latency test* (MSLT, englisch: Multipler Schlaflatenztest) [86]. In diesem Test muss sich die Patientin nach dem normalen Nachtschlaf im Laufe des Tages alle zwei Stunden hinlegen und versuchen einzuschlafen. Während gesunde Probandinnen in diesem Test selten einschlafen können, schlafen Patientinnen sehr schnell ein.

Damit eine Diagnose für eine exzessive Tagesschläfrigkeit gegeben werden kann, wird zunächst ausgeschlossen, dass eine andere Schlafstörung vorliegt. Denn auch bei einem stark gestörten Schlaf oder einer Schlafapnoe kann es zu einer hohen Tagesschläfrigkeit kommen. Liegt dies nicht vor, gibt es drei Arten von Erkrankungen, die zu einer exzessiven Tagesschläfrigkeit führen können:

• Narkolepsie:
Die Narkolepsie ist eine neurologische Störung, die zu einer exzessiven Tagesschläfrigkeit führt. Sie wird durch den Verlust bestimmter Arten von Nervenzellen in unserem Gehirn verursacht (sogenannte Hypocretin- oder Orexin-Neurone) [87]. Dieser Verlust liegt sehr wahrscheinlich an einer fehlgeleiteten Abwehr unseres Immunsystems. Häufig tritt bei der Narkolepsie auch eine Kataplexie auf: Die Patienten verlieren während des Tages plötzlich die Körperspannung in einigen oder mehreren Muskeln (z. B. in Gesicht, Hals oder Händen) und schlafen ein. In schweren Fällen fallen die Personen um. Ausgelöst wird ein solcher „Schlafanfall" durch eine starke emotionale Reaktion: z. B. durch Erschrecken oder Lachen, aber auch durch das Gefühl, plötzlich

im Mittelpunkt der Aufmerksamkeit zu stehen. Der folgende Schlaf besteht dann hauptsächlich aus REM-Schlaf, bei dem auch bei normalen Schläfern die Muskelspannung stark reduziert ist (siehe Frage *Was ist der REM-Schlaf?* in Kapitel 2). Eine kataleptische Attacke beginnt plötzlich und kann innert Sekunden oder Minuten wieder vollständig vorbei sein. Von außen lässt sich ein solcher Anfall nicht unterbrechen, man muss einfach abwarten.

- Idiopathische Hypersomnie:
  Bei der idiopathischen Hypersomnie schlafen die Betroffenen meist sehr lang, in vielen Fällen 11–14 Stunden innerhalb eines 24-Stunden-Tages. Trotzdem sind sie am Tag sehr müde und schlafen teilweise ungewollt ein. Diese kurzen Schlafepisoden am Tag werden meist als nicht erholsam erlebt. Die Krankheit ist relativ selten, und ihre Ursachen sind nicht bekannt.

- Dornröschen-Syndrom:
  Das Dornröschen-Syndrom oder auch Kleine-Levin-Syndrom ist eine seltene Krankheit, bei der die Patienten während bestimmter Perioden ungewöhnlich lange schlafen und nur sehr wenige Stunden am Tag wach sind [88]. Während dieser Zeit sind sie wenig ansprechbar und apathisch und schlafen schnell wieder ein. Nach ein paar Tagen oder Wochen normalisiert sich das Schlafverhalten wieder. Diese Episoden treten im Abstand von mehreren Monaten immer wieder auf.

Exzessive Tagesschläfrigkeit kann weiterhin in Zusammenhang mit anderen körperlichen Krankheiten oder auch psychiatrischen Störungen auftreten. Schließlich kann Tagesschläfrigkeit auch mit der Einnahme von Drogen, Medikamenten oder anderen Substanzen in Zusammenhang stehen.

Wenn dies alles ausgeschlossen werden kann, ist es auch möglich, dass die Tagesmüdigkeit einfach durch einen zu kurzen Schlaf verursacht wird. Diese Diagnose ist tatsächlich recht häufig, sowohl bei Personen im Arbeitsleben als auch bei Jugendlichen. Diese Menschen nehmen sich zu wenig Zeit zum Schlafen, weil sie zu lange arbeiten, Videos schauen, *Gamen* oder Ähnliches machen. Diese Schlafstörungen werden als verhaltensinduziertes Schlafmangel-Syndrom bezeichnet. Die Betroffenen sind während des Tages sehr müde und schlafen am Wochenende (wenn sie es sich einmal erlauben) sehr viel länger. Ihr Schlaf ist also im Prinzip in Ordnung. Die Tagesmüdigkeit kann durch eine Verlängerung der regelmäßigen Schlafdauer erfolgreich behandelt werden.

Was sind zirkadiane Störungen des Schlaf-wach-Rhythmus?

Wenn der Schlaf-wach-Rhythmus regelmäßig stark von den sonst sozial üblichen Schlafenszeiten abweicht, wird dies als Störung des zirkadianen Rhythmus bezeichnet. Er kann z. B. so „verspätet" sein, dass die Patienten erst um 3 Uhr oder 4 Uhr morgens) ins Bett gehen. Dadurch können sie am Morgen nicht zur gewünschten Zeit aufstehen. Dies führt zu einer hohen Müdigkeit und zu Einbußen in der Leistungsfähigkeit, insbesondere beim Schulbesuch oder am Arbeitsplatz. Diese Störung tritt vor allem bei extremen Abendtypen („Eulen") auf und kommt auch bei Jugendlichen vermehrt vor.

Der Rhythmus kann aber auch „verfrüht" sein: Patienten schlafen abends sehr früh ein und wachen morgens sehr früh auf. Sie können am frühen Morgen nicht mehr weiterschlafen und sind bereits am Nachmittag sehr müde. Gerade ältere Menschen mit Demenz, Alzheimer oder anderen neurologischen Erkrankungen weisen diese Form der zirkadianen Störung auf.

Es gibt auch Fälle, in denen der Rhythmus nicht an einen regelmäßigen 24-Stunden-Rhythmus gekoppelt ist. Bei diesen Personen tritt der Schlaf zu unterschiedlichen und unregelmäßigen Tages- und Nachtzeiten auf. Vor allem Blinde, die keine oder wenig Information über das Tageslicht bekommen, können von dieser Störung betroffen sein. Ihre innere Uhr kann sich nicht mit dem von der Sonne vorgegebenen Rhythmus abstimmen. Eine solche Entkopplung der inneren Uhr kann auch bei Schichtarbeit oder nach einem Jetlag erfolgen. Damit diese Rhythmus-Abweichung als Störung bezeichnet werden kann, muss sie über einen mehrmonatigen Zeitraum anhalten und/oder immer wiederkehren. Weiterhin muss diese Abweichung negative Folgen für die Wachheit und Leistungsfähigkeit am Tag haben.

Was sind Parasomnien?

Parasomnien sind Schlafstörungen, die in dem Zwischenbereich zwischen Wachen und Schlafen auftreten. Sie umfassen Phänomene, die uns sehr befremdlich vorkommen können, wenn wir sie bei anderen erleben. Die Betroffenen selber bekommen davon meist gar nicht viel mit.

- Schlafwandeln:
Beim Schlafwandeln steht die betroffene Person nachts auf und führt recht komplizierte Handlungen durch. Sie läuft durch die Wohnung, zieht sich an oder räumt auf. Manchmal kann es auch zu ungewollten Essanfällen kommen. Schlafwandeln tritt vermehrt bei Kindern und Jugendlichen auf, bei Erwachsenen ist es dagegen eher selten. Während des Schlafwandelns befinden sich die Personen in einem stabilen mitteltiefen oder tiefen Schlaf. Im REM-Schlaf ist Schlafwandeln nicht möglich, da die Muskulatur in diesem Schlafstadium gelähmt ist. Schlafwandeln ist zunächst einmal nicht gefährlich, es sei denn, die Personen stürzen oder verletzen sich bei ihren nächtlichen Aktivitäten. Man sollte also vor allem darauf achten, dass sie nichts umstoßen oder vom Balkon fallen können, indem man z. B. die Türen abschließt. Meist haben Schlafwandler keine Erinnerung daran, was sie während des Schlafwandelns gemacht haben. Einige wissen noch nicht einmal, dass sie überhaupt schlafwandeln. Eine Seminarteilnehmerin hat mir einmal berichtet, dass erst eine Videoaufnahme ihres Freundes sie überzeugt habe, dass sie tatsächlich nachts schlafwandelt. Und es sei mehr als seltsam gewesen, sich selbst nachts am Herd mit (leeren) Pfannen und Töpfen hantieren zu sehen. Während des Schlafwandelns können aber kurze Träume oder traumhafte Bildeindrücke auftreten, die meist eher negativ sind [89].

- Nachtschreck:
Der Nachtschreck (Pavor nocturnus) tritt vor allem im Tiefschlaf auf, in der ersten Stunde nach dem Einschlafen. Es sind vor allem Kinder betroffen, Jungen etwas häufiger als Mädchen. Die Kinder fangen plötzlich im Schlaf an zu wimmern, zu keuchen, oder sie beginnen zu schreien. Sie verspüren Angst, haben einen schnellen Herzschlag, atmen schnell und haben wahrscheinlich auch unangenehme kurze

Träume. Dabei befinden sie sich in einem Zwischenzustand, in dem sie nicht oder nur sehr schwer weckbar sind. Sie erkennen auch ihre Angehörigen nicht. Für Eltern ist dies sehr schmerzlich anzusehen, da ihre Kinder offenbar leiden, sie aber kaum etwas tun können. Trotzdem kann man versuchen, ihnen leise und besänftigend zuzureden. Berührungen werden während des Nachtschrecks manchmal zurückgewiesen. Aber wenn die Kinder es zulassen, kann man versuchen, sie in den Arm zu nehmen oder zu streicheln. Der Nachtschreck dauert wenige Minuten bis zu einer Viertelstunde. Danach schlafen die Kinder meist wieder ein und schlafen auch den Rest der Nacht ruhig weiter. Am nächsten Morgen können sie sich kaum daran erinnern. Auch der Nachtschreck scheint an sich nicht gefährlich zu sein und hängt wohl eher mit Entwicklungsprozessen bei Kindern zusammen.

- Albträume:
  Albträume werden ebenfalls zu den Parasomnien gezählt, wenn sie eine starke Belastung für die betroffenen Personen darstellen. Aus diesen Träumen wachen sie häufig mit großer Angst und klopfendem Herzen auf, und es dauert eine Weile, bis sie sich orientiert haben. Albträume treten vermehrt nach traumatischen Ereignissen (z. B. Unfällen, Kriegsereignissen, Vergewaltigungen etc.) auf. Es gibt auch wiederkehrende Albträume, in denen dieselben Ereignisse immer wieder geträumt werden (siehe Frage: *Was kann ich gegen Albträume tun?* in Kapitel 2).

- REM-Schlaf-Verhaltensstörung:
  Bei gesunden Personen ist die Muskulatur im REM-Schlaf gelähmt, man kann also keine großen Bewegungen ausführen. Bei Patienten mit einer REM-Schlaf-Verhaltensstörung ist die Blockade der Muskeln im REM-Schlaf teilweise aufgehoben oder nicht vorhanden, und es kommt zu starken Bewegungen. Zum Teil schlagen und treten sie im REM-Schlaf um sich oder bewegen heftig den Kopf und/oder den Körper. Bei einer anderen Form der REM-Schlaf-Verhaltensstörung hält die Lähmung der Muskeln aus dem REM-Schlaf noch an, obwohl die Patienten bereits wach werden. Sie fühlen sich wie gelähmt und sind doch wach. Es können auch bildhafte, meist negative Vorstellungen dazukommen. Diese könnten eine Erklärung für einige paranormale Erlebnisberichte sein, wie z. B. Entführungen von Außerirdischen und Ähnliches [90].

Was sind schlafbezogene Bewegungsstörungen?

Unter den schlafbezogenen Bewegungsstörungen wird eine Reihe von unterschiedlichen Phänomenen zusammengefasst, die im Schlaf auftreten können.

- Restless Legs Syndrom:
  Beim *restless legs syndrom* (englisch: unruhige Beine) berichten die Betroffenen meist von einem starken Drang, beim Einschlafen ihre Beine zu bewegen. Dies wird häufig von einer Art Kribbeln und einem ziehenden Schmerz begleitet. Die Beine (sehr selten auch die Arme) können sich auch während des Schlafs periodisch weiterbewegen. Eine Ursache für diese Bewegungen und den Bewegungsdrang beim Einschlafen ist nicht bekannt. Wenn sie eine große Belastung für die Patienten darstellen und ihren Schlaf stören, werden meist Medikamente zur Behandlung eingesetzt.

- Bruxismus:
  Zähneknirschen im Schlaf ist weit verbreitet. Auch ich schlafe regelmäßig mit meiner Bissschiene. Ich habe auch schon mal ein Zahnimplantat durch mein nächtliches Beißen zerstört. Eine Tendenz zum Zähneknirschen ist wahrscheinlich angeboren (auch meine Tochter knirscht schon, seit sie zwei Jahre alt ist). Es tritt aber bei belastenden Situationen und Stress verstärkt auf. Der Begriff „Bruxismus" bezieht sich nicht nur auf das Zähneknirschen, sondern umfasst auch andere Formen, z.B. das Pressen der Zunge an den Oberkiefer oder das Zusammenpressen der Kiefer ohne Knirschen. Üblicherweise verschreibt der Zahnarzt Bissschienen, um die Zähne zu schonen. Die Ursachen des Bruxismus werden dadurch aber nicht behandelt, sondern die Bissschiene scheint das Auftreten eher noch zu verstärken. Auch die Verspannungen im Nacken und Kopfbereich werden durch Bissschienen meist nicht abgeschwächt. Da viele Betroffene auch am Tage ihren Kiefer stark anspannen, ist es eine vielversprechende Methode, auch während des Tages immer wieder das Entspannen der Mundpartie zu üben. Dies führt langfristig zu einer Reduktion der Anspannung der Kiefer oder des Knirschens während des Schlafs.

Literaturverzeichnis

1. Bundesamt für Statistik. (2017). *Schweizerische Gesundheitsbefragung.* Zugriff am 20. August 2020 unter https://www.bfs.admin.ch/bfs/de/home/statistiken/ge sundheit/erhebungen/sgb.html

2. Marschall, J., Hildebrandt, S., Sydow, H. & Nolting, H.-D. (2017). Gesundheitsreport 2017. Analyse der Arbeitsunfähigkeitsdaten. Update: Schlafstörungen. In A. Storm (Hrsg.), *Beiträge zur Gesundheitsökonomie und Versorgungsforschung* (Bd. 16). Hamburg: DAK-Gesundheit. Verfügbar unter http://www.dak.de/dak/download/ gesundheitsreport-2017-2108948

3. Lechner, M., Breeze, C.E., Ohayon, M.M. & Kotecha, B. (2019). Snoring and breathing pauses during sleep: interview survey of a United Kingdom population sample reveals a significant increase in the rates of sleep apnoea and obesity over the last 20 years – data from the UK sleep survey. *Sleep medicine, 54,* 250–256. https://doi.org/10.1016/j.sleep.2018.08.029

4. Bundesamt für Statistik. (2019). *Erwerbsquote und Erwerbsquote in Vollzeitäquivalenten der 15–64-Jährigen, nach Migrationsstatus, Geschlecht und Grossregionen.* Zugriff am 20. August 2020 unter https://www.bfs.admin.ch/bfs/de/home/statisti ken/bevoelkerung/migration-integration/integrationindikatoren/indikatoren/er werbsquote.assetdetail.10807743.html

5. Bundesamt für Statistik. (2018). *City Statistics: Strassenlärm.* Zugriff am 20. August 2020 unter https://www.bfs.admin.ch/bfs/de/home/statistiken/querschnittsthe men/city-statistics/indikatoren-lebensqualitaet/wohnsituation/strassenlaerm. html

6. Luta, X., Bagnoud, C., Lambiris, M., Decollogny, A., Eggli, Y., Le Pogam, M.-A. *et al.* (2020). Patterns of benzodiazepine prescription among older adults in Switzerland: a cross-sectional analysis of claims data. *BMJ open, 10,* e031156 https://doi. org/10.1136/bmjopen-2019-031156

7. Hume, K.I., Brink, M. & Basner, M. (2012). Effects of environmental noise on sleep. *Noise & health, 14,* 297–302. https://doi.org/10.4103/1463-1741.104897

8. Miedema, H.M.E. & Vos, H. (2007). Associations between self-reported sleep disturbance and environmental noise based on reanalyses of pooled data from 24 studies. *Behavioral sleep medicine, 5,* 1–20. https://doi.org/10.1207/s15402010bsm0501_1

9. Basner, M. & McGuire, S. (2018). WHO Environmental Noise Guidelines for the European Region: A Systematic Review on Environmental Noise and Effects on Sleep. *International journal of environmental research and public health, 15.* https:// doi.org/10.3390/ijerph15030519

10. Hahad, O., Kröller-Schön, S., Daiber, A. & Münzel, T. (2019). The Cardiovascular Effects of Noise. *Deutsches Ärzteblatt international, 116,* 245–250. https://doi. org/10.3238/arztebl.2019.0245

11. Pulford, J., Hetzel, M.W., Bryant, M., Siba, P.M. & Mueller, I. (2011). Reported reasons for not using a mosquito net when one is available: a review of the published literature. *Malaria journal, 10,* 83. https://doi.org/10.1186/1475-2875-10-83

12. Morris & Goscinny, R. (1988). *Lucky Luke. Band 21: Vetternwirtschaft.* Berlin: Egmont Ehapa Verlag.

13. Lifehacks Beta (2018). *How do I find and kill a single mosquito in the middle of the night.* Retrieved August 20th 2020 from https://lifehacks.stackexchange.

com/questions/7454/how-do-i-find-and-kill-a-single-mosquito-in-the-middle-of-the-night

14. Reichardt, J. (n. d.). *Windwahn*. Verfügbar unter https://www.windwahn.com
15. Bunz, M., Lütkehus, I., Myck, T., Plass, D. & Straff, W. (2016). *Mögliche gesundheitliche Effekte von Windenergieanlagen. Position Umweltbundesamt Deutschland.* Berlin: Atelier Hauer + Dörfler GmbH.
16. Michaud, D. S., Feder, K., Keith, S. E., Voicescu, S. A., Marro, L., Than, J. et al. (2016). Effects of Wind Turbine Noise on Self-Reported and Objective Measures of Sleep. *Sleep, 39,* 97–109. https://doi.org/10.5665/sleep.5326
17. Michaud, D. S., Feder, K., Keith, S. E., Voicescu, S. A., Marro, L., Than, J. et al. (2018). Corrigendum: Effects of Wind Turbine Noise on Self-Reported and Objective Measures of Sleep. *Sleep, 41,* zsy037. https://doi.org/10.1093/sleep/zsy037
18. Jalali, L., Bigelow, P., Nezhad-Ahmadi, M.-R., Gohari, M. Williams, D. & McCroll, S. (2016). Before-after field study of effects of wind turbine noise on polysomnographic sleep parameters. *Noise & health, 18,* 194–205. https://doi.org/10.410 3/1463-1741.189242
19. Blume, C., Guidice, R. del, Lechinger, J., Wislowska, M., Heib, D. P. J., Hoedlmoser, K. *et al.* (2017). Preferential processing of emotionally and self-relevant stimuli persists in unconscious N2 sleep. *Brain and language, 167,* 72–82. https://doi.org/10.1016/j.bandl.2016.02.004
20. Baliatsas, C., van Kamp, I., van Poll, R. & Yzermans, J. (2016). Health effects from low-frequency noise and infrasound in the general population: Is it time to listen? A systematic review of observational studies. *The Science of the total environment, 557–558,* 163–169. https://doi.org/10.1016/j.scitotenv.2016.03.065
21. IG Stiller (n. d.). *Nachtruhe*. Verfügbar unter https://www.nachtruhe.info/
22. Brink, M., Omlin, S., Müller, C., Pieren, R. & Basner, M. (2011). An event-related analysis of awakening reactions due to nocturnal church bell noise. *The Science of the total environment, 409,* 5210–5220. https://doi.org/10.1016/j.scitotenv.2011.09.020
23. Omlin, S. & Brink, M. (2013). Awakening effects of church bell noise: geographical extrapolation of the results of a polysomnographic field study 1. *Noise & health, 15,* 332–341. https://doi.org/10.4103/1463-1741.116582
24. Bundesgerichts-Urteil. (2017). https://www.bger.ch/ext/eurospider/live/de/php/aza/http/index.php?lang=de&type=show_document&highlight_docid=aza%3A%2F%2F13-12-2017-1C_383-2016. Letzter Zugriff 19.10.2020.
25. Schraufnagel, D. E., Balmes, J. R., Cowl, C. T., De Matteis, S., Jung, S.-H., Mortimer, K. *et al.* (2019). Air Pollution and Noncommunicable Diseases: A Review by the Forum of International Respiratory Societies' Environmental Committee, Part 2: Air Pollution and Organ Systems. *Chest, 155,* 417–426. https://doi.org/10.1016/j.chest.2018.10.041
26. Im, U., Brandt, J., Geels, C., Hansen, K. M., Christensen, J. H., Andersen, M. S. et al. (2018). Assessment and economic valuation of air pollution impacts on human health over Europe and the United States as calculated by a multi-model ensemble in the framework of AQMEII3. *Atmospheric chemistry and physics, 18,* 5967–5989.
27. Hunter, J. C. & Hayden, K. M. (2018). The association of sleep with neighborhood physical and social environment. *Public health, 162,* 126–134. https://doi.org/10.1016/j.puhe.2018.05.003

28. Chen, G., Xiang, H., Mao, Z., Huo, W., Guo, Y., Wang, C. et al. (2019). Is long-term exposure to air pollution associated with poor sleep quality in rural China? *Environment international, 133,* 105205. https://doi.org/10.1016/j.envint.2019.105205

29. Lawrence, W. R., Yang, M., Zhang, C., Liu, R.-Q., Lin, S., Wang, S.-Q. et al. (2018). Association between long-term exposure to air pollution and sleep disorder in Chinese children: the Seven Northeastern Cities study. *Sleep, 41.* https://doi.org/10.1093/sleep/zsy122

30. Ohayon, M. M., Stolc, V., Freund, F. T., Milesi, C. & Sullivan, S. S. (2019). The potential for impact of man-made super low and extremely low frequency electromagnetic fields on sleep. *Sleep medicine reviews, 47,* 28–38. https://doi.org/10.1016/j.smrv.2019.06.001

31. Danker-Hopfe, H., Dorn, H., Bornkessel, C. & Sauter, C. (2010). Do mobile phone base stations affect sleep of residents? Results from an experimental double-blind sham-controlled field study. *American journal of human biology: the official journal of the Human Biology Council, 22,* 613–618. https://doi.org/10.1002/ajhb.21053

32. Huss, A., van Eijsden, M., Guxens, M., Beekhuizen, J., van Strien, R., Kromhout, H. et al. (2015). Environmental Radiofrequency Electromagnetic Fields Exposure at Home, Mobile and Cordless Phone Use, and Sleep Problems in 7-Year-Old Children. *PloS one, 10,* e0139869. https://doi.org/10.1371/journal.pone.0139869

33. Dachverband Elektrosmog Schweiz und Liechtenstein. (2020). *Dachverband Elektrosmog Schweiz und Liechtenstein.* Verfügbar unter https://www.funkstrahlung.ch/index.php

34. Schmiedchen, K., Driessen, S. & Oftedal, G. (2019). Methodological limitations in experimental studies on symptom development in individuals with idiopathic environmental intolerance attributed to electromagnetic fields (IEI-EMF) – a systematic review. *Environmental health: a global access science source, 18,* 88. https://doi.org/10.1186/s12940-019-0519-x

35. Rubin, G. J., Nieto-Hernandez, R. & Wessely, S. (2010). Idiopathic environmental intolerance attributed to electromagnetic fields (formerly 'electromagnetic hypersensitivity'): An updated systematic review of provocation studies. *Bioelectromagnetics, 31,* 1–11.

36. Huang, P.-C., Cheng, M.-T. & Guo, H.-R. (2018). Representative survey on idiopathic environmental intolerance attributed to electromagnetic fields in Taiwan and comparison with the international literature. *Environmental health: a global access science source, 17,* 5. https://doi.org/10.1186/s12940-018-0351-8

37. Müller, C. H. (2000). *Projekt NEMESIS: Niederfrequente elektrische und magnetische Felder und Elektrosensibilität in der Schweiz.* Dissertation, ETH Zürich. https://doi.org/10.3929/ethz-a-004035886

38. Gandini, S., Sera, F., Cattaruzza, M.S., Pasquini, P., Picconi, O., Boyle, P. et al. (2005). Meta-analysis of risk factors for cutaneous melanoma: II. Sun exposure. *European journal of cancer (Oxford, England: 1990), 41,* 45–60.

39. Duncan, D. T., Park, S. H., Goedel, W. C., Kreski, N. T., Morganstein, J. G., Hambrick, H. R. et al. (2017). Perceived Neighborhood Safety Is Associated with Poor Sleep Health among Gay, Bisexual, and Other Men Who Have Sex with Men in Paris, France. *Journal of urban health: bulletin of the New York Academy of Medicine, 94,* 399–407. https://doi.org/10.1007/s11524-017-0148-z

40. Wang, C., Liu, J., Li, Z., Ji, L., Wang, R., Song, H. et al. (2019). Predictor of sleep difficulty among community dwelling older populations in 2 African settings. *Medicine, 98,* e17971. https://doi.org/10.1097/MD.0000000000017971

41. Jacobs, B.L. & McGinty, D.J. (1971). Effects of food deprivation on sleep and wakefulness in the rat. *Experimental Neurology, 30,* 212–222. https://doi.org/10.1016/S0014-4886(71)80002-X

42. Borbély, A.A. (1977). Sleep in the rat during food deprivation and subsequent restitution of food. *Brain Research, 124,* 457–471. https://doi.org/10.1016/0006-8993(77)90947-7

43. St-Onge, M.-P., Mikic, A. & Pietrolungo, C.E. (2016). Effects of Diet on Sleep Quality. *Advances in nutrition (Bethesda, Md.), 7,* 938–949. https://doi.org/10.3945/an.116.012336

44. Michalsen, A., Schlegel, F., Rodenbeck, A., Lüdtke, R., Huether, G. Teschler, H. et al. (2003). Effects of short-term modified fasting on sleep patterns and daytime vigilance in non-obese subjects: results of a pilot study. *Annals of nutrition & metabolism, 47,* 194–200. https://doi.org/10.1159/000070485

45. Almeneessier, A.S. & BaHammam, A.S. (2018). How does diurnal intermittent fasting impact sleep, daytime sleepiness, and markers of the biological clock? Current insights. *Nature and science of sleep, 10,* 439–452. https://doi.org/10.2147/NSS.S165637

46. Trabelsi, K., Bragazzi, N., Zlitni, S., Khacharem, A., Boukhris, O., El-Abed, K. et al. (2019). Observing Ramadan and sleep-wake patterns in athletes: a systematic review, meta-analysis and meta-regression. *British journal of sports medicine.* https://doi.org/10.1136/bjsports-2018-099898

47. Institut für Demoskopie Allensbach. (2005). Um den Schlaf gebracht. Vor allem Frauen glauben an den Einfluss des Mondes auf ihren Schlaf. *Allensbacher Berichte, 13.* Verfügbar unter https://www.ifd-allensbach.de/fileadmin/kurzberichte_dokumentationen/prd_0513.pdf

48. Röösli, M., Jüni, P., Braun-Fahrländer, C., Brinkhof, M.W.G., Low, N. & Egger, M. (2006). Sleepless night, the moon is bright: longitudinal study of lunar phase and sleep. *Journal of sleep research, 15,* 149–153. https://doi.org/10.1111/j.1365-2869.2006.00520.x

49. Cajochen, C., Altanay-Ekici, S., Münch, M., Frey, S., Knoblauch, V. & Wirz-Justice, A. (2013). Evidence that the lunar cycle influences human sleep. *Current biology, 23,* 1485–1488. https://doi.org/10.1016/j.cub.2013.06.029

50. Della Monica, C., Atzori, G. & Dijk, D.-J. (2015). Effects of lunar phase on sleep in men and women in Surrey. *Journal of sleep research, 24,* 687–694. https://doi.org/10.1111/jsr.12312

51. Turányi, C.Z., Rónai, K.Z., Zoller, R., Véber, O., Czira, M.E., Újszászi, Á. et al. (2014). Association between lunar phase and sleep characteristics. *Sleep medicine, 15,* 1411–1416. https://doi.org/10.1016/j.sleep.2014.06.020

52. Cordi, M., Ackermann, S., Bes, F.W., Hartmann, F., Konrad, B.N., Genzel., L. et al. (2014). Lunar cycle effects on sleep and the file drawer problem. *Current biology, 24,* R549-R550. https://doi.org/10.1016/j.cub.2014.05.017

53. Bikos, K. & Hocken, V. (n.d.). *Gezeiten: Wie entstehen Ebbe und Flut?* Norwegen: Time and Date AS. Zugriff am 20. August 2020 unter https://www.timeanddate.de/astronomie/mond/gezeiten-ebbe-flut

54. Einhorn, K. & Wuchterl, G. (2019). *Mondphasen.* Wien: Verein Kuffner-Sternwarte. Zugriff am 20. August 2020 unter http://dermond.at/index.php

55. Tang, N.K.Y., Anne Schmidt, D. & Harvey, A.G. (2007). Sleeping with the enemy: clock monitoring in the maintenance of insomnia. *Journal of behavior therapy and experimental psychiatry, 38,* 40–55. https://doi.org/10.1016/j.jbtep.2005.07.004

56. Krakow, B., Krakow, J., Ulibarri, V.A. & Krakow, J. (2012). Nocturnal time monitoring behavior ("clock-watching") in patients presenting to a sleep medical center with insomnia and posttraumatic stress symptoms. *The Journal of nervous and mental disease, 200,* 821–825. https://doi.org/10.1097/NMD.0b013e318266bba3

57. Pillai, V. & Drake, C.L. (2015). Sleep and Repetitive Thought. In Babson, K. & Feldner, M. *Sleep and Affect: Assessment, Theory, and Clinical Implications* (S. 201–225). London: Academic Press.

58. Harvey, A.G. (2005). Unwanted thoughts in clinical disorders. In Clark, D.A. (Hrsg.), *Intrusive thoughts in clinical disorders. Theory, research, and treatment* (S. 86–118). New York: Guilford Press.

59. Harvey, A.G., Tang, N.K.Y. & Browning, L. (2005). Cognitive approaches to insomnia. *Clinical psychology review, 25,* 593–611. https://doi.org/10.1016/j.cpr.2005.04.005

60. Riemann, D., Spiegelhalder, K., Feige, B., Voderholzer, U., Berger, M., Perlis, M. et al. (2010). The hyperarousal model of insomnia: a review of the concept and its evidence. *Sleep medicine reviews, 14,* 19–31. https://doi.org/10.1016/j.smrv.2009.04.002

61. American Academy of Sleep Medicine (2014). *The international classification of sleep disorders.,* Illinois: Darien.

62. Crönlein, T., Galetke, W. & Young, P. (2017). *Schlafmedizin 1×1. Praxisorientiertes Basiswissen.* Heidelberg: Springer. https://doi.org/10.1007/978-3-662-49789-0

63. Riemann, D., Baglioni, C., Bassetti, C., Bjorvatn, B., Dolenc Groselj, L., Ellis, J.G. et al. (2017). European guideline for the diagnosis and treatment of insomnia. *Journal of sleep research, 26,* 675–700. https://doi.org/10.1111/jsr.12594

64. Rezaie, L., Fobian, A.D., McCall, W.V. & Khazaie, H. (2018). Paradoxical insomnia and subjective-objective sleep discrepancy: A review. *Sleep medicine reviews, 40,* 196–202. https://doi.org/10.1016/j.smrv.2018.01.002

65. Hermans, L.W.A., Leufkens, T.R., van Gilst, M.M., Weysen, T., Ross, M., Anderer, P. et al. (2019). Sleep EEG characteristics associated with sleep onset misperception. *Sleep medicine, 57,* 70–79. https://doi.org/10.1016/j.sleep.2019.01.031

66. Roth, T. (2007). Insomnia: Definition, Prevalence, Etiology, and Consequences. *Journal of Clinical Sleep Medicine: JCSM: official publication of the American Academy of Sleep Medicine, 3,* S7-S10.

67. Pallesen, S., Nordhus, I.H., Nielsen, G.H., Havik, O.E., Kvale, G., Johnsen, B.H. et al. (2001). Prevalence of insomnia in the adult Norwegian population. *Sleep, 24,* 771–779.

68. Buysse, D.J. (2013). Insomnia. *JAMA, 309,* 706–716. https://doi.org/10.1001/jama.2013.193

69. Suh, S., Cho, N. & Zhang, J. (2018). Sex Differences in Insomnia: from Epidemiology and Etiology to Intervention. *Current psychiatry reports, 20,* 69. https://doi.org/10.1007/s11920-018-0940-9

70. van Straten, A., van der Zweerde, T., Kleiboer, A., Cuijpers, P. Morin, C.M. & Lance, J. (2018). Cognitive and behavioral therapies in the treatment of insomnia: A meta-analysis. *Sleep medicine reviews, 38,* 3–16. https://doi.org/10.1016/j.smrv. 2017.02.001

71. van der Zweerde, T., Bisdounis, L., Kyle, S.D., Lancee, J. & van Straten, A. (2019). Cognitive behavioral therapy for insomnia: A meta-analysis of long-term effects in controlled studies. *Sleep medicine reviews, 48,* 101208. https://doi.org/10.1016/j. smrv.2019.08.002

72. Mitchell, L.J., Bisdounis, L., Ballesio, A., Omlin, X. & Kyle, S.D. (2019). The impact of cognitive behavioural therapy for insomnia on objective sleep parameters: A meta-analysis and systematic review. *Sleep medicine reviews, 47,* 90–102. https:// doi.org/10.1016/j.smrv.2019.06.002

73. Zachariae, R., Lyby, M.S., Ritterband, L.M. & O'Toole, M.S. (2016). Efficacy of internet-delivered cognitive-behavioral therapy for insomnia – A systematic review and meta-analysis of randomized controlled trials. *Sleep medicine reviews, 30,* 1–10. https://doi.org/10.1016/j.smrv.2015.10.004

74. Murphy, Y., Wilson, E., Goldner, E.M. & Fischer, B. (2016). Benzodiazepine Use, Misuse, and Harm at the Population Level in Canada: A Comprehensive Narrative Review of Data and Developments Since 1995. *Clinical drug investigation, 36,* 519–530. https://doi.org/10.1007/s40261-016-0397-8

75. Winkler, A. & Rief, W. (2015). Effect of Placebo Conditions on Polysomnographic Parameters in Primary Insomnia: A Meta-Analysis. *Sleep, 38,* 925–931. https://doi. org/10.5665/sleep.4742

76. Petitjean, S., Ladewig, D., Meier, C.R., Amrein, R. & Wiesbeck, G.A. (2007). Benzodiazepine prescribing to the Swiss adult population: results from a national survey of community pharmacies. *International clinical psychopharmacology, 22,* 292–298. https://doi.org/10.1097/YIC.0b013e328105e0f2

77. Li, L., Wu, C., Gan, Y., Qu, X. & Lu, Z. (2016). Insomnia and the risk of depression: a meta-analysis of prospective cohort studies. *BMC psychiatry, 16,* 375. https://doi. org/10.1186/s12888-016-1075-3

78. Khan, M.S. & Aouad, R. (2017). The Effects of Insomnia and Sleep Loss on Cardiovascular Disease. *Sleep medicine clinics, 12,* 167–177. https://doi.org/10.1016/j. jsmc.2017.01.005

79. Almondes, K.M. de, Costa, M.V., Malloy-Diniz, L.F. & Diniz, B.S. (2016). Insomnia and risk of dementia in older adults: Systematic review and meta-analysis. *Journal of psychiatric research, 77,* 109–115. https://doi.org/10.1016/j.jpsychi res.2016.02.021

80. Shamim, S.A., Warriach, Z.I., Tariq, M.A., Rana, K.F. & Malik, B.H. (2019). Insomnia: Risk Factor for Neurodegenerative Diseases. *Cureus, 11,* e6004. https:// doi.org/10.7759/cureus.6004

81. Lovato, N. & Lack, L. (2019). Insomnia and mortality: A meta-analysis. *Sleep medicine reviews 43,* 71–83. https://doi.org/10.1016/j.smrv.2018.10.004

82. Kimoff, R.J. (2015). When to Suspect Sleep Apnea and What to Do About It. *The Canadian journal of cardiology, 31,* 945–948. https://doi.org/10.1016/j.cjca.20 15.04.020

83. Yu, J., Zhou, Z., McEvoy, R.D., Anderson, C.S., Rodgers, A., Perkovic, V. et al. (2017). Association of Positive Airway Pressure With Cardiovascular Events and

Death in Adults With Sleep Apnea: A Systematic Review and Meta-analysis. *JAMA 318*, 156-166 (2017). https://doi.org/10.1001/jama.2017.7967

84. Javaheri, S., Barbe, F., Campos-Rodriguez, F., Dempsey, J. A., Khayat, R. Javaheri, S. et al. (2017). Sleep Apnea: Types, Mechanisms, and Clinical Cardiovascular Consequences. *Journal of the American College of Cardiology, 69*, 841-858. https://doi.org/10.1016/j.jacc.2016.11.069

85. Garg, R. K., Afifi, A. M., Garland, C. B., Sanchez, R. & Mount, D. L. (2017). Pediatric Obstructive Sleep Apnea: Consensus, Controversy, and Craniofacial Considerations. *Plastic and reconstructive surgery, 140*, 987-997. https://doi.org/10.1097/PRS.0000000000003752

86. Multipler Schlaflatentztest (2018). In *Wikipedia, Die freie Enzyklopädie*. Zugriff am 20. August 2020 unter https://de.wikipedia.org/wiki/Multipler_Schlaflatenztest

87. Barateau, L. & Dauvilliers, Y. (2019). Recent advances in treatment for narcolepsy. *Therapeutic advances in neurological disorders, 12*, 1756286419875622. https://doi.org/10.1177/1756286419875622

88. Gadoth, N. & Oksenberg, A. (2017). Kleine-Levin syndrome; An update and mini-review. *Brain & development, 39*, 665-671. https://doi.org/10.1016/j.braindev.2017.04.003

89. Oudiette, D., Leu, S., Pottier, M., Buzare, M.-A., Brion, A. & Arnulf, I. (2009). Dreamlike mentations during sleepwalking and sleep terrors in adults. *Sleep, 32*, 1621-1627. https://doi.org/10.1093/sleep/32.12.1621

90. Sharpless, B. A. (2016). A clinician's guide to recurrent isolated sleep paralysis. *Neuropsychiatric disease and treatment, 12*, 1761-1767. https://doi.org/10.2147/NDT.S100307

91. Luta, X., Bagnoud, C., Lambiris, M., Decollogny, A., Eggli, Y., Le Pogam, M.-A. et al. (2020). Patterns of benzodiazepine prescription among older adults in Switzerland: a cross-sectional analysis of claims data. *BMJ open, 10*, https://doi.org/10.1136/bmjopen-2019-031156

5
Was nützt der Schlaf?

Einführung

Schlaf erfüllt wichtige Funktionen, das ist schon seit sehr langer Zeit bekannt. So war es für den griechischen Philosophen Aristoteles vor allem die Verdauung und unser Stoffwechsel, die mit dem Schlaf zu tun hatten. Er schrieb in seinem Text zu „Schlaf und Wachen":

„Beweiskräftig ist die Tatsache, dass das Ernährungsorgan seine Funktion eher im Schlaf ausübt als im Wachen, denn da geht die Ernährung und das Wachsen in höherem Grade vor sich; die Wahrnehmung wird dafür nicht benötigt." (Seite 104) [1]

Nach heutigem Wissensstand erfüllt der Schlaf sehr wahrscheinlich viele wichtige Funktionen für unseren Körper und unser Gehirn. Unser Stoffwechsel und das Wachstum gehören sicherlich immer noch dazu. Doch auch unsere Gesundheit und unser Immunsystem profitieren von Schlaf. Und es gibt noch viele andere Vorschläge, wofür der Schlaf wichtig sein soll: Schönheit? Lernen und Gedächtnis? Intelligenz und Kreativität? Gefühle und gute Laune? Sport und Leistungsfähigkeit? In dem folgenden Kapitel werde ich auf all diese verschiedenen Vorschläge eingehen und versuchen zu beantworten, ob der Schlaf diese Funktion aus wissenschaftlicher Sicht erfüllt oder nicht: von grauen Haaren und Falten über das Energiesparen bis hin zum „Müllsammeln" im Gehirn.

Bin ich nach dem Schlaf weniger müde?

Schlaf reduziert Müdigkeit, das sollte ja wohl die klarste Sache der Welt sein. Häufig wird Reduktion der Müdigkeit bzw. Förderung der Wachheit am Tag als die wichtigste Funktion des Schlafs angesehen. Und im Großen und Ganzen ist das auch so. Je kürzer wir in der Nacht schlafen und je früher wir aufstehen müssen, desto müder fühlen wir uns [2]. Umgekehrt gilt, je besser wir schlafen, desto weniger müde fühlen wir uns am nächsten Tag.

Gerade in der ersten Zeit nach dem Aufwachen können wir uns aber immer noch müde fühlen, obwohl wir ausreichend geschlafen haben. Viele Menschen haben die Vorstellung, dass sie nur dann gut geschlafen haben, wenn sie gut gelaunt aufwachen und fit aus dem Bett springen. Das stimmt aber nicht. In den ersten 15–30 Minuten nach dem Aufwachen sind wir meist in einem Zustand, der als *sleep inertia* (englisch: Schlafträgheit) bezeichnet wird [3]: müde, vielleicht auch etwas desorientiert. Wir sind dann tatsächlich auch weniger leistungsfähig, und unsere Reaktionszeit ist messbar verlangsamt. Die Phase der Schlafträgheit ist länger, wenn wir mehr Zeit im Tiefschlaf verbracht haben. Deshalb fühlen wir uns wahrscheinlich nach einem längeren Mittagsschlaf, der auch Tiefschlaf enthält, zunächst weniger erfrischt [4]. Doch auch die Uhrzeit des Aufwachens und unser körpereigener Schlaf-wach-Rhythmus beeinflussen unsere Trägheit nach dem Schlaf [5]. So dauert diese Phase länger, wenn wir in der zweiten Nachthälfte aufwachen, als beim Aufwachen am Morgen. Es kann also sein, dass wir uns müde fühlen, obwohl (oder gerade, weil) wir ausreichend und tief geschlafen haben. Das Müdigkeitsgefühl direkt nach dem Aufwachen sollten wir deshalb nicht unbedingt als Indikator für die Erholsamkeit unseres Schlafs heranziehen, sondern dies besser erst eine halbe Stunde später tun.

Es gibt auch Personen, die sich trotz ausreichenden Schlafs am Tag sehr müde und erschöpft fühlen. Oder sie sind erschöpft und können trotzdem nicht gut einschlafen. In der Medizin wird hier meist zwischen *sleepiness* (englisch: Schläfrigkeit) und *fatigue* (englisch: Erschöpfung) unterschieden [6]. Bei einer erhöhten Schläfrigkeit kann ich sehr gut einschlafen. Umgekehrt reduziert ein gesunder Schlaf die Schläfrigkeit. Eine erhöhte Erschöpfung kann dagegen auch durch Belastung und Stress, traurige Verstimmung und Depression oder andere Krankheiten verursacht werden [7]. In diesen Fällen hilft der Schlaf nicht, um die Erschöpfung zu reduzieren.

Macht kurzer Schlaf dick?

Es gibt einen eindeutigen Zusammenhang zwischen kurzem Schlaf und Übergewicht, mit einer klaren Richtung: Kleinkinder, Kinder, Jugendliche und auch Erwachsene, die heute einen zu kurzen oder unterbrochenen Schlaf haben, werden in den nächsten Jahren mit einer höheren Wahrscheinlichkeit zunehmen oder gar Übergewicht entwickeln als gesunde Schläfer [8] [9], wobei kurzer Schlaf je nach Altersgruppe unterschiedlich festgelegt wird (siehe Frage *Wie lange sollte ich schlafen?* in Kapitel 1). Zuerst kommt also der zu kurze Schlaf und später das Übergewicht, dieser Befund wird in zahlreichen Untersuchungen immer und immer wieder belegt. Natürlich werden nicht alle Kinder und Jugendlichen, die zu kurz schlafen, übergewichtig. Aber das relative Risiko ist um ca. 35 % erhöht. Neben dem zu kurzen Schlaf erhöht auch ein gestörter oder unregelmäßiger Schlaf das Risiko einer Gewichtszunahme. So haben Schichtarbeiter ein höheres Risiko, Schlafprobleme sowie Übergewicht zu entwickeln [10]. Atemaussetzer im Schlaf können ebenfalls zu einer Gewichtszunahme führen, insbesondere bei Kindern [11]. Interessanterweise gibt es dagegen keinen starken Zusammenhang zwischen einer Insomnie und Übergewicht. Das subjektive Gefühl, schlecht zu schlafen, scheint also nicht unbedingt dick zu machen [12].

Warum nehmen wir bei einem zu kurzen oder gestörten Schlaf eher zu? Dies wird in der Forschung kontrovers diskutiert. Zum einen wird vermutet, dass der kürzere Schlaf zu einem stärkeren Appetit auf kalorienreiche Nahrung und damit zu einem ungesünderen Essverhalten führt [13]. So berichteten mehrere Studien von einem erhöhten Konsum von zucker-, fett- und kohlenhydrathaltigen Lebensmitteln. Auch scheinen Kurzschläfer einen unregelmäßigeren Essensrhythmus zu haben und eher mehrere kleinere Mahlzeiten und Snacks zu sich zu nehmen. In einer weiteren Untersuchung berichteten junge Erwachsene, die einen guten und ausreichenden Schlaf hatten, dass sie mehr Gemüse und Früchte aßen als schlechte Schläfer [14]. Neben dem Einfluss auf Appetit und Essverhalten wird vermutet, dass der zu kurze Schlaf Veränderungen bei bestimmten Hormonen bewirken könnte, die für unsere Verdauung und unsere Appetitregulation wichtig sind. Andere Wissenschaftler verweisen dagegen eher auf unterschiedliche Verhaltensweisen und Gewohnheiten: Zum Beispiel verbringen Kinder und Jugendliche mit kurzem Schlaf mehr Zeit vor dem Fernseher oder Computer, während sich die anderen gesünder ernähren und weniger „sitzenden" Tätigkeiten nachgehen [15].

Insgesamt ist klar belegt, dass ein zu kurzer oder gestörter Schlaf das Risiko für Übergewicht erhöht. Aristoteles hatte also im Großen und Ganzen recht damit, dass Schlaf etwas mit unserer Verdauung und unserem Stoffwechsel zu tun hat [1]. Für das genaue Verständnis der Mechanismen ist aber sicherlich noch weitere Forschung notwendig. In vielen Ländern ist heute Übergewicht ein weit verbreitetes Problem. Es stellt einen Risikofaktor für Krankheiten wie Diabetes, Herzkreislauf-Erkrankungen und Krebs dar. Nach Angaben der Weltgesundheitsorganisation WHO nahm der Anteil von übergewichtigen Personen von 1995 bis 2016 von 23 % auf 40 % zu [16], ist also in den letzten Jahrzehnten stark angestiegen. Und gerade bei Kindern und Jugendlichen kommt Übergewicht immer häufiger vor. Neben anderen Maßnahmen könnte eine Verbesserung des Schlafverhaltens durchaus eine wichtige Rolle bei der Prävention spielen. Hierbei sind das Bewegungsverhalten am Tag, aber vor allem der Medienkonsum am Abend und in der Nacht von Bedeutung. Zusätzlich müssten Schlafstörungen früher erkannt und behandelt werden, insbesondere bei Kindern und Jugendlichen.

Macht Schlafen schlank?

Ich habe in der vorherigen Frage beschrieben, dass ein gestörter oder zu kurzer Schlaf eine erhöhte Kalorienzufuhr während des Tages bewirken kann und damit das Risiko für Übergewicht fördert. Das bedeutet umgekehrt, dass ausreichender Schlaf die Kalorienzufuhr eher normalisieren sollte. Können Übergewichtige aber tatsächlich abnehmen, wenn sie besser oder länger schlafen?

Erstaunlicherweise ja. Mehrere Studien haben die Wirkung einer Schlafverlängerung auf den Appetit und die Nahrungsaufnahme von Kurzschläfern getestet [17]. Sie kommen überwiegend zu positiven Ergebnissen: An einer dieser Untersuchungen nahmen 10 übergewichtige junge Erwachsene teil [18]. Sie gaben an, regelmäßig 6,5 Stunden zu schlafen. Während zwei Wochen sollten sie nun im Durchschnitt 8,5 Stunden im Bett bleiben. Zusätzlich wurden sie individuell über Schlaf und optimales Schlafverhalten aufgeklärt. Während der Studie schliefen sie ungefähr eine Stunde und 35 Minuten mehr als vorher. Sie fühlten sich energetischer und waren weniger müde. Und sie gaben an, insgesamt weniger Appetit zu haben. Vor allem ihre Lust auf süße und salzige Lebensmittel war stark reduziert. Die Schlafverlängerung hatte also ihren Appetit verändert und möglicherweise normalisiert.

In einer weiteren Studie wurde die Nahrungsaufnahme direkt gemessen. Sie kommt zu einem ähnlich positiven Ergebnis: Eine einstündige Verlängerung des Schlafs führte zu einem geringeren Konsum von freiem

Zucker, Kohlenhydraten und Fett im Gegensatz zu einer Gruppe von Erwachsenen, die ihren typischen Schlaf beibehielten [19]. Übergewichtige Jugendliche nahmen während einer vierwöchigen Verlängerung des Schlafs um ungefähr eine Stunde im Schnitt 1,3 Kilogramm ab [20]. Auch bei Kindern führte eine Schlafverlängerung während einer Woche zu einer niedrigeren Kalorienaufnahme während des Tages und zu einem niedrigeren Körpergewicht [21]. Eine interessante Beobachtung zur Auswirkung einer verlängerten Schlafgelegenheit wurde in Südkorea gemacht: Die Behörden entschieden im Jahr 2011, die Öffnungszeiten von Institutionen, die Nachhilfeunterricht anboten, auf 22 Uhr zu begrenzen [22]. Diese Maßnahme führte wahrscheinlich bei vielen Schülern zu einer längeren Schlafdauer. In der Folge zeigte sich eine deutliche Abnahme des Körpergewichts bei Jugendlichen und ein verringertes Risiko für Übergewicht.

Eine Veränderung des Schlafverhaltens scheint also tatsächlich eine positive Wirkung auf das Essverhalten und möglicherweise auch das Körpergewicht zu haben. Allerdings wurden die bisherigen Studien meist nur mit wenigen Teilnehmern durchgeführt, groß angelegte Untersuchungen fehlen noch. Auf Basis der bisherigen Erkenntnisse wurden trotzdem bereits Aufklärungsprogramme für Jugendliche entwickelt und durchgeführt. In diesen Kampagnen werden sie über die Wichtigkeit des Schlafs informiert, und es werden Tipps für einen guten Schlaf gegeben. Leider sind diese Programme oft nicht ausreichend, um wirklich das Schlafverhalten der Jugendlichen zu verbessern, und die Wirkung auf ihr Essverhalten und ihr Körpergewicht ist nicht einheitlich positiv [23].

Die bisher beschriebenen Erkenntnisse basieren alle auf der Idee, einen zu kurzen Schlaf zu verlängern. Wenn ich aber ohnehin schon ausreichend lange schlafe, hilft mir der Schlaf da auch beim Abnehmen? Ich habe eine Reihe von Konzepten und Ideen dazu gefunden. So hat z. B. Dr. Detlef Pape ein ganzes Diät-Konzept zusammengestellt, das er „Schlank im Schlaf" nennt [24]. Es basiert auf einer sogenannten „Insulin-Trennkost-Diät". Die Annahme ist, dass die Erholung und Regeneration im Schlaf Energie verbraucht. Durch die Trennkost soll der Körper diese Energie aus den Fettzellen verwenden. Dadurch helfe einem der Schlaf beim Abnehmen. Nach einer Einschätzung der Deutschen Gesellschaft für Ernährung liegen allerdings zur Wirksamkeit dieser Art des Fastens keine wissenschaftlichen Befunde vor [25].

Schützt Schlaf vor Diabetes?

Über die Hälfte der Patienten mit Zuckererkrankung (Diabetes) leiden an Schlafstörungen [26]. Schlafbezogene Atemaussetzer sind bei ihnen besonders häufig. Es ist aber nicht klar, ob Schlafstörungen tatsächlich den Schweregrad der Krankheit verstärken oder nicht. Allerdings ist Übergewicht ein wichtiger Risikofaktor für Diabetes. Da ein gestörter Schlaf eher zu Übergewicht führt, erscheint es plausibel, dass ein schlechter Schlaf auch mit Diabetes zusammenhängt.

Die Studienlage bestätigt diese Vermutung: Kurzschläfer haben ein höheres Risiko, später an Diabetes zu erkranken [27]. Das gilt auch für Personen, die regelmäßig länger als die empfohlene Dauer schlafen. Allerdings gibt es bislang wenige Studien, die erklären könnten, wie genau Schlaf die Entwicklung von Diabetes begünstigt. Es wäre vor allem interessant, ob schlechter Schlaf zusätzlich zur Erhöhung des Übergewichts auch das Risiko für Diabetes erhöht. So zeigen Studien zur Schlafverlängerung bei Kurzschläfern positive Effekte auf den Appetit und das Körpergewicht, aber nicht auf zuckerbezogene Prozesse im Körper [19]. Ob guter Schlaf also über die bessere Appetit- und Gewichtsregulation hinaus auch vor Diabetes schützt, kann ich nicht beantworten.

Verbessert Schlaf meine Stimmung?

Schlaf beeinflusst unser emotionales Wohlbefinden. Wenn wir wenig oder schlecht geschlafen haben, sind wir meistens reizbarer und empfindlicher. Wir können uns weniger gut gegen Stress von außen wehren. Wenn wir dagegen ausreichend geschlafen haben, sind wir meistens besser gelaunt. Dieser Zusammenhang wird von Studien sehr einheitlich bestätigt: Wenn ich den Eindruck habe, gut geschlafen zu haben, bewerte ich meine Stimmung als besser, als wenn ich schlecht geschlafen habe [28]. Dies gilt für junge und ältere Menschen sowie Gesunde und Kranke gleichermaßen. Bei der Schlafdauer zeigt sich, dass nicht nur ein zu kurzer, sondern auch ein zu langer Schlaf mit einer schlechteren Stimmung zusammenhängt. Die Wirkung des Schlafs auf unsere Stimmung ist besonders stark in Selbstberichten. Die objektive Schlafqualität hängt dagegen weniger stark mit unserer Stimmung zusammen. Es scheint also vor allem unser Eindruck von der Qualität unseres Schlafs zu sein, der unsere Stimmung am nächsten Tag vorhersagt. Auch in Studien im Labor führt Schlafentzug eindeutig zu stärkeren Stimmungsschwankungen [29]. Bei gesunden Probanden kommt es dabei eher zu einer negativen Stimmung. Bei Personen mit traurigen Verstimmungen oder Depressionen kann dagegen eine Nacht ohne Schlaf die Stimmung stark aufhellen. Eine Behandlung mit Schlafentzug führt bei ungefähr der Hälfte der Patienten zu einer Verbesserung ihrer Stimmung und einer Reduktion ihrer Depression [30]. Leider sind die Effekte nur kurzfristig: Nach einer Nacht Erholungsschlaf ist die traurige Verstimmtheit meist wieder da. Deshalb wird auch versucht, die Schlafdauer nur einzuschränken, anstatt die Patienten die ganze Nacht nicht schlafen zu lassen. Die Schlafrestriktion kann zusätzlich noch mit einer Verbesserung des Schlaf-wach-Rhythmus und der Lichttherapie kombiniert werden. Diese Kombination wird „Chronotherapie" genannt und zeigt in den ersten Untersuchungen bessere Erfolge als einige antidepressiv wirkende Medikamente [31]. Der Zusammenhang zwischen Schlaf und Stimmung ist also sehr komplex.

Lasse ich mich nach Schlaf weniger stressen?

Insgesamt sollte guter Schlaf dazu führen, dass wir uns am Tag weniger stressen lassen. So zeigte eine Studie, dass sich diejenigen Jugendlichen mental stärker und widerstandsfähiger fühlten, die einen guten und ausreichenden Schlaf hatten [32]. Polizisten mit einem besseren Schlaf waren ebenfalls resistenter gegenüber Stress als ihre Kollegen, die von einem schlechten Schlaf berichteten [33]. Woran könnte das liegen?

Schlaf beeinflusst unsere Emotionen und unsere Wahrnehmung von Stress. Nach einer Nacht ohne Schlaf kann es sein, dass wir stärkere emotionale Reaktionen zeigen, als wenn wir ausgeschlafen sind [29]. Auch in unserem Gehirn sind bestimmte Regionen, die emotionale Informationen verarbeiten, aktiver, wenn wir eine Nacht lang nicht geschlafen haben [34]. Gleichzeitig scheint aber der fehlende Schlaf eine Verzerrung hin zu negativen Emotionen zu verursachen, sodass wir Erlebnisse am Tag als weniger positiv einschätzen [35]. Nach einer Nacht ohne Schlaf zeigen wir auch weniger positive Gesichtsausdrücke [36] und äußern uns weniger positiv als nach einer Nacht mit ausreichendem Schlaf [37]. Dies kann dazu führen, dass wir den Tag insgesamt als stressiger erleben, da wir mehr negative Erlebnisse sehen und diese auch intensiver wahrnehmen. So erlebten Jugendliche ihren Tag als stressiger, wenn sie in der Nacht zuvor einen zu kurzen oder gestörten Schlaf hatten [38]. Und Personen mit Schlafstörungen berichten insgesamt von stärkerem Stress als Menschen mit einem gesunden Schlaf [39].

Neben der Wahrnehmung der Ereignisse funktioniert auch die Regulation unserer Emotionen ohne ausreichenden Schlaf weniger gut. Gerade unsere Fähigkeit zur Unterdrückung und Kontrolle unserer emotionalen Impulse nimmt mit einem gestörten Schlaf ab. Deshalb sind wir wahrscheinlich nach einer Nacht ohne oder mit schlechtem Schlaf reizbarer. Dies zeigt sich auch durch eine stärkere Reaktion des körpereigenen Stresssystems auf negative Reize und Stressoren bei Personen, die einen schlechten Schlaf haben [40]. Umgekehrt kann wiederum der erlebte Stress am Tag unseren Schlaf negativ beeinflussen. Hier scheinen sich die Menschen stark zu unterscheiden. Bei einigen führt Stress am Tage zu starken Schlafproblemen [41], sie nehmen ihre Probleme sprichwörtlich „mit ins Bett". Diese Menschen haben auch ein höheres Risiko, stressbezogene Schlafstörungen zu entwickeln. Andere dagegen schlafen trotz Stress am Tag in der Nacht wunderbar.

Beugt Schlaf Burnout vor?

Schlaf ist entscheidend für unsere mentale Erholung und Regeneration. Erschöpfungszustände wie Burnout treten eher auf, wenn wir schlecht schlafen und uns nicht ausreichend erholen können. Deshalb haben Menschen mit Schlafstörungen ein höheres Risiko, ein Burnout zu entwickeln [42]. Gleichzeitig können eine belastende Arbeitssituation, Stress oder Konflikte am Arbeitsplatz den Schlaf stören [43] [44], und Patienten mit Burnout haben häufig einen gestörten Schlaf [45]. Durch den schlechteren Schlaf können wir uns weniger gut erholen, was uns am nächsten Tag reizbarer, stressanfälliger und weniger leistungsfähig macht. Dies erhöht wiederum den empfundenen Druck am Arbeitsplatz – ein Teufelskreis.

Der Zusammenhang zwischen Schlaf und Burnout wurde bei verschiedenen Berufsgruppen untersucht. So wurden bei über 380 Personen einer

Informatikfirma die Arbeitsbelastung sowie die typische Schlafdauer erfragt [46]. Personen, die regelmäßig weniger als sechs Stunden schliefen, hatten zwei Jahre später ein höheres Risiko, an Burnout zu erkranken. Die Arbeitsbelastung an sich steigerte das Risiko nicht. Bei Polizisten ergaben sich deutliche Zusammenhänge zwischen unregelmäßigen Arbeitszeiten, Nachtschichten, Schlafstörungen und Burnout [47]. Auch Ärzte mit Burnout hatten meist einen kürzeren oder gestörteren Schlaf als ihre gesunden Kollegen [48]. Lehrer hatten ebenfalls ein höheres Risiko, bei einer hohen Arbeitsbelastung eine Erschöpfung zu entwickeln, wenn sie zusätzlich Schlafstörungen hatten [49].

Ein zu kurzer oder gestörter Schlaf erhöht also das Risiko, Burnout zu entwickeln. Schlafstörungen sollten deshalb als erste Warnsignale angesehen werden, dass der Stress und die Belastung durch die Arbeit zu hoch sind. Schlafstörungen treten sehr viel früher auf als der Erschöpfungszustand, bei dem man zusammenbricht. Wenn ich auf Schlafstörungen achte, bin ich in der Lage, sehr viel früher auf die zu hohe Belastung zu reagieren und etwas zu verändern. Deshalb sollten belastungsbezogene Schlafstörungen gerade nicht mit Schlafmitteln „behoben" werden, um wieder leistungsfähig zu sein. Sondern die Betroffenen, aber auch die Firmen und Institutionen, sollten Schlafstörungen als eine Art Frühwarnsystem verstehen, um arbeitsbezogene Belastungen frühzeitig zu reduzieren und so das Burnout-Risiko zu verringern.

Doch beugt ein ausreichender Schlaf der Entwicklung eines Burnouts vor? Sehr wahrscheinlich schon. Allerdings gibt es meines Wissens keine Studien, die direkt die Auswirkungen einer Schlafverbesserung auf das Burnout-Risiko untersucht hätten.

Macht schlechter Schlaf graue Haare?

Diese Frage wurde mir bei einem „Schlafevent" in einer IKEA-Filiale in Zürich gestellt, bei dem ich zum ersten Mal in meinem Leben sogenannte *Influencer* getroffen habe. Journalisten und *Influencer* durften bei diesem Ereignis abends in einer IKEA-Filiale schlafen. Diese Frage hatte mir vorher noch niemand gestellt, ich konnte sie dort nicht beantworten und habe sie deshalb hier mit aufgenommen. Und stimmt es denn? Wahrscheinlich schon, aber die genauen Ursachen sind nicht klar. Es ist zumin-

dest bekannt, dass chronischer Stress graue Haare sowie Haarausfall begünstigen kann [50]. Da Stress auch den Schlaf stört, kann also schlechter
Schlaf möglicherweise das Grauwerden der Haare verstärken. Wirklich
klar ist meine Antwort also seit dem Abend bei IKEA nicht geworden,
trotz meiner Prüfung der wissenschaftlichen Studien.

Macht Schlaf schön?

„Ich brauche meinen Schönheitsschlaf.“ Ist an dieser oft gehörten Aussage
etwas dran? Anscheinend können wir am Aussehen einer Person erkennen, wie sie geschlafen hat. Teilnehmerinnen einer Studie aus Schweden
bewerteten Bilder von ausgeschlafenen Personen als attraktiver und gesünder als die unausgeschlafener Personen [51]. Und sie wollten lieber etwas mit den ausgeschlafenen als mit den unausgeschlafenen Personen
unternehmen [52]. Unausgeschlafene Menschen scheinen sich auch selber stärker zurückzuziehen, was wiederum die anderen merken und deshalb auch weniger mit ihnen zu tun haben wollen [53]. Nach diesen Ergebnissen macht also Schlaf attraktiv und erleichtert soziale Beziehungen.
Weiterhin haben Personen mit dauerhaft schlechtem Schlaf auch eine
messbar „ältere“ Haut als gute Schläfer und geben selbst an, älter auszu-
sehen, wenn sie schlecht schlafen [54]. Damit gilt Schlaf neben Sonne,
Zucker, Rauchen, Stress, Alter und mangelnder Hautpflege als ein weiterer wichtiger Faktor für die Hautalterung [55]. In Bezug auf die Bewertung der eigenen Attraktivität durch andere und in Bezug auf die Haut
macht also Schlaf tatsächlich schön.

Verhindert Schlaf Falten im Gesicht?

Wenn nun Schlaf die Haut schöner macht, dann sollte er doch auch Falten
im Gesicht verhindern. Leider kann Schlaf auch zu mehr Gesichtsfalten
führen: Gerade im Alter, wo die Haut etwas weniger gespannt ist, kann das
Liegen auf der Seite dazu führen, dass im Gesicht „Schlaffalten“ entstehen
[56]. Dadurch lässt einen der Schlaf womöglich älter aussehen. Um dies zu
verhindern, sollten ältere Menschen eher auf dem Rücken schlafen. Dies
lässt sich aber nur schwer kontrollieren und kann unter Umständen die

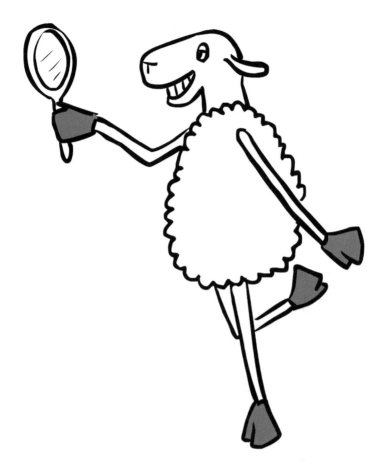

Schlafqualität verschlechtern. Rückenschlaf erhöht außerdem das Risiko von Schnarchen und Atemaussetzern – dann vielleicht doch lieber ein paar mehr Falten im Gesicht und dafür ausgeschlafen sein!

Welche mentale Funktion profitiert am meisten vom Schlaf?

Am meisten profitiert unsere allgemeine Wachheit [57], die Vigilanz (lateinisch: Wachsamkeit). Diese brauchen wir vor allem dann, wenn wir bei eintönigen Tätigkeiten aufpassen müssen, dass nichts passiert. Ein Beispiel dafür ist eine lange Autofahrt auf einer wenig befahrenen Straße, wo die Fahrerin trotzdem wachsam bleiben muss. Diese Fähigkeit ist stark von unserem vorangegangenen Schlaf abhängig. Hatten wir zu wenig Schlaf oder war er gestört (z. B. durch Atemaussetzer), dann kommt es häufiger zum sogenannten Sekundenschlaf: Wir werden unaufmerksam, driften mit unseren Gedanken ab und schlafen kurz ein. Dies kann schnell zu lebensgefährlichen Unfällen führen.

Getestet wird die Wachsamkeit mit dem „psychomotorischen Vigilanztest". In diesem computergestützten Test passiert über lange Zeiträume nichts. Plötzlich tauchen dann Zahlen auf dem Bildschirm auf, und man muss so schnell wie möglich eine Taste drücken. Personen ohne Schlaf oder mit gestörtem Schlaf schneiden in diesem Test sehr schlecht ab. Sie reagieren zu spät oder verpassen die angezeigten Zahlen.

Sobald die Situationen oder Aufgabenstellungen komplexer werden, können wir einen schlechten Schlaf besser kompensieren. Wir reagieren zwar immer noch langsamer und machen mehr Fehler, der Unterschied in der Leistungsfähigkeit ist aber im Vergleich zu einer Nacht mit ausreichend Schlaf nicht mehr so groß. Wir besitzen also durchaus die Fähigkeit, kurzfristig die Folgen von schlechtem Schlaf zu kompensieren, aber wie gesagt nur bei komplexen und anspruchsvollen Aufgaben nicht bei eintönigen. Bei mehrtägigem Schlafentzug kommt es dann zu immer stärker werdenden Beeinträchtigungen aller unserer mentalen Funktionen bis hin zu Halluzinationen.

Kann ich besser lernen, wenn ich gut geschlafen habe?

Wenn ich ausreichend geschlafen habe, sollte ich besser lernen können. Dies ist tatsächlich so. Wenn die Teilnehmer einer Studie zum Beispiel eine Woche lang zu kurz schliefen, konnten sie weniger gut lernen [58]. Woran liegt das? Zunächst verringert der Schlaf allgemein die Müdigkeit und verbessert die Wachheit. Wir können uns also besser über längere Zeiträume konzentrieren und lassen uns weniger leicht ablenken.

Doch es könnte noch einen spezielleren Grund geben, warum wir nach Schlaf besser lernen können. Nach der Theorie von Giulio Tononi und Chiara Cirelli aus Madison, Wisconsin, macht insbesondere der Tiefschlaf mit seinen langsamen Hirnwellen Platz in unserem Gedächtnis, damit wir am nächsten Tag besser neue Informationen lernen und abspeichern können [59]. Dabei gehen keine relevanten, sondern nur irrelevante Informationen verloren. Die Theorie liefert gleichzeitig eine Erklärung, warum unser Schlafbedürfnis ansteigt, je länger wir wach sind (siehe Frage *Was bestimmt mein akutes Schlafbedürfnis?* in Kapitel 1). Während wir wach sind, lernen wir ständig und füttern unsere Nervenzellen mit immer mehr Informationen. Würde das immer so weitergehen, wäre unser Gehirn irgendwann voll und könnte nichts Neues mehr lernen. Der Schlaf bzw. der Tiefschlaf ist deshalb dafür da, wieder Platz in unseren Nervenzellen für die Erinnerung an neue Erlebnisse zu schaffen. Unser Bedürfnis nach Schlaf ist damit eigentlich ein Bedürfnis, für unser Gedächtnis wieder Platz zu schaffen, und es wird umso größer, je länger wir wach sind und je mehr wir lernen. Und umso mehr Zeit verbringen wir

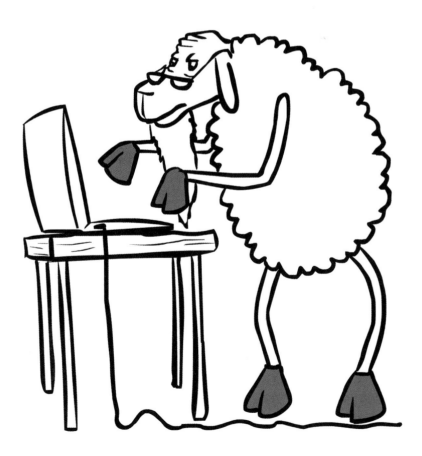

dann im Tiefschlaf. Die Theorie von Tononi und Cirelli ist bereits durch eine Vielzahl von Studien bestätigt worden [59]; sie ist aber auch umstritten [60].

Diese Idee hat sehr spannende Konsequenzen. Zum einen erklärt sie, warum wir nach ausreichend Schlaf besser lernen können: In unserem Gedächtnis ist wieder mehr Platz. Zum anderen bedeutet das auch, dass wir umso besser und tiefer schlafen, je mehr wir gelernt haben. Insbesondere für ältere Personen ist dies möglicherweise sehr relevant: Wer nur noch seinen Gewohnheiten nachgeht, lernt tagsüber nicht mehr viel Neues, was möglicherweise zu einem flacheren Schlaf führt. Wer aber bis ins hohe Alter mental aktiv bleibt und häufig neue Dinge ausprobiert und lernt, der sollte auch tiefer schlafen können und sich am nächsten Tag ausgeruhter fühlen und wiederum leichter Neues lernen können.

Kann ich auch während des Schlafs neue Dinge lernen?

Die Möglichkeit, im Schlafzustand neues Wissen aufzunehmen, hat Menschen schon immer fasziniert. Nach anekdotischen Berichten wurden die Methoden des „Lernens im Schlaf" bereits in Ägypten verwendet, um die komplizierten Hieroglyphen und Texte besser zu lernen. Der Schriftsteller Aldous Huxley schlug in seinem bekannten Buch „Schöne neue Welt" vor, den Schlaf für Erziehungsmaßnahmen zu nutzen. So sollten den Kindern im Schlaf die sozialen Regeln des Zusammenlebens und des Staates eingeflüstert werden:

> *„Man wiederholt es ihnen vierzig- bis fünfzigmal, bevor sie erwachen, dann Donnerstag und Sonnabend nochmals. Hundertzwanzigmal in der Woche, dreißig Monate lang. … Bis endlich der Geist des Kindes aus lauter solchen Einflüsterungen besteht."* (Seite 34) [61]

Mit dem verbreiteten Aufkommen von Kassetten, CDs, iPods und Mobiltelefonen schien die Anwendung des Lernens im Schlaf einfacher zu werden. Und es klingt ja auch fantastisch: Einfach im Schlaf Vokabeln anhören und – zack – bin ich am nächsten Morgen Spanisch-Experte. Ein Traum!

Tatsächlich ist unsere Fähigkeit, im Schlaf neue Informationen aufzunehmen, jedoch relativ gering. Das einfache Vorspielen von neuen Wörtern im Schlaf führt meist nicht zu einem deutlich verbesserten Abruf am nächsten Tag [62] [63]. Trotzdem zeigen aktuelle Studien, dass es durchaus möglich ist, im Schlaf neue Informationen zu lernen. So präsentierten die Schlafforscherin Anat Arzi und ihr israelisches Forscherteam schlafenden Personen im Schlaf Töne und danach entweder einen angenehmen oder einen unangenehmen Duft. Die Schlafenden lernten, nach welchem Ton ein angenehmer Duft und nach welchem Ton ein unangenehmer Duft kam, und passten bereits während des Tons ihre Atmung an, ohne dabei aufzuwachen [64]. Weiterhin belegen Ergebnisse der Gedächtnisforscherin Kathrin Henke aus Bern, dass sogar Bedeutungen von neuen Wörtern im Schlaf gelernt werden können [65]. Die neu gelernten Bedeutungen waren allerdings am nächsten Morgen nicht bewusst abrufbar, sondern beeinflussten das Antwortverhalten der Versuchsteilnehmenden nur unbewusst. Lernen im Schlaf ist also möglich [66]. Es bleibt allerdings unklar, ob es auch von praktischer Relevanz ist. Möglicherweise sind die Effekte einfach zu schwach. Dies müssen zukünftige Forschungen klären.

Verbessert Schlaf das Gedächtnis?

Ja. Nach mehr als 100 Jahren Forschung lässt sich diese Frage klar bejahen. Der Schlaf verbessert die Erinnerung an Informationen, die wir vor dem Schlaf gelernt haben. Dies konnte bereits im Jahr 1914 von der deutschen Forscherin Rosa Heine belegt werden [67]. Die amerikanischen Forscher John Jenkins und Karl Dallenbach fanden 1924 weiter heraus, dass die Dauer des Schlafs dabei keine große Rolle spielt: Die Versuchspersonen erinnerten sowohl nach einer, zwei, vier oder acht Stunden Schlaf mehr als nach einer vergleichbaren Zeit, die sie wach verbrachten [68].

Schlaf verbessert also das Gedächtnis. Dabei heißt verbessern nicht, dass wir nach dem Schlaf unbedingt besser sind als vorher. Sondern wir vergessen weniger, wenn wir nach dem Lernen schlafen, als wenn wir nach dem Lernen wach sind. Dieser Befund ist im Allgemeinen robust und konnte immer wieder bestätigt werden [69]. Dabei fördert Schlaf verschiedenste Erinnerungsformen: So verbessert er die Erinnerung an Wörter, Übersetzungen von Vokabeln, Inhalte von Texten sowie räumliche Informationen. Aber auch das Erlernen von Bewegungsabläufen, wie z. B. beim Sport oder Musizieren, wird gefördert, wenn wir nach dem Üben schlafen.

Warum verbessert Schlaf unser Gedächtnis? Hier sind sich die Forscherinnen nicht einig. Eine sehr plausible Erklärung ist, dass wir im Schlaf nur in einem sehr geringen Ausmaß neue Dinge lernen und auch viel weniger bewusste Gedanken haben als im Wachzustand. Durch diese Reduktion des Neulernens und des Bewusstseins wird die Abspeicherung von neuen Informationen in unseren Nervenzellen weniger gestört, und die neu gelernten Informationen werden in unserem Gedächtnis besser gespeichert. Der Schlaf reduziert also Interferenz (lateinisch: stören). Eine Reduktion störender Einflüsse erreichen wir aber auch ohne den Schlaf: So können bestimmte Medikamente [70] oder auch (viel) Alkohol [71] unser Neulernen und unser Bewusstsein verringern und damit ebenfalls die Speicherung von Erinnerung verbessern. Wenn ich mir allerdings diese Alternativen so anschaue, muss ich sagen, Schlaf ist davon eindeutig die gesündeste. Schlaf ist wahrscheinlich sogar die einzige natürliche Möglichkeit, unsere bewusste gedankliche Aktivität über Stunden hinweg zu unterdrücken und uns gleichzeitig zu erholen. Eine weitere wäre vielleicht die Langzeitmeditation. Allerdings schlafen Ungeübte dabei oft ein.

Die meisten Wissenschaftler gehen heute davon aus, dass Schlaf noch mehr zu unserem Gedächtnis beiträgt als nur das Ausschalten von störenden Einflüssen. Insbesondere der Tiefschlaf mit seinen langsamen Hirnwellen wird häufig mit Prozessen der Festigung von Erinnerung in Zusammenhang gebracht. So nehmen Tononi und Cirelli an, dass die langsamen Wellen im Schlaf Platz in unserem Gedächtnis schaffen, indem sie irrelevante Informationen abschwächen oder löschen (siehe Frage *Verbessert Schlaf das Gedächtnis?*) [59]. Die relevanten Informationen, d. h. die vor dem Schlaf gelernten, sollten nach dem Schlaf umso klarer hervortreten und so unser Gedächtnis verbessern.

Nach einer anderen Theorie, die von dem deutschen Schlafforscher Jan Born vertreten wird, werden neu gelernte Informationen während des Tiefschlafs aktiviert bzw. reaktiviert und durch die langsamen Wellen und die Schlafspindeln aktiv gestärkt und gefestigt [72]. Insbesondere die Abstimmung zwischen langsamen Hirnwellen und den Schlafspindeln spielt dabei eine wichtige Rolle. Unser Gehirn trainiert also im Schlaf intern weiter und wiederholt das Gelernte. Dadurch können wir uns nach dem Schlaf besser an das vorher Gelernte erinnern, als wenn wir wach gewesen wären. Und obwohl sich die beiden Theorien teilweise widersprechen, könnten sie auch beide zutreffen: So könnte der Tiefschlaf einerseits Platz schaffen und irrelevante Informationen löschen, während gleichzeitig einzelne neu gelernte Inhalte durch eine Reaktivierung im Schlaf gestärkt werden.

Insgesamt wird also der Tiefschlaf und möglicherweise auch der mitteltiefe Schlaf als besonders wichtig für die Festigung unserer Erinnerungen erachtet. Der REM-Schlaf scheint für diesen Prozess weniger wichtig zu sein. Er wird mittlerweile eher mit der Verarbeitung von emotionalen Erinnerungen oder der Kreativität in Verbindung gebracht (siehe Fragen *Lasse ich mich nach Schlaf weniger stressen?* und *Erhöht Schlaf meine Kreativität?*).

Habe ich ein besseres Gedächtnis, wenn ich mehr Tiefschlaf habe?

Wenn der Tiefschlaf so wichtig für mein Gedächtnis ist, haben dann Menschen mit mehr Tiefschlaf ein besseres Gedächtnis? Seltsamerweise eher nicht. Die meisten Studien, die den Einfluss von Schlaf auf unsere Erinnerung untersuchen, finden keinen Zusammenhang zwischen dem Tiefschlafanteil und der Erinnerung oder berichten ihn zumindest nicht. Wir haben die Frage in einer eigenen groß angelegten Studie an der Universität Basel untersucht [73]. Über 900 Studierende nahmen daran teil. Sie mussten sich emotionale und neutrale Bilder merken. Ihr Schlaf wurde zu Hause objektiv gemessen. Am nächsten Tag mussten sie so viele Bilder vom Vortag wie möglich beschreiben. Einige Teilnehmerinnen waren sehr gut in der Aufgabe und erinnerten viele Bilder, andere nur sehr wenige. Auch hatten einige sehr viel Tiefschlaf, andere nur sehr wenig. Allerdings waren es nicht unbedingt die Personen mit viel Tiefschlaf, die viele Bilder erinnerten. Es war egal, wie viel Tiefschlaf die Personen hatten, die Erinnerung blieb davon völlig unbeeinflusst.

Die einfache Rechnung „Mehr Tiefschlaf = bessere Gedächtnisleistung" scheint also nicht aufzugehen. Möglicherweise sind die genaue Abstimmung zwischen langsamen Hirnwellen, Schlafspindeln sowie den

Reaktivierungen im Schlaf wesentlich wichtiger für unsere schlafbedingte Gedächtnisbildung als die Dauer des Tiefschlafs.

Kann ich im Schlaf Fremdsprachen lernen?

Im Schlaf Fremdsprachen lernen – ein Traum vieler Schüler und Reisender. Wie bereits oben beschrieben, ist das Lernen von komplett neuen Vokabeln im Schlaf nur sehr begrenzt möglich (siehe Frage *Kann ich besser lernen, wenn ich gut geschlafen habe?*). Wie sieht es aber mit der Wiederholung von Vokabeln im Schlaf aus? Wir haben in unserem Schlaflabor eine Reihe von Studien zu diesem Thema durchgeführt. So lernten in einer Studie Deutsch sprechende Versuchspersonen am Abend holländische Vokabeln und ihre deutschen Übersetzungen [74]. Danach wurde ihnen im Schlaf die Hälfte der holländischen Vokabeln erneut leise vorgespielt. Nach dem Schlaf mussten sie von allen Vokabeln die Übersetzungen angeben. Tatsächlich konnten die Teilnehmer die Vokabeln besser übersetzen, die sie leise im Schlaf gehört hatten. Sie erinnerten ca. 10 % mehr im Vergleich zu den Vokabeln, die sie nicht im Schlaf gehört hatten. Wir konnten diese Verbesserung des Vokabellernens im Schlaf in weiteren unabhängigen Studien bestätigen [75] [76]. Dabei zeigte sich zusätzlich, dass es besser ist, nur das holländische Wort im Schlaf vorzuspielen und nicht auch direkt danach die deutsche Übersetzung. Anscheinend reicht das Vorspielen des holländischen Wortes aus, um die deutsche Übersetzung im Schlaf zu reaktivieren und so die Verbindung zwischen den Wörtern im Schlaf zu festigen.

Die Technik des leisen Vorspielens im Schlaf verbessert unsere Erinnerung nicht nur beim Vokabellernen. Auch die Erinnerungen an räumliche Anordnungen oder motorische Bewegungen, wie z.B. Klavierspielen, werden durch das Abspielen von Erinnerungsreizen im Schlaf verbessert. Es liegen mittlerweile über 90 Studien aus verschiedenen Laboren zu der Reaktivierung von Erinnerungen durch Wörter, Geräusche oder auch Düfte im Schlaf vor. Ein systematischer Überblick über die Studien ergab, dass mit dieser Technik eine robuste Verbesserung der Gedächtnisleistung im Schlaf erzielt werden kann [77].

Allerdings lassen sich die im Schlaflabor gefundenen Ergebnisse nicht so leicht in den Alltag übertragen. Ein erster Versuch, das Vokabellernen auch während des Schlafs zu Hause zu verbessen, schlug fehl [78]. Dies lag vor allem daran, dass mehrere Probanden von den Wörtern aufwachten oder sich gestört fühlten. Vor der Anwendung im Alltag müssen wir also wahrscheinlich noch weitere Studien und technische Verbesserungen abwarten, die es ermöglichen, im Schlaf leise Wörter abzuspielen, ohne dass diese unseren Schlaf stört.

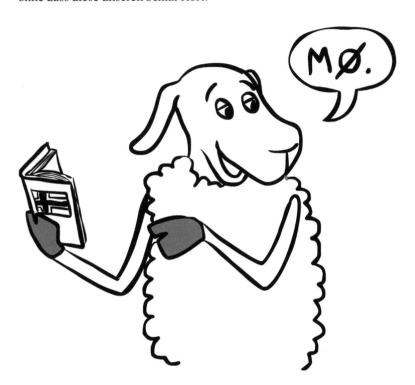

Speichert der Schlaf nur relevante Erinnerungen?

Unser Gehirn speichert nicht alle Informationen, die wir wahrnehmen. Das ist auch gut so, denn sonst wären wir bald mit irrelevanten Informationen überflutet. Wir hätten dann große Schwierigkeiten, uns auf wesentliche Dinge zu konzentrieren. Die amerikanischen Schlafforscher Robert Stockgold und Mathew Walker haben 2013 vorgeschlagen, dass auch der Schlaf hauptsächlich wichtige und für uns relevante Informationen abspeichert [79]. Irrelevante Informationen soll er dagegen weniger stark festigen (siehe auch Frage *Verbessert Schlaf das Gedächtnis?*). Die Ergebnisse dieser These sind allerdings nicht einheitlich. So sind emotionale Informationen für uns relevanter und werden im Wachzustand besser gelernt. Es wurde lange Zeit vermutet, dass der Schlaf diesen Unterschied noch verstärkt, also emotionale Lerninhalte sehr viel besser abspeichert als neutrale Informationen [80]. Diese Vermutung hat sich allerdings nicht bestätigt. In einem Überblicksartikel über die verfügbaren Studien zu dem Thema kamen die Autoren zum Schluss, dass der Schlaf die Erinnerung an emotionale und neutrale Inhalte in gleichem Ausmaß fördert [81].

In anderen Studien wurde versucht, durch die Ankündigung einer Belohnung oder durch andere Aussagen die Relevanz von bestimmten Lerninhalten zu erhöhen. Einige Studien berichten tatsächlich, dass dadurch die relevanteren Informationen besser im Schlaf gespeichert werden [82] [83]. Allerdings konnten andere Forschergruppen diese Befunde nicht immer bestätigen [84]. Möglicherweise hat der Schlaf eher einen *allgemein* förderlichen Effekt auf unsere Erinnerungen. Die Auswahl nach relevanten oder irrelevanten Inhalten passiert wohl eher beim Aufnehmen und Verarbeiten im Wachzustand.

Sollte ich nach einem traumatischen Erlebnis schlafen?

Die Erinnerungen an einen Verkehrsunfall, einen Überfall, einen Terroranschlag, Gewalt oder Kriegserlebnisse können ganz plötzlich in unser Bewusstsein strömen. Zum Teil haben Patienten den Eindruck, von der Erinnerung komplett überrollt zu werden, und sie empfinden dabei große Angst. Diese unkontrollierten Erinnerungen an negative Erlebnisse werden als „intrusiv" bezeichnet. Sie treten häufig bei Patienten mit einer posttraumatischen Belastungsstörung auf. Zusätzlich haben die Patienten meist einen gestörten Schlaf sowie Albträume, in denen Elemente des traumatischen Erlebnisses immer wieder vorkommen [85].

Nun habe ich gerade erklärt, dass Schlaf unsere Erinnerungen festigt. Wenn man also ein traumatisches Erlebnis hatte, das man eigentlich nicht erinnern will, sollte man dann weniger schlafen? Nein. Schlaf scheint im Gegenteil die Anzahl an unkontrollierbaren intrusiven Erinnerungen zu verringern. Wir haben dazu in Zürich zusammen mit der Psychologin Birgit Kleim eine Studie durchgeführt [86]. Gesunde Frauen mussten sich einen kurzen, emotional schwer ertragbaren Filmausschnitt anschauen, in dem es um eine Vergewaltigung in einer Unterführung ging. Während der folgenden Woche mussten die Probandinnen aufschreiben, wenn sie plötzlich die Erinnerung an Szenen aus dem Film überkam. Wenn sie nach dem Film eine Nacht geschlafen hatten, berichteten sie von einer geringeren Anzahl und von weniger belastenden Erinnerungen, als wenn sie nach dem Film eine Nacht oder einen Tag wach geblieben waren. Eine ähnlich verringerte Wirkung trat auch bei einem Mittagsschlaf nach dem Film auf [87]. Umgekehrt führte Schlafentzug nach einem emotionalen Film zu mehr unkontrollierten Erinnerungen [88]. Allerdings wurden alle diese Studien mit gesunden Personen durchgeführt. Eine einzige Studie hat bisher den Schlaf nach einem *echten* traumatischen Erlebnis untersucht: Hier wurden über 80 Patienten befragt, die gerade einen Unfall hinter sich hatten und in die Notfallstation eingeliefert wurden [89]. Wenn sie nach dem Unfall sehr schlecht schliefen, hatten sie später mehr traumatische Erinnerungen an ihren Unfall. Aber auch wenn sie sehr lange schliefen, kam es zu belastenden Erinnerungen. Am wenigsten traumatische Erinnerungen traten bei einer mittleren Schlafdauer auf.

Insgesamt verhindert ein ausreichender Schlaf nach traumatischen Erlebnissen eher das Entstehen von belastenden Erinnerungen. Eine Erklärung könnte sein, dass der Schlaf dazu beiträgt, die Erinnerung „richtig" abzuspeichern. Denn normalerweise sind unsere Erinnerungen ja recht gut kontrollierbar. Traumatische Erlebnisse sind dagegen so emotional und schrecklich, dass sie möglicherweise getrennt von unseren sonstigen Erinnerungen abgespeichert und häufig verdrängt und unterdrückt werden. Ausreichend Schlaf könnte dann dazu beitragen, diese getrennte Speicherung aufzuheben und die Informationen wie normale Erinnerungen in unserem Gedächtnis abzulegen. Damit wären sie zwar ebenfalls gefestigt, aber weniger belastend und weniger unkontrollierbar.

Schlafstörungen nach traumatischen Erlebnissen sollten deshalb zügig behandelt werden, um die Entstehung von intrusiven Erinnerungen durch einen gestörten Schlaf zu verhindern. Es kann sogar sinnvoll sein, den Schlaf nach traumatischen Erlebnissen kurzfristig durch Schlafmittel zu fördern. Langfristig gilt aber weiterhin die Empfehlung, den Schlaf mit psychotherapeutischen Methoden zu verbessern. Auch die Albträume können mit Psychotherapie reduziert werden. Ich vermute, dass durch eine gezielte Verbesserung des Schlafs nach einem traumatischen Erlebnis das Risiko für die Entwicklung einer posttraumatischen Belastungsstörung reduziert werden kann. Dies ist aber bislang noch nicht systematisch untersucht worden.

Kann ich im Schlaf vergessen?

Es gibt mehrere Ideen, wie Schlaf zum Vergessen beitragen könnte. So haben die Nobelpreisträger Francis Crick und Graeme Mitchison im Jahr 1983 vorgeschlagen, dass REM-Schlaf eine zentrale Rolle im Vergessen von Erinnerungen spielt [90]. Die Schlafforscherin Gina Poe griff diese Idee 2017 wieder auf [91]. Doch auch der Tiefschlaf mit den charakteristischen langsamen Gehirnwellen soll in Vergessensprozesse involviert sein [92]. Wie kann der Schlaf, der doch zunächst einmal Erinnerungen festigt, gleichzeitig für das Vergessen wichtig sein?

Das Vergessen bezieht sich in den obigen Fällen meist auf irrelevante Inhalte, die wir während des Tages aufnehmen. Wie bereits in der Frage zu relevanten Erinnerungen und Schlaf beschrieben, scheint allerdings die Auswahl zwischen relevanten und irrelevanten Informationen meist schon im Wachzustand zu geschehen. Es gibt bislang nur vereinzelte Studien, die auf eine spezielle Funktion des Schlafs für das Vergessen hinweisen [93]. Indirekte Hinweise zur Löschung von irrelevanten Informationen im Tiefschlaf basieren auf der Theorie, dass der Schlaf Platz für neue Informationen im Gedächtnis schafft [59]. Und aus den Ergebnissen einer Tierstudie schließen die Autoren, dass Tiefschlaf gleichzeitig bestimmte Erinnerungen festigt und andere vergessen lässt, und zwar nach Abhängigkeit der Größe der langsamen Wellen: Eine kleine Welle würde eher Vergessen fördern, eine große dagegen relevante Erinnerungen speichern [94]. Diese Idee muss aber noch in zukünftigen Studien bestätigt werden. Ein weiterer spannender Ansatz ist, das Vergessen im Tiefschlaf gezielt zu beeinflussen: Teilnehmerinnen einer Studie lernten im Wachzustand, dass sie bei einem Ton versuchen sollten, bestimmte Wörter einer Liste zu vergessen. Dieser „Vergessenston" wurde dann leise im

Schlaf abgespielt, zusammen mit Geräuschen, die mit einer anderen Lernaufgabe zusammenhingen (Lernen von Anordnungen von Bildern).

Am nächsten Morgen hatten die Probanden die Anordnung der Bilder, deren Geräusche sie im Schlaf zusammen mit dem „Vergessenston" gehört hatten, stärker vergessen als solche, die im Schlaf nicht abgespielt wurden. Dieses Ergebnismuster wurde aktuell in einer unabhängigen Studie bestätigt [95]. Wenn wir also im Schlaf gezielt bestimmte Dinge vergessen könnten, lägen darin natürlich interessante Möglichkeiten. Doch auch hier braucht es noch weitere Studien, um diese Technik wirklich anwenden zu können.

Die Forschungsergebnisse weisen zwar insgesamt darauf hin, dass im Tiefschlaf sowohl Festigung als auch Vergessen von Erinnerungen möglich sind, doch ist die Ergebnislage noch zu dünn, um dies wirklich als bestätigt ansehen zu können. Für das Vergessen im REM-Schlaf gibt es dagegen noch weniger einheitliche Befunde. Die Rolle des Schlafs für das Vergessen muss also noch weiter erforscht werden.

Schützt Schlaf vor Demenz und der Alzheimer-Krankheit?

Demenz ist charakterisiert durch eine starke Verschlechterung unseres Gedächtnisses im Alter. Die Betroffenen erkennen in den fortgeschrittenen Stadien der Krankheit ihre eigenen Angehörigen nicht mehr wieder, können sich nur noch schwer orientieren und ihren Alltag nicht mehr ohne Hilfe meistern. Die häufigste Form der Demenz ist die Alzheimer-Krankheit. Demenzpatienten leiden sehr viel häufiger an Schlafstörungen als gesunde Personen in einem vergleichbaren Alter. Doch spielt der Schlaf auch eine Rolle bei der Entwicklung der Krankheit?

Sehr wahrscheinlich ja. Personen mit gestörtem Schlaf haben ein ca. 1,6-fach erhöhtes Risiko, später an Alzheimer zu erkranken als Personen mit einem gesunden Schlaf [96]. Das Risiko von schlechten Schläfern, später an demenzartigen Symptomen zu leiden, war sogar um das 3,8-Fache erhöht. Das Risiko war besonders hoch für Patienten mit schlafbezogenen Atemstörungen, galt aber auch für andere Schlafstörungen wie die Insomnie. Doch auch ein regelmäßig zu langer Schlaf erhöhte das Risiko für die Entwicklung einer Demenz. In einer Überblicksarbeit schätzen die

Autoren, dass ca. 15 % der Alzheimererkrankungen direkt auf Schlafprobleme zurückzuführen sein könnten [96].

Eine mögliche Ursache für den Zusammenhang zwischen Demenz und Schlaf könnte die wichtige Rolle des Schlafs für unser Gedächtnis sein (siehe Frage *Verbessert Schlaf das Gedächtnis?*). Zusätzlich hemmen insbesondere der mitteltiefe und der tiefe Schlaf infektiöse Prozesse im Gehirn, die mit der Entstehung von Alzheimer in Verbindung gebracht werden [97]. Ein guter Schlaf und ein ausreichender Tiefschlaf könnten also eine präventive Funktion haben, um die Entwicklung von Demenz und Alzheimer zu verhindern oder zumindest zu verlangsamen.

Verbessert Schlaf meine Noten in der Schule oder an der Universität?

Ausreichender Schlaf ist ein wichtiger Faktor für gute Leistungen. Studierende, die häufig über Schlafprobleme und ungenügenden Schlaf klagen, erreichen weniger gute Noten als Studierende mit einem guten Schlaf.

So wurden in einer amerikanischen Studie 3500 Studierende in ihrem ersten und letzten Jahr an der Universität befragt [98]. Studierende, die sowohl im ersten als auch im dritten Jahr von zu wenig Schlaf berichteten, hatten schlechtere Noten und eine geringere Chance, das Studium erfolgreich abzuschließen. Auch konnten schlechte Schläfer wichtige Fähigkeiten wie Führungsstärke und ihre Freude an Denkaufgaben weniger gut entwickeln [99]. In einer groß angelegten Studie in China mit fast 5000 Schülern zwischen 11 und 20 Jahren zeigte sich, dass ein gestörter Schlaf mit geringerer Konzentration und schlechteren schulischen Leistungen einhergeht [100]. Andere Studien kommen zu ähnlichen Ergebnissen (siehe [101], für einen Überblick). Interessant ist, dass sowohl Menschen mit einem zu kurzen als auch einem zu langen Schlaf schlechtere Leistungen aufweisen als jene mit einer durchschnittlichen Schlafdauer. In einer weiteren Studie wurden 13- bis 16-jährige Jugendliche über mehrere Jahre begleitet [102]. Schliefen sie schlechter, wirkte sich das negativ auf ihre Schulleistung aus. Schliefen sie besser, waren auch die Schulleistungen wieder besser.

Ausreichender Schlaf ist also sowohl für Schüler als auch für Studierende eine wichtige Grundlage, um erfolgreich lernen zu können. Schlafstörungen sollten deshalb auch bei jungen Menschen unbedingt frühzeitig erkannt und behandelt werden. Doch die Jugendlichen müssen auch die Möglichkeit bekommen, ausreichend zu schlafen. Eine Diskussion über den morgendlichen Schulbeginn erscheint deshalb sehr sinnvoll (siehe Frage *Sollte für mein Kind die Schule später anfangen?* in Kapitel 3). Zusätzlich ist eine optimale Schlafumgebung in sozial schwachen Bevölkerungsschichten nicht immer gegeben, und auch sozialer Druck oder Diskriminierung können Gründe für einen gestörten Schlaf sein. Dies könnte die Ungleichheit der Chancen in unserem Bildungssystem weiter verstärken.

Macht Schlaf intelligenter?

Obwohl Schlaf viele positive Effekte auf unsere Wachheit, Aufmerksamkeit, unser Lernen und unser Gedächtnis hat, scheint sich Schlaf nicht auf unsere Intelligenz auszuwirken. Es gibt so gut wie keine Berichte über Zusammenhänge zwischen Schlafdauer oder Schlafqualität mit Ergebnissen von Intelligenztests. Nur bei Kindern und Jugendlichen liegen vereinzelte Studien vor. Eine Studie berichtet interessanterweise sogar von einem negativen Zusammenhang: Kinder zwischen 7 und 11 Jahren, die kürzer schliefen, erreichten bessere Werte im Intelligenztest als Kinder, die länger schliefen [103]. Die Studien zeigen also entweder keine oder uneinheitliche Zusammenhänge zwischen Schlaf und Intelligenz.

Mehrere Berichte gibt es allerdings in Bezug auf Schlafspindeln, die hauptsächlich im mitteltiefen, aber auch im tiefen Schlaf vorkommen (siehe Frage *Was ist der mitteltiefe N2-Schlaf* in Kapitel 2): Hier zeigte sich, dass intelligentere Kinder und Jugendliche mehr Spindeln im Schlaf haben [104]. Dies galt vor allem für die Fähigkeit, logisch zu denken („fluide" Intelligenz). Die verbale Intelligenz bzw. der allgemeine Intelligenzwert zeigten keine Zusammenhänge mit Schlafspindeln. Bei jungen Erwachsenen ist die Lage weniger eindeutig. Während in einer Studie der Zusammenhang zwischen höherer Intelligenz und mehr Schlafspindeln eher bei Frauen auftrat [105], berichtet eine andere Studie von einem größeren Zusammenhang bei Männern [106].

Schlafspindeln könnten also bei Kindern mit Intelligenz zusammenhängen. Die uneinheitlichen Ergebnisse bei Erwachsen lassen dagegen eher den Schluss zu, dass Schlafspindeln über die Kindheit hinaus keinen großen Einfluss auf die Intelligenz haben. Insgesamt gibt es also bislang keine eindeutigen Hinweise darauf, dass Schlaf intelligenter macht.

Kann ich nach dem Schlaf bessere Entscheidungen treffen?

„Schlaf einmal eine Nacht drüber!" – Große und komplexe Entscheidungen wie den Kauf eines Hauses oder den Beginn eines Studiengangs sollte man nicht voreilig treffen. Einige Forscher nehmen an, dass unser Gehirn weiter unbewusst über Entscheidungen nachdenkt, nachdem wir uns über verschiedene Entscheidungsmöglichkeiten informiert haben [107]. In dieser Zeit machen wir am besten etwas völlig anderes. Danach können wir leichter zwischen den verschiedenen Alternativen wählen und eine bessere Entscheidung treffen. Allerdings kritisieren andere wiederum die Idee des „unbewussten Weiterdenkens" [108]. Denn nur ein Teil der Studien findet Vorteile für Entscheidungen, vor denen man eine Zeit lang etwas anderes getan hat. In anderen Studien kommen die Probanden zu ähnlich guten Entscheidungen, wenn sie sich sofort entscheiden müssen.

Könnte der Schlaf tatsächlich helfen, unsere Entscheidungen zu verbessern? Dazu gibt es meines Wissens keine Studien. Auch dazu nicht, ob wir mit unseren Entscheidungen langfristig zufriedener sind, wenn wir noch einmal darüber geschlafen haben. Denn gerade bei persönlichen Entscheidungen, welche die eigene Zukunft betreffen, ist es ja oft gar nicht feststellbar, was objektiv die bessere Entscheidung gewesen wäre.

Es gibt jedoch eine Reihe von Studien, die einen Zusammenhang zwischen Schlaf und risikoreichem Entscheidungsverhalten feststellen. So fällen Jugendliche, die nicht ausreichend schlafen, risikoreichere Entscheidungen [109]. Dies trifft für die verschiedensten Arten von Entscheidungen zu, wie z. B. Konsum von Drogen, Alkohol und Zigaretten, gefährliches Fahrverhalten sowie risikoreiches Sexualverhalten. Auch Erwachsene gehen in ihren Entscheidungen eher ein größeres Risiko ein, wenn sie nicht oder zu kurz geschlafen haben [110]. Eine mögliche Ursache könnte sein, dass Schlaf besonders wichtig für unsere mentale Kontrolle bzw. Selbstdisziplin ist. Ohne ausreichenden Schlaf können wir daher unsere Impulse schlechter kontrollieren, und wir gehen größere Risiken ein. In einer Studie des Zürcher Neurologen Christian Baumann führte eine Woche mit nur fünf Stunden Schlaf pro Nacht zu einem stark erhöhten Risikoverhalten in einem finanziellen Risikospiel [111]. Regelmäßig zu wenig Schlaf kann also dazu führen, dass wir wesentlich höhere Risiken eingehen, und das hat Konsequenzen: Gerade Politiker verhandeln häufig bis spät in die Nacht, bis ein Kompromiss gefunden wird. Bei dem chronischen Schlafdefizit könnten also die Entscheidungen unserer Politiker viel zu risikoreich sein – und das, obwohl diese Entscheidungen weitreichende Konsequenzen für die ganze Bevölkerung haben. Gleichzeitig setzen sich am Ende möglicherweise einfach die Personen durch, die mit weniger Schlaf auskommen oder besser mit dem Schlafdefizit umgehen können. Ein bisschen mehr Schlaf und eine definitive Begrenzung der Sitzungsdauer könnten deshalb helfen, einige politische Entscheidungen zu verbessern.

Kann ich im Schlaf Probleme besser lösen?

Es gibt mehrere anekdotische Berichte, dass wir im Schlaf besser Probleme lösen können. So soll der Nobelpreisträger Otto Loewi beim Aufwachen die entscheidende Idee zur Neurotransmission gefunden haben. Auch Dimitrij Mendelejew, der Mitbegründer des chemischen Periodensystems, berichtete von Inspirationen aus einem Traum. Und der Chemiker Auguste Kekulé träumte erst von zwei sich in den Schwanz beißenden Schlangen, bevor er die kreisförmige Struktur des Benzolrings beschrieb. Natürlich können wir Träume als Inspirationen für bestimmte Problemlösungen benutzen, aber heißt dies wirklich, dass der Schlaf uns aktiv beim Lösen von Problemen unterstützt?

Eine sehr bekannte Untersuchung bestätigt tatsächlich, dass Schlafen das Lösen von Problemen fördert. Der deutsche Schlafforscher Ulrich Wagner berichtete, dass 60 % der Probanden eine versteckte Rechenregel fanden, die ihnen die Lösung von Rechenaufgaben stark vereinfachte [112]. Dies trat aber nur auf, wenn sie nach den ersten Rechenversuchen eine Nacht geschlafen hatten. Blieben die Probanden den Tag oder die Nacht über wach, kamen nur 20 % von ihnen auf die Lösung. Auch in anderen Studien wurde berichtet, dass Schlafen das Lösen von Problemen erleichtert [113]. Die Fähigkeit zur Problemlösung soll sich sogar verbessern, wenn nachts während des Schlafs leise Geräusche gespielt werden, die die Rätsel im Schlaf reaktivieren [114].

Allerdings gibt es auch gegenteilige Befunde. So fand man bei älteren Menschen keinerlei Hinweise auf eine Förderung des Problemlösens durch Schlaf [115]. Und auch bei jungen Erwachsenen konnte keine positive Wirkung auf das Lösen von klassischen Problemlöseaufgaben oder das Durchschauen von magischen Tricks gefunden werden [116]. Das Lösen von logischen Rätseln oder Anagrammen blieb ebenfalls vom Schlaf unbeeinflusst [117]. Es zeigte sich vielmehr, dass ein zeitlicher Abstand und das „Loslassen" und Wiederaufnehmen der Aufgabe zur besseren Problemlösung führte [118].

Es bestehen also berechtigte Zweifel, dass der Schlaf aktiv zur Lösung von Problemen beiträgt. Es könnte sein, dass unser Gehirn einfach Zeit braucht, um auf eine Lösung zu kommen. Deshalb: Problem weglegen und ruhen lassen. Wenn wir uns dann wieder dransetzen, fällt uns die Lösung vielleicht leichter ein. Ob wir in der Zwischenzeit wach sind oder schlafen, ist wahrscheinlich nicht so wichtig.

Erhöht Schlaf meine Kreativität?

Träume haben viele Künstler inspiriert [119]. Sehr bekannt sind Bilder des Malers Salvador Dali, z. B. sein Bild „Traum". Dali nutzte gerade die häufigen Träume beim Einschlafen aktiv für seine Motive, seine Kreativität. Angeblich habe er beim Einschlafen einen Schlüssel in der Hand gehalten, um gleich wieder geweckt zu werden, wenn dieser herunterfiel. So konnte er viele Traumeindrücke erinnern und für seine Bilder verwenden. Doch auch in anderen Bereichen wie Design, Architektur und Musik scheinen Traumbilder Inspirationsquellen zu sein. So soll Paul McCartney von den Beatles das Lied „Yesterday" vorher geträumt haben. Auch einzelne Szenen aus Büchern wie „Frankenstein" oder „Der merkwürdige Fall von Dr. Jekyll und Mr. Hyde" sind angeblich von Träumen beeinflusst worden.

Trägt der Schlaf auch abgesehen von Träumen zu unserer Kreativität bei? Zum einen basiert Kreativität unter anderem auf dem Erinnern der Fragestellung und ihren verschiedenen Aspekten. Insofern könnte der

Schlaf allein durch die Förderung unseres Gedächtnisses eine verbesserte Kreativität ermöglichen. Die Schlafforscherin Penny Lewis geht noch weiter: Sie geht davon aus, dass die Abfolge der Nicht-REM- und REM-Schlafstadien aktiv am Finden von kreativen Lösungen beteiligt ist [120]. Sie nimmt an, dass unsere Erinnerungen im Tiefschlaf reaktiviert werden. Durch dieses innere Wiederholen können wir leichter abstrahieren und übergeordnete Regeln und Strukturen in der Aufgabenstellung erkennen. Im nachfolgenden REM-Schlaf werden auch weiter entfernte Assoziationen mit aktiviert, und es erfolgt eine kreative Neustrukturierung der Aufgabe. In diesem Sinne würde der Schlaf – auch unabhängig von Traumerinnerungen – unsere Kreativität fördern. Allerdings muss dieses Modell erst noch durch Studien und Daten belegt werden.

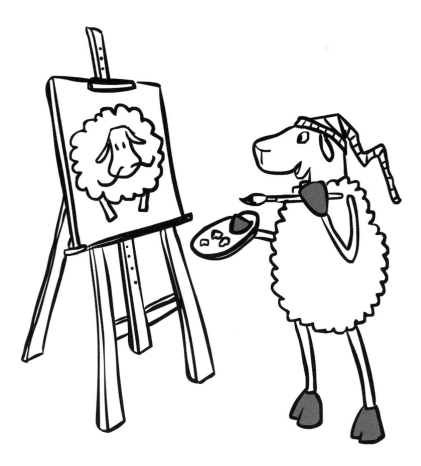

Sollte ich nach einer Therapie- oder Coaching-Sitzung schlafen gehen?

Unbedingt, möchte ich sagen. Meistens lernen wir in einer Therapie- oder Coaching-Sitzung Neues. Alte Ansichten werden infrage gestellt und Glaubenssätze hinterfragt. Patienten oder Klienten werden mit neuen oder anderen Meinungen konfrontiert und lernen neue Verhaltensweisen oder Arten zu denken. All dies muss zunächst in unserem Gehirn im Gedächtnisspeicher verankert und gefestigt werden. Da könnte der Schlaf oder auch ein Nickerchen nach einer solchen Sitzung durchaus helfen. Leider gibt es nur wenige Untersuchungen, inwieweit Schlaf nach Therapie oder Coaching den Therapieerfolg verbessert. Wir haben selbst einige Studien mit Spinnen-Phobikern durchgeführt, zusammen mit der klinischen Psychologin Birgit Kleim [121]. Dabei zeigte sich, dass ein Mittagsschlaf nach einer Therapiesitzung die Angst der Patienten vor Spinnen weiter reduzieren konnte. Dieser positive Effekt des Schlafs trat aber nur auf, wenn die Therapie die Angst vor Spinnen nicht selbst schon stark reduziert hatte [122]. Außerdem ergaben sich in einem Training zur psychotherapeutischen Veränderung von Denkmustern keine zusätzlichen positiven Effekte durch einen Mittagsschlaf nach der Sitzung [87]. Hier handelte es sich allerdings nicht um Patienten, sondern um gesunde Versuchspersonen. Inwieweit sich die positiven Effekte des Schlafs auf den Therapieerfolg bei Spinnen-Phobikern auch auf andere Therapie- oder Coaching-Bereiche übertragen lassen, ist also noch nicht geklärt.

Verbessert Schlaf meine Leistung im Sport?

Schlaf verbessert meine Leistung im Sport vor allem dann, wenn dafür Aufmerksamkeit und Wachheit wichtig ist. So ist die Leistung in motorischen Geschicklichkeitsaufgaben nach Nächten mit zu wenig oder ohne Schlaf schlechter als mit ausreichend Schlaf [123]. Deshalb wird Schlaf vor allem die Leistung in Sportarten unterstützen, in denen Koordinationsfähigkeit und eine schnelle Reaktionszeit gefordert sind, z. B. alle Ballsportarten. Tatsächlich führte ein sechswöchiges Schlafverlängerungsprogramm bei professionellen Rugby-Spielern zu einer verbesserten Reaktionszeit [124].

Die reine Ausdauer und Kraft werden dagegen vom Schlaf nicht direkt beeinflusst. Sportler zeigten keine Leistungseinbußen auf dem Fahrradergometer oder beim Hanteltraining, selbst wenn sie zuvor eine oder zwei Nächte nicht geschlafen hatten [125]. Nach dem Berner Sportwissenschaftler Daniel Erlacher können deshalb Spitzenleistungen in Ausdauer und Kraft auch trotz kurzen Schlafs oder gar Schlafentzugs erbracht werden [126]. Diese zeigen sich in extremen Wettkämpfen beim Radfahren, Laufen oder Segeln, die über mehrere Tage und Nächte dauern. Viele Athleten schlafen während dieser Wettkämpfe nur sehr wenig oder gar nicht.

Allerdings ist Schlaf möglicherweise für die Muskelregeneration, das Erkrankungs- und Verletzungsrisiko sowie für Motivation und Stimmungslage der Athleten entscheidend. Athleten sollten deshalb ihren Schlaf vor und nach den Wettkämpfen nach ihrem individuellen Schlafbedürfnis abstimmen. Auch durch die Aufregung vor den Wettkämpfen berichten einige Athleten von vermehrten Schlafproblemen oder einem verkürzten Schlaf. Hier könnte eine Reduktion der Wettkampfangst durchaus den Schlaf und damit die sportliche Leistung verbessern. Für mehr und wesentlich detailliertere Informationen zu dem Thema verweise ich auf das Buch „Sport und Schlaf" [126].

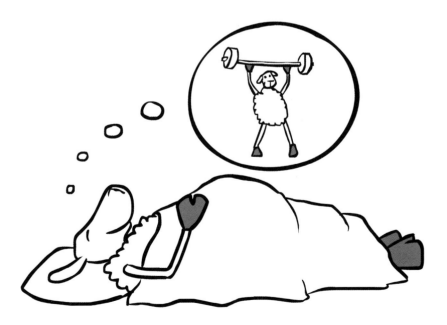

Kann ich im Traum Sportübungen trainieren?

Nach anekdotischen Berichten üben und wiederholen zahlreiche Sportlerinnen ihre Bewegungsabläufe in ihren Träumen. Die Sportarten reichen dabei von Kampfsport wie Karate oder Aikido über Skilaufen und Windsurfen bis hin zu Leichtathletik und Yoga. Die Sportler benutzen dafür die Technik des Klarträumens oder auch luziden Träumens (siehe Frage *Was sind Klarträume?* in Kapitel 2). In diesen speziellen Träumen ist sich der Träumende bewusst, dass er träumt. Er kann den Trauminhalt aktiv beeinflussen und bestimmte Bewegungsabläufe im Traum trainieren. Doch führt das Trainieren im Klartraum tatsächlich zu einer messbaren sportlichen Verbesserung?

Die Forscher Daniel Erlacher und Michael Schredl sind dieser Frage in einer Studie nachgegangen [127]. Die Versuchsteilnehmer mussten üben, eine Münze in eine Kaffeetasse zu werfen, die ca. zwei Meter entfernt stand. Einige trainierten diesen Bewegungsablauf im Klartraum weiter. Im Durchschnitt schafften sie es, sechs Minuten lang so zu üben. Dieses Training im Klartraum verbesserte die Trefferquote beim echten Werfen um ca. 8 %. Personen, die nicht im Traum trainieren konnten, waren dagegen am nächsten Morgen nicht besser. Auch zwei weitere wissenschaftliche Studien fanden Hinweise, dass Training im Klartraum die Leistung beim Trainieren von schnellen Fingerbewegungen [128] sowie beim Dartwerfen verbessert [129]. Beim Dartwerfen profitierten insbesondere die Personen, die sich während des Trainings im Traum nicht von anderen Traumfiguren und Ereignissen im Traum ablenken ließen.

Diese ersten Forschungsergebnisse legen nahe, dass das Trainieren von Sportübungen im Traum Verbesserungen bewirken kann. In einer Umfrage unter Sportlern gaben tatsächlich 5 % der Befragten an, diese Technik bereits für ihr Training zu verwenden [130]. Ob dies tatsächlich einen Vorteil für den Wettkampf im Leistungssport darstellt, ist bisher noch nicht untersucht worden. Und vor allem ist nicht klar, ob durch das Trainieren im Traum zusätzliche Fähigkeiten erworben werden können, die man so nicht auch durch das Üben am Tag hätte lernen könnten. Denn sonst könnte ich ja einfach zehn Minuten länger im Wachzustand üben und brauche die zusätzliche Übungsphase im Traum nicht.

Räumt der Schlaf „Müll" aus meinem Gehirn auf?

Schlaf könnte helfen, „Müll" aus unserem Gehirn schneller zu beseitigen. Dies legen zumindest einige Studien an Mäusen nahe [131]. Bei schlafenden Mäusen funktionierte der Abtransport von Abbauprodukten, die bei der Aktivität von Nervenzellen im Gehirn entstehen, schneller und besser als im Wachzustand. Auch ein giftiger Stoff, der mit der Alzheimer-Krankheit in Verbindung gebracht wird, wurde im Schlaf zweimal so schnell aus dem Gehirn der Mäuse entfernt. Dies lag wahrscheinlich daran, dass der Platz zwischen den Nervenzellen während des Schlafs um ca. 60 % größer war als bei wachen Mäusen. Dadurch konnte die Gehirnflüssigkeit, die für den Abtransport des neuronalen „Mülls" zuständig ist, besser fließen. Es wird weiterhin vermutet, dass die Gehirnflüssigkeit und der Abtransport von Abbauprodukten zusätzlich auch Einflüssen unseres zirkadianen Rhythmus unterliegen [132].

Schlaf und zirkadianer Rhythmus haben also möglicherweise eine wichtige Funktion für das Entfernen von Abbauprodukten und giftigen Stoffen aus unserem Gehirn. Zwar funktioniert das Aufräumen auch im Wachzustand, es geht aber besser und schneller im Schlaf. Dies könnte möglicherweise erklären, warum ein gestörter Schlaf das Risiko für krankhafte Veränderungen im Gehirn, wie zum Beispiel bei Alzheimer, erhöht. Durch die bessere Zirkulation der Gehirnflüssigkeit könnten auch Ablagerungen in Arterien des Gehirns verringert und damit das Risiko von Schlaganfällen vermindert werden [133]. Es braucht allerdings noch mehr wissenschaftliche Untersuchungen, vor allem auch beim Menschen, um diese Vermutungen zu bestätigen.

Spare ich im Schlaf Energie?

Sehr viele unserer technischen Geräte haben einen „Schlaf-Modus". So fallen unsere Laptops regelmäßig in den „Schlaf" und sind erst nach dem „Aufwecken" wieder voll funktionsfähig. Das Ziel des Schlaf-Modus: Energiesparen in Zeiten, in denen es nichts zu tun gibt. Der Energiebedarf der Geräte wird dabei sehr stark reduziert, zum Teil bis auf wenige Prozent. Trifft das auch für den menschlichen Schlaf zu?

Tatsächlich reduzieren Menschen ihren Energiebedarf zwar im Schlaf, diese Reduktion ist jedoch viel geringer, als man vielleicht erwarten würde. In einer Studie zu dem Thema konnten gesunde junge Erwachsene nachts wahlweise schlafen oder wach bleiben [134]. Auch in der durchwachten Nacht blieben sie im Bett liegen und sollten sich so wenig wie möglich bewegen. Der Energieverbrauch wurde über die verbrauchte Atemluft gemessen. Die Versuchsteilnehmerinnen verbrauchten während der achtstündigen Schlafperiode ca. 32 % weniger Energie, als wenn sie acht Stunden wach im Bett lagen. In Kilokalorien ausgedrückt sparten sie durch den Schlaf etwa 160 kcal. Das entspricht etwa der Anzahl an Kalorien, die in einer halben Avocado oder in 100 g eines Rumpsteaks enthalten sind [135].

Warum sparen wir im Schlaf nicht mehr Energie? Unser Gehirn ist während des Schlafs nicht ausgeschaltet, wie viele meinen, sondern verbraucht noch recht viel Energie. So ist der Energieverbrauch im mitteltiefen Schlaf nur um 3–10 % reduziert. Im Tiefschlaf ist die Einsparung größer, unser Gehirn braucht dann 25–44 % weniger Energie als im Wachzustand. Allerdings verbringen wir in der Nacht nur ca. eineinhalb Stunden im Tiefschlaf. Im REM-Schlaf ist dagegen der Energieverbrauch unseres Gehirns genauso groß wie im Wachzustand [136]. Da neben dem Gehirn natürlich auch unsere anderen inneren Organe im Schlaf weiterhin aktiv sind, sparen wir zwar im Schlaf Energie, aber diese Einsparung ist eher moderat. Sie allein kann nicht der einzige Grund sein, warum wir immer wieder schlafen müssen und der Schlaf für uns so wichtig ist.

Ist Schlaf wichtig für meinen Temperaturhaushalt?

Schlaf und Körpertemperatur hängen eng zusammen [137]. Menschen und viele andere Säugetiere können vor allem dann gut einschlafen, wenn ihre Körperkerntemperatur sinkt. Die Wärme wird dann über die „Körperschale", also unsere Haut und unsere Extremitäten (Kopf, Hände oder Füße), abgegeben. Auch die Temperatur in unserem Gehirn nimmt mit dem Einschlafen leicht ab [138]. Damit während des Schlafs möglichst wenig Energie für den Erhalt der Körpertemperatur verwendet werden muss, suchen sich viele Tiere vor dem Einschlafen ein wärmendes Nest, kuscheln sich an Artgenossen oder rollen sich zusammen. Auch wir Menschen schlafen je nach Umgebungstemperatur gerne unter einer Bettdecke. Wenn wir nicht schlafen oder unser Schlaf gestört ist, kann dies unsere Temperaturregulation stören. Werden z. B. Ratten mehrere Tage am Schlafen gehindert, suchen sie sich nach und nach wärmere Orte zum Schlafen [139]. Auch beim Menschen führt ein gestörter Schlaf zu einem geringeren Absinken der Körperkerntemperatur und damit zu einem stärkeren Verlust von Wärmeenergie [140]. Dies könnte den größeren Appetit auf Süßes erklären: Wir versuchen, durch die höhere Zufuhr an Nahrung den Energieverlust auszugleichen, der durch die erhöhte Körperkerntemperatur während des Schlafs entstanden ist.

Besonders wichtig ist das Abkühlen unserer Körperkerntemperatur für den mitteltiefen Schlaf und den Tiefschlaf. In verschiedenen Studien führte das Abkühlen des Kopfes oder des Nackens durch ein Kühlkissen während des Schlafs zu einer Verlängerung des Tiefschlafs [141] [142]. Und auch die Häufigkeit des Aufwachens ging beim Kühlen des Kopfes zurück [143]. Im REM-Schlaf steigt unsere Körperkerntemperatur eher wieder an [144]. Doch beweisen diese Ergebnisse, dass der Schlaf wichtig für unsere Temperaturregulation ist? Nach dem Basler Forscher Kurt Kräuchi ist es eher umgekehrt: Unsere Temperaturregulation ist wichtig für das Einschlafen und Durchschlafen [145]. Denn das Absenken der Körperkerntemperatur passiert vor dem Schlaf und bereitet so das Einschlafen vor. Der Schlaf kann also in diesem Sinne keinen Einfluss auf das Absenken der Körperkerntemperatur haben, zumindest nicht beim Einschlafen. Schwankungen in der Körpertemperatur hängen wahrscheinlich eher mit unserem zirkadianen Rhythmus zusammen und geben uns so ein optimales Zeitfenster für den Schlaf vor.

Macht Schlafen gesund?

Ja, Schlaf hilft uns dabei, gesund zu werden. Vor allem Tiefschlaf scheint die Funktion unserer köpereigenen Immunabwehr zu unterstützen. So überlebten in einer Studie vor allem diejenigen Tiere eine Infektion, die während der Krankheit sehr viel Tiefschlaf aufwiesen [146]. Der Tiefschlaf und auch der mitteltiefe Schlaf sind bei Tieren nach verschiedenen Infektionen wie Bakterien, Pilzen, Viren oder Parasiten erhöht, während der REM-Schlaf eher verkürzt ist [147]. Auch beim Menschen verlänger ten sich nach einer Infektion vor allem der Tiefschlaf und der mitteltiefe Schlaf, während der REM-Schlaf eher unterdrückt wurde [148].

Die Verlängerung des tiefen und des mitteltiefen Schlafs nach Infektionen wird als Hinweis angesehen, dass diese Schlafphasen eine sehr wichtige Rolle für das optimale Funktionieren unseres Immunsystems spielen. Insgesamt sind wir bei Infektionen und Erkrankungen häufig müder und haben ein größeres Schlafbedürfnis [149]. Der Körper fordert also den vermehrten Schlaf ein. Die Ursache für die Veränderung des Schlafs bei Krankheiten ist, dass einige Stoffe des Immunsystems direkt oder indirekt unsere Schlafregulation beeinflussen können. Bei stärkeren Reaktionen auf die Infektion mit hohem Fieber und Schmerzen kann es allerdings auch zu Störungen des Schlafs und häufigem Aufwachen in der Nacht kommen.

Da der Schlaf wichtig für unser Immunsystem ist, wirken sich Störungen des Schlafs negativ auf unsere Abwehrkräfte aus. Vor allem kompletter Schlafentzug hat sehr starke Auswirkungen auf unser Immunsystem. So sterben Versuchstiere, die mehrere Wochen lang wach gehalten werden, meistens an Infektionen, die das geschwächte Immunsystem nicht mehr bekämpfen kann. Wenn wir eine ganze Nacht wach geblieben sind, braucht es meist sogar mehrere Nächte mit ausreichendem Schlaf, bis das optimale Funktionieren unserer Abwehrkräfte wieder hergestellt ist [150]. Doch schon etwas zu wenig Schlaf führt nach einigen Nächten zu einer Schwächung des Immunsystems und verändert die Produktion und Verfügbarkeit vieler seiner Stoffe [147]. Damit erhöht zu kurzer oder gestörter Schlaf das Risiko von Krankheiten.

Es gibt eine Reihe von Studien, die den Einfluss von gestörtem Schlaf auf Infektionen untersucht haben [151]. In einer Studie wurden 135 gesunde Personen mit einem Erkältungsvirus infiziert [152]. Personen mit einem schlechteren und/oder zu kurzen Schlaf hatten ein fünfmal höheres Risiko, an der Erkältung zu erkranken, als normale Schläfer. Das Ergebnis wurde in einer unabhängigen Studie an weiteren 160 Teilnehmerinnen bestätigt [153]. Eine weitere Studie mit über 50 000 Frauen konnte belegen, dass ein zu kurzer Schlaf (weniger als fünf Stunden) und auch ein zu langer Schlaf (mehr als neun Stunden) mit einem 1,4-fach erhöhten Risiko verbunden waren, innerhalb der folgenden zwei Jahre an einer Lungenentzündung zu erkranken [154]. Zu kurzer, aber vor allem auch regelmäßig zu langer Schlaf sind ebenfalls mit Veränderungen und verschiedenen Funktionen und Stoffen des Immunsystems verbunden, die mit einer Schwächung unserer Abwehrkräfte zusammenhängen [149]. Dies gilt auch für die verschiedenen Arten von Schlafstörungen einschließlich der Insomnie. Allerdings ist bei dieser Interpretation Vorsicht geboten, da unser Immunsystem sehr komplex ist.

Insgesamt zeigt sich, dass unser Schlaf eine wichtige Rolle für das optimale Funktionieren des Immunsystems spielt. Stärkt eine Verbesserung des Schlafs dann tatsächlich unsere Abwehrkräfte? Davon gehe ich aus. Leider gibt es zu diesem Thema noch sehr wenige Untersuchungen. Eine Untersuchung an Fruchtfliegen fand heraus, dass eine genetische Verlängerung des Schlafs die Fliegen resistenter gegen bakterielle Infektionen machte und ihre Lebensdauer verlängerte [155]. In einer Studie mit Insomnie-Patienten führte eine kognitive Verhaltenstherapie zu einem verbesserten Schlaf und auch zu einer geringeren Anfälligkeit für Entzündungen [156]. Bei übergewichtigen Jugendlichen führte eine vierwöchige Schlafverlängerung um ungefähr eine Stunde zu einer Verbesserung von wichtigen Stoffen des Immunsystems [20]. Andere Studien fanden dagegen keine positive Wirkung einer Schlafverlängerung auf das Immunsystem [149]. Hier braucht es noch mehr Studien, um die Wirkung von Schlafverbesserungen auf unsere Abwehrkräfte eindeutig zu belegen. Vor allem ist bei der Schlafverbesserung sehr wahrscheinlich nicht nur die Dauer des Schlafs wichtig, sondern die Tatsache, wie viel Zeit wir davon im Tiefschlaf verbringen.

Erhole ich mich mittels Schlaf besser von operativen Eingriffen?

Ja. Ein guter Schlaf verbessert die Erholung nach operativen Eingriffen. Nach Operationen können Patienten meist schlecht schlafen und wachen häufiger auf. Daher erscheint es wichtig zu versuchen, den Schlaf im Krankenhaus und vor allem nach einer Operation so gut wie möglich zu gestalten.

Schlafverbesserungen nach einer Operation schwächen insbesondere die Entwicklung von Verwirrungszuständen ab. Diese Verwirrtheit nach einigen schweren operativen Eingriffen tritt vor allem nachts auf und kann mehrere Tage anhalten. In einer Übersicht der verfügbaren Studien entwickelten ca. 21 % der Patienten nach schweren Operationen einen Zustand der Verwirrtheit [157]. Mit einer erfolgreichen Intervention zur Verbesserung des Schlafs waren es dagegen nur noch ca. 9 %, tatsächlich eine sehr starke Reduktion der Verwirrtheitszustände. Die Schlafverbesserung wurde dabei vor allem durch die Gabe von Schlafmitteln oder Lichttherapie erreicht. Doch auch einfache Interventionen, z. B. Ohrstöpsel, Schlafmasken und das Nichtstören der Patienten in der Nacht, scheinen das Risiko der Verwirrungszustände nach einer Operation zu verringern [158] [159].

Aber auch ohne Operationen schlafen Patienten im Krankenhaus meist schlechter als zu Hause im eigenen Bett. Eine groß angelegte Studie befragte im Jahr 2017 über 2000 ältere Patienten in verschiedenen Krankenhäusern in den Niederlanden [160]. Im Vergleich zu ihrem Schlaf zu Hause schliefen die Patienten über 80 Minuten kürzer und wachten häufiger auf. 30 % der Störungen wurden durch das Personal verursacht. Leider wird in Krankenhäusern wegen der Klinikroutine wenig auf den individuellen Schlaf der Patienten achtgegeben. Jeder Patient muss sich in den Klinikablauf mehr oder weniger einfügen. Hier gibt es sicherlich ein großes Verbesserungspotenzial. Denn durch einen besseren Schlaf werden die Patienten schneller gesund und können früher entlassen werden. Neben den Vorteilen für die Patienten würden so auch weniger Kosten für das Gesundheitssystem entstehen. Ein durchaus lohnenswertes Unterfangen, meine ich.

Sollte ich nach einer Impfung schlafen gehen?

Unbedingt. Schlaf nach dem Impfen führt zu einem besseren Impfschutz [149]. In einer der ersten Studien zu diesem Thema bekamen Versuchsteilnehmer eine Hepatitis-A-Impfung und durften danach entweder schlafen oder mussten eine Nacht wach bleiben [161]. Vier Wochen später hatten die Schlafprobanden fast doppelt so viele Antikörper im Blut wie die Personen, die nach der Impfung wach bleiben mussten. Mehr Antikörper sprechen für einen besseren Impfschutz.

Auch andere Studien berichten von einer förderlichen Wirkung des Schlafs auf den Impfschutz. So erhöhte Schlaf die Anzahl an Antikörpern nach einer Impfung gegen Schweinegrippe [162]. In einer weiteren Studie war die Anzahl der für die Immunantwort spezifischen Immunzellen deutlich stärker ausgeprägt, wenn die Versuchsteilnehmer nach der Impfung gegen Hepatitis A geschlafen hatten [163]. Der stärkere Impfschutz durch den Schlaf konnte sogar noch ein Jahr später nachgewiesen werden. Er war besonders bei den Personen gut ausgeprägt, die nach der Impfung viel Zeit im Tiefschlaf verbracht hatten. Und bei drei Versuchsteilnehmern, die nach der Impfung wach geblieben waren, musste die Impfung erneut durchgeführt werden, da ihr Immunsystem keinen ausreichenden Schutz ausgebildet hatte.

Während ausreichender Schlaf nach einer Impfung den Impfschutz verbessert, kann gestörter Schlaf den Erfolg einer Impfung stark reduzieren. So bildeten sich in einer weiteren Studie weniger Antikörper nach einer Grippeimpfung, wenn die Teilnehmer einige Tage vor und nach der Impfung nur vier Stunden schliefen [164]. Auch wenn Studienteilnehmerinnen sechs oder weniger Stunden um den Impftermin herum schliefen, hatten sie sechs Monate später keinen stabilen Schutz gegen das geimpfte Hepatitis B aufgebaut [165]. Personen mit sechs bis sieben Stunden Schlaf um den Impftermin hatten einen etwas besseren Impfschutz. Den besten Schutz gegen Hepatitis B hatten aber Personen aufgebaut, die vor und nach der Impfung acht Stunden geschlafen hatte.

Schlaf ist also ein wichtiger Faktor für den Aufbau eines Schutzes nach einer Impfung. Wie genau der Schlaf die Impfantwort unseres Immunsystems verbessert, ist dagegen noch nicht geklärt. Einschränkend ist es auch wichtig zu erwähnen, dass die Ergebnisse zum Schlaf und Impfschutz in Tierversuchen weniger einheitlich sind als in den genannten Studien bei Menschen [149]. Trotzdem möchte ich klar empfehlen, die verstärkende Rolle des Schlafs auf den Impferfolg schon jetzt zu nutzen und vor und nach einer Impfung ausreichend zu schlafen.

Erhöht schlechter Schlaf das Risiko für Krebs?

Nicht generell. Eine aktuelle Übersicht der Studienlage hat für die Beantwortung dieser Frage 56 Studien begutachtet, in denen insgesamt über 1,5 Millionen Personen untersucht wurden [166]. Auf Basis dieser sehr umfangreichen Daten kommen die Autoren zum Schluss, dass zu kurzer oder zu langer Schlaf das Risiko einer Krebserkrankung nicht pauschal erhöht. Allerdings gibt es einzelne Zusammenhänge mit bestimmten Formen von Krebs. So haben Personen, die regelmäßig sehr lange schlafen, oder Schichtarbeiter mit einem gestörten zirkadianen Rhythmus ein erhöhtes Risiko für Darmkrebs [167] [168]. Möglicherweise beschränkt sich der Einfluss des Schlafs also auf bestimmte Arten von Krebserkrankungen. Eine allgemeine Erhöhung des Risikos einer Krebserkrankung lässt sich aber nicht nachweisen.

Schützt Schlaf vor Bluthochdruck?

Schlaf beeinflusst unseren Blutdruck [169]. Wenn wir kurzfristig nicht oder wenig schlafen, erhöht sich der Blutdruck. Er kann sich normalisieren, wenn wir wieder ausreichend schlafen. Wenn der Schlafmangel aber über längere Zeit anhält, wird unser Herz-Kreislauf-System beeinträchtigt, und es kann zu einem langfristig erhöhten Blutdruck kommen.

Mehrere Untersuchungen weisen diesen Zusammenhang zwischen einem zu kurzen oder gestörten Schlaf und einem erhöhten Blutdruck nach [170]. So haben Erwachsene ein 1,7-fach erhöhtes Risiko, an Bluthochdruck zu erkranken, wenn sie regelmäßig nur sechs Stunden oder weniger schliefen [171]. Interessanterweise fand die Messung der Schlafdauer in dieser Studie zweieinhalb Jahre vorher statt. Zu diesem Zeitpunkt waren alle Versuchsteilnehmerinnen noch gesund und hatten keinen erhöhten Blutdruck. Ein kurzer Schlaf führt also zu einem erhöhten Risiko, in einem Zeitraum von zweieinhalb Jahren an Bluthochdruck zu erkranken [172]. Zu langer Schlaf zeigte dagegen keinen Zusammenhang mit Bluthochdruck. Eine weitere Studie mit über 100 000 Teilnehmerinnen fand ebenfalls ein erhöhtes Risiko bei Kurzschläfern, mehrere Jahre später an Bluthochdruck zu erkranken [173]. Der zu kurze Schlaf kommt in diesen Studien vor der Entwicklung des Bluthochdrucks. Dies macht es wahrscheinlich, dass es der Schlaf ist, der den Bluthochdruck verursacht, und nicht umgekehrt.

Neben der Schlafdauer zeigt sich auch ein Zusammenhang zwischen der gefühlten Schlafqualität und Bluthochdruck: Personen, die ihre Schlafqualität als schlechter bewerten, sind eher von Bluthochdruck betroffen [174]. Auch die Insomnie, deren Diagnose maßgeblich auf einer subjektiven Bewertung des Schlafs basiert, erhöht das Risiko eines erhöhten Blutdrucks [175]. Schlafstörungen durch schlafbezogene Atemaussetzer begünstigen ebenfalls die Entwicklung von Bluthochdruck [176]. Das Risiko ist besonders groß für Männer. Je ausgeprägter die Schlafstörung ist und je häufiger die Patienten nachts Atemaussetzer haben, desto höher wird das Risiko [177].

Trotz der recht eindeutigen Auswirkung eines kurzen oder gestörten Schlafs auf den Blutdruck sind die Ursachen nicht völlig geklärt [175]. So scheint ein schlechter Schlaf insbesondere den typischen Abfall des Blutdrucks im Tiefschlaf zu beeinträchtigen. Weiterhin könnte ein gestörter Schlaf unser generelles „Anspannungsniveau" erhöhen und somit das Herz-Kreislauf-System stärker aktivieren.

Wenn ein schlechter Schlaf unseren Blutdruck erhöht, kann ich ihn dann durch Schlafverlängerungen wieder absenken? Leider gibt es hier noch sehr wenige wissenschaftliche Ergebnisse. In einer Studie an 22 Personen mit erhöhtem Blutdruck führte eine 35-minütige Schlafverlängerung über sechs Wochen zu einer leichten Reduktion des Blutdrucks [178]. Diese Veränderung unterschied sich aber nicht eindeutig von der Vergleichsgruppe, die ihren normalen Schlafrhythmus beibehielt. In einer weiteren Studie an 16 Erwachsenen führte ein sechswöchiges „Schlafprogramm" über eine Software auf dem Mobiltelefon und wöchentliche telefonische Schlafberatungen zu einem verbesserten Schlaf sowie zu einer Absenkung des Blutdrucks [179]. Schlafverlängerungen und Schlafverbesserungen scheinen also tatsächlich das Potenzial für eine Senkung des erhöhten Blutdrucks zu haben. Ob Schlafoptimierung tatsächlich das Risiko von Bluthochdruck bei größeren Personenzahlen reduzieren kann, müssen zukünftige Studien erst zeigen.

Wie hängt Schlaf mit Schlaganfällen zusammen?

Ein Schlaganfall ist eine plötzlich auftretende Durchblutungsstörung im Gehirn. Entweder wird eine Hirnregion zu wenig durchblutet, oder es tritt eine Blutung im Gehirn auf. Beides führt zu einer gestörten Sauerstoffversorgung einzelner Hirnregionen. Dies kann zu Gleichgewichtsproblemen, Bewusstseinsstörungen oder Taubheit bzw. Lähmung von Körperteilen führen. Schlaganfälle sind eine häufige Ursache für Einschränkungen und Behinderungen im fortgeschrittenen Alter und eine häufige Todesursache. Hängen nun Schlaf und Schlaganfälle zusammen?

Am deutlichsten zeigt sich ein solcher Zusammenhang bei Menschen mit schlafbezogenen Atemaussetzern (siehe Frage *Was sind schlafbezogene Atemstörungen?* in Kapitel 4). Sie haben ein ca. zweifach erhöhtes Risiko, einen Schlaganfall zu bekommen [180]. Allerdings ist Übergewicht ein Risikofaktor sowohl für einen Schlaganfall als auch für schlafbezogene Atemaussetzer. Und leider sinkt das Risiko eines Schlaganfalls nicht ab, wenn die schlafbezogenen Atemaussetzer erfolgreich behandelt wurden [181]. Möglicherweise ist es also nicht der durch die Atemaussetzer gestörte Schlaf, sondern es sind andere Faktoren, die das Risiko für einen Schlaganfall bei diesen Patienten erhöhen. Auch bei anderen Schlafstörungen liegen keine einheitlichen Ergebnisse vor [182]. So berichten einige Studien von einem erhöhten Schlaganfallrisiko bei Patienten mit Insomnie, andere dagegen nicht.

Ein regelmäßig zu kurzer Schlaf bewirkt ebenfalls keine Erhöhung des Risikos für einen Schlaganfall [183]. Dagegen hatten Personen mit regelmäßig sehr langen Schlafperioden (mehr als acht oder neun Stunden) ein 1,5-fach erhöhtes Risiko, einen Schlaganfall zu erleiden. Schliefen sie regelmäßig zehn oder elf Stunden, war auch das Risiko stark erhöht, an den Folgen des Schlaganfalls zu sterben [184]. Ein zu langer Schlaf und möglicherweise die mit dem zu langen Schlaf verbundenen Erkrankungen sind also ein wichtiger Faktor für ein erhöhtes Schlaganfallrisiko. Ein zu kurzer oder gestörter Schlaf scheint dagegen keine so wichtige Rolle zu spielen.

Andersherum treten nach einem Schlaganfall häufig Schlafstörungen auf. So entwickeln fast 40 % der Überlebenden Symptome einer Insomnie [185]. Die Häufigkeit der Symptome nimmt üblicherweise im Verlauf von mehreren Monaten nach dem Schlaganfall wieder ab. Es wird weiterhin vermutet, dass ein besserer Schlaf in der Zeit nach dem Schlaganfall die Heilungschancen erhöht. Insbesondere die Forschergruppen um den Berner Neurologen Claudio Bassetti fordern, den Schlaf und Schlafstörungen nach einem Schlaganfall stärker zu beachten [186]. Behandlungsmethoden wie die kognitive Verhaltenstherapie bei Insomnie verbessern die Schlafqualität auch bei Schlaganfallpatienten [187]. Es ist aber noch nicht geklärt, ob eine solche Schlafverbesserung auch tatsächlich die Regeneration nach einem Schlaganfall verbessert.

Ist Schlaf die beste Medizin?

„Schlaf ist die beste Medizin.“ Diese Volksweisheit ist auch der Titel eines Buchs des schwedischen Schlafforschers Christian Benedict [188]. An diesem Satz ist sicherlich viel Wahres, denn Schlaf spielt eine wichtige Rolle für unser Immunsystem (siehe Frage *Macht Schlafen gesund?*). Wörtlich genommen ist der Satz natürlich Unsinn. Schlaf ist ganz sicher nicht für alle Krankheiten die beste Medizin: So sind wir bei schweren bakteriellen Erkrankungen froh um Antibiotika. Auch mein gebrochenes Bein möchte ich lieber nicht allein durch Schlaf behandeln. Und die Kindersterblichkeit ist sicherlich nicht deshalb gesunken, weil Babys und Kleinkinder heute mehr schlafen, da haben vielmehr unser medizinisches Wissen und unser Gesundheitssystem ihren Teil beigetragen. Bei bestimmten Erkrankungen wie einer Depression ist es sogar die bessere Medizin, weniger zu schlafen und stattdessen sozial und körperlich aktiv zu werden.

„Schlaf ist die beste Medizin“ ist wohl eher die Empfehlung, bei akuten Infektionen oder nach medizinischen Eingriffen genügend Zeit für die Regeneration einzuplanen und weniger auf Medikamente zurückzugreifen, wo sie nicht erforderlich sind, nur um möglichst schnell wieder fit zu sein und arbeiten zu können. Schlaf ist somit eine sehr wichtige Unterstützung der Medizin.

Leben gute Schläfer länger?

Tja, dafür gibt es keine eindeutigen Hinweise. Wenn man „guten" Schlaf nur über die Dauer definiert, ergibt sich über viele Studien hinweg eine höhere Sterblichkeitsrate für Personen, die regelmäßig sehr lange schlafen (siehe Frage *Kann ich zu lange schlafen?* in Kapitel 1). Für Kurzschläfer dagegen ist das Sterblichkeitsrisiko im Vergleich zu Personen, die die empfohlene Dauer von sieben bis acht Stunden schlafen, nur sehr wenig erhöht.

Zur Beziehung von Schlafqualität und Sterblichkeitsrisiko gibt es nur sehr wenige Studien. Interessanterweise führt der erlebte schlechte Schlaf bei der Insomnie nicht zu einer erhöhten Sterblichkeit [189]. Wenn ich meinen Schlaf also als schlecht wahrnehme, ich aber eigentlich ausreichend schlafe, scheint sich dies nicht auf meine Lebenserwartung auszuwirken. Stark gestörter Schlaf durch schlafbezogene Atemaussetzer führt dagegen zu einer erhöhten Sterblichkeit – obwohl selbst hier die Befundlage nicht so eindeutig ist, wie man vielleicht erwarten würde [190]. Und leider gibt es bisher keine groß angelegten Studien, die die Auswirkungen von Maßnahmen zur Schlafverbesserung auf die Lebenserwartung untersucht haben. Bisher lässt sich also nicht sagen, ob gute Schläfer tatsächlich länger leben.

Literaturverzeichnis

1. Aristoteles & Dönt, E. (Hrsg.). (1997). *Kleine naturwissenschaftliche Schriften (Parva naturalia)*. Stuttgart: Reclam.
2. Akerstedt, T., Axelsson, J., Lekander, M., Orsini, N. & Kecklund, G. (2013). The daily variation in sleepiness and its relation to the preceding sleep episode – a prospective study across 42 days of normal living. *Journal of sleep research, 22*, 258–265. https://doi.org/10.1111/jsr.12014
3. Hilditch, C. J. & McHill, A. W. (2019). Sleep inertia: current insights. *Nature and science of sleep, 11*, 155–165. https://doi.org/10.2147/NSS.S188911
4. Hilditch, C. J., Centofanti, S. A., Dorrian, J. & Banks, S. A. (2016). 30-Minute, but Not a 10-Minute Nighttime Nap is Associated with Sleep Inertia. *Sleep, 39*, 675–685. https://doi.org/10.5665/sleep.5550
5. Scheer, F. A. J. L., Shea, T. J., Hilton, M. F. & Shea, S. A. (2008). An endogenous circadian rhythm in sleep inertia results in greatest cognitive impairment upon awakening during the biological night. *Journal of biological rhythms, 23*, 353–361. https://doi.org/10.1177/0748730408318081
6. Hegerl, U. & Ulke, C. (2016). Fatigue with up- vs downregulated brain arousal should not be confused. *Progress in brain research, 229*, 239–254. https://doi.org/10.1016/bs.pbr.2016.06.001
7. Akerstedt, T., Axelsson, J., Lekander, M., Orsini, N. & Kecklund, G. (2014). Do sleep, stress, and illness explain daily variations in fatigue? A prospective study. *Journal of psychosomatic research, 76*, 280–285. https://doi.org/10.1016/j.jpsychores.2014.01.005
8. Miller, M. A., Kruisbrink, M., Wallace, J., Ji, C. & Cappuccio, F. P. (2018). Sleep duration and incidence of obesity in infants, children, and adolescents: a systematic review and meta-analysis of prospective studies. *Sleep, 41*, zsy018. https://doi.org/10.1093/sleep/zsy018
9. Itani, O., Jike, M., Watanabe, N. & Kaneita, Y. (2017). Short sleep duration and health outcomes: a systematic review, meta-analysis, and meta-regression. *Sleep medicine, 32*, 246–256. https://doi.org/10.1016/j.sleep.2016.08.006
10. Sun, M., Feng, W., Li, P., Li, Z., Li, M., Tse, G. et al. (2018). Meta-analysis on shift work and risks of specific obesity types. *Obesity reviews: an official journal of the International Association for the Study of Obesity, 19*, 28–40. https://doi.org/10.1111/obr.12621

11. Neal, J. E. (2015). Childhood Obesity and Sleep Disturbances. *NASN school nurse (Print), 30,* 322–324. https://doi.org/10.1177/1942602X15608922

12. Chan, W. S., Levsen, M. P. & McCrae, C. S. (2018). A meta-analysis of associations between obesity and insomnia diagnosis and symptoms. *Sleep medicine reviews, 40,* 170–182. https://doi.org/10.1016/j.smrv.2017.12.004

13. Dashti, H. S., Scheer, F. A., Jacques, P. F., Lamon-Fava, S. & Ordovás, J. M. (2015). Short sleep duration and dietary intake: epidemiologic evidence, mechanisms, and health implications. *Advances in nutrition (Bethesda, Md.), 6,* 648–659. https://doi.org/10.3945/an.115.008623

14. Jansen, E. C., She, R., Rukstalis, M. M. & Alexander, G. L. (2020). Sleep Duration and Quality in Relation to Fruit and Vegetable Intake of US Young Adults: a Secondary Analysis. *International journal of behavioral medicine.* Verfügbar unter https://link.springer.com/article/10.1007%2Fs12529-020-09853-0 https://doi.org/10.1 007/s12529-020-09853-0

15. Krietsch, K. N., Chardon, M. L., Beebe, D. W. & Janicke, D. M. (2019). Sleep and weight-related factors in youth: A systematic review of recent studies. *Sleep medicine reviews, 46,* 87–96. https://doi.org/10.1016/j.smrv.2019.04.010

16. World Health Organization (WHO). (2020). *Overweight and obesity. Adults aged 18+.* Geneva: WHO. Retrieved August 29th 2020 from https://www.who.int/gho/ncd/risk_factors/overweight_text/en/

17. Henst, R. H. P., Pienaar, P. R., Roden, L. C. & Rae, D. E. (2019). The effects of sleep extension on cardiometabolic risk factors: A systematic review. *Journal of sleep research, 28,* e12865. https://doi.org/10.1111/jsr.12865

18. Tasali, E., Chapotot, F., Wroblewski, K. & Schoeller, D. (2014). The effects of extended bedtimes on sleep duration and food desire in overweight young adults: a home-based intervention. *Appetite, 80,* 220–224. https://doi.org/10.1016/j.appet.2014.05.021

19. Al Khatib, H. K., Hall, W. L., Creedon, A., Ooi, E., Masri, T., McGowan, L. et al. (2018). Sleep extension is a feasible lifestyle intervention in free-living adults who are habitually short sleepers: a potential strategy for decreasing intake of free sugars? A randomized controlled pilot study. *The American journal of clinical nutrition, 107,* 43–53. https://doi.org/10.1093/ajcn/nqx030

20. Moreno-Frías, C., Figueroa-Vega, N. & Malacara, J. M. (2020). Sleep Extension Increases the Effect of Caloric Restriction Over Body Weight and Improves the Chronic Low-Grade Inflammation in Adolescents With Obesity. *The Journal of adolescent health: official publication of the Society for Adolescent Medicine, 66,* 575–581. https://doi.org/10.1016/j.jadohealth.2019.11.301

21. Hart, C. N., Carskadon, M. A., Considine, R. V., Fava, J. L., Lawton, J., Raynor, H. A. et al. (2013). Changes in children's sleep duration on food intake, weight, and leptin. *Pediatrics, 132,* e1473–80. https://doi.org/10.1542/peds.2013-1274

22. Do, Y. K. (2019). Causal Effect of Sleep Duration on Body Weight in Adolescents: A Population-based Study Using a Natural Experiment. *Epidemiology (Cambridge, Mass.), 30,* 876–884. https://doi.org/10.1097/EDE.0000000000001086

23. Arora, T. & Taheri, S. (2017). Is sleep education an effective tool for sleep improvement and minimizing metabolic disturbance and obesity in adolescents? *Sleep medicine reviews, 36,* 3–12. https://doi.org/10.1016/j.smrv.2016.08.004

24. Pape, D., Schwarz, R. & Trunz-Carlisi, E. (Hrsg.). (2015). *Schlank im Schlaf – das Basisbuch*. München: Gräfe und Unzer Verlag GmbH.

25. Deutsche Gesellschaft für Ernährung e.V. (2018). *Schlank im Schlaf-Diät*. Bonn: Deutsche Gesellschaft für Ernährung e.V. Zugriff am 20. August 2020 unter https://www.dge.de/ernaehrungspraxis/diaeten-fasten/schlank-im-schlaf/

26. Khalil, M., Power, N., Graham, E., Deschênes, S.S. & Schmitz, N. (2020). The association between sleep and diabetes outcomes – A systematic review. *Diabetes research and clinical practice, 161*, 108035. https://doi.org/10.1016/j.diabres.2020.108035

27. Ogilvie, R.P. & Patel, S.R. (2018). The Epidemiology of Sleep and Diabetes. *Current diabetes reports, 18*, 82. https://doi.org/10.1007/s11892-018-1055-8

28. Konjarski, M., Murray, G., Lee, V.V. & Jackson, M.L. (2018). Reciprocal relationships between daily sleep and mood: A systematic review of naturalistic prospective studies. *Sleep medicine reviews, 42*, 47–58. https://doi.org/10.1016/j.smrv.2018.05.005

29. Watling, J., Pawlik, B., Scott, K., Booth, S. & Short, M.A. (2017). Sleep Loss and Affective Functioning: More Than Just Mood. *Behavioral sleep medicine, 15*, 394–409. https://doi.org/10.1080/15402002.2016.1141770

30. Boland, E.M., Rao, H., Dinges, D.F., Smith, R.V., Goel, N., Detre, J.A. et al. (2017). Meta-Analysis of the Antidepressant Effects of Acute Sleep Deprivation. *The Journal of clinical psychiatry, 78*, e1020-e1034. https://doi.org/10.4088/JCP.16r11332

31. Humpston, C., Benedetti, F., Serfaty, M., Markham, S., Hodsoll, J., Young, A.H. et al. (2020). Chronotherapy for the rapid treatment of depression: A meta-analysis. *Journal of affective disorders, 261*, 91–102. https://doi.org/10.1016/j.jad.2019.09.078

32. Brand, S., Gerber, M., Kalak, N., Kirov, R., Lemola, S., Clough, P.J. et al. (2014). "Sleep well, our tough heroes!" – in adolescence, greater mental toughness is related to better sleep schedules. *Behavioral sleep medicine, 12*, 444–454. https://doi.org/10.1080/15402002.2013.825839

33. Gerber, M., Kellmann, M., Elliot, C., Hartmann, T., Brand, S., Holsboer-Trachsler, E. et al. (2014). Perceived fitness protects against stress-based mental health impairments among police officers who report good sleep. *Journal of occupational health, 55*, 376–384. https://doi.org/10.1539/joh.13-0030-OA

34. Yoo, S.-S., Gujar, N., Hu, P., Jolesz, F.A. & Walker, M.P. (2007). The human emotional brain without sleep – a prefrontal amygdala disconnect. *Current biology, 17*, R877–8. https://doi.org/10.1016/j.cub.2007.08.007

35. Zohar, D., Tzischinsky, O., Epstein, R. & Lavie, P. (2005). The effects of sleep loss on medical residents' emotional reactions to work events: a cognitive-energy model. *Sleep, 28*, 47–54. https://doi.org/10.1093/sleep/28.1.47

36. Minkel, J., Htaik, O., Banks, S. & Dinges, D. (2011). Emotional expressiveness in sleep-deprived healthy adults. *Behavioral sleep medicine, 9*, 5–14. https://doi.org/10.1080/15402002.2011.533987

37. McGlinchey, E.L., Talbot, L.S., Chang, K.-H., Kaplan, K.A., Dahl, R.E. & Harvey, A.G. (2011). The effect of sleep deprivation on vocal expression of emotion in adolescents and adults. *Sleep, 34*, 1233–1241. https://doi.org/10.5665/SLEEP.1246

38. Veeramachaneni, K., Slavish, D.C., Dietch, J.R., Kelly, K. & Taylor, D.J. (2019). Intraindividual variability in sleep and perceived stress in young adults. *Sleep health, 5*, 572–579. https://doi.org/10.1016/j.sleh.2019.07.009

39. Taylor, D.J., Bramoweth, A.D., Grieser, E.A., Tatum, J.I. & Roane, B.M. (2013). Epidemiology of insomnia in college students: relationship with mental health, quality of life, and substance use difficulties. *Behavior therapy, 44,* 339–348. https://doi.org/10.1016/j.beth.2012.12.001

40. van Dalfsen, J.H. & Markus, C.R. (2018). The influence of sleep on human hypothalamic-pituitary-adrenal (HPA) axis reactivity: A systematic review. *Sleep medicine reviews, 39,* 187–194. https://doi.org/10.1016/j.smrv.2017.10.002

41. Kalmbach, D.A., Anderson, J.R. & Drake, C.L. (2018). The impact of stress on sleep: Pathogenic sleep reactivity as a vulnerability to insomnia and circadian disorders. *Journal of sleep research, 27,* e12710. https://doi.org/10.1111/jsr.12710

42. Metlaine, A., Sauvet, F., Gomez-Merino, D., Elbaz, M., Delafosse, J.Y., Leger, D. et al. (2017). Association between insomnia symptoms, job strain and burnout syndrome: a cross-sectional survey of 1300 financial workers. *BMJ open, 7,* e012816. https://doi.org/10.1136/bmjopen-2016-012816

43. Yang, B., Wang, Y., Cui, F., Huang, T., Sheng, P. Shi, T. et al. (2018). Association between insomnia and job stress: a meta-analysis. *Sleep & breathing, 22,* 1221–1231. https://doi.org/10.1007/s11325-018-1682-y

44. Pereira, D. & Elfering, A. (2014). Social stressors at work, sleep quality and psychosomatic health complaints – a longitudinal ambulatory field study. *Stress and health: journal of the International Society for the Investigation of Stress, 30,* 43–52. https://doi.org/10.1002/smi.2494

45. Ekstedt, M., Söderström, M., Åkerstedt, T., Nilsson, J., Søndergaard, H. & Aleksander, P. (2006). Disturbed sleep and fatigue in occupational burnout. *Scandinavian journal of work, environment & health, 32,* 121–131. https://doi.org/10.5271/sjweh.987

46. Söderström, M., Jeding, K., Ekstedt, M., Perski, A. & Akerstedt, T. (2012). Insufficient sleep predicts clinical burnout. *Journal of occupational health psychology, 17,* 175–183. https://doi.org/10.1037/a0027518

47. Peterson, S.A., Wolkow, A.P., Lockley, S.W., O'Brien, C.S., Qadri, S., Sullivan, J.P. et al. (2019). Associations between shift work characteristics, shift work schedules, sleep and burnout in North American police officers: a cross-sectional study. *BMJ open, 9,* e030302. https://doi.org/10.1136/bmjopen-2019-030302

48. Stewart, N.H. & Arora, V.M. (2019). The Impact of Sleep and Circadian Disorders on Physician Burnout. *Chest, 156,* 1022–1030. https://doi.org/10.1016/j.chest.2019.07.008

49. Huyghebaert, T., Gillet, N., Beltou, N., Tellier, F. & Fouquereau, E. (2018). Effects of workload on teachers' functioning: A moderated mediation model including sleeping problems and overcommitment. *Stress and health: journal of the International Society for the Investigation of Stress, 34,* 601–611. https://doi.org/10.1002/smi.2820

50. Peters, E.M.J., Müller, Y., Snaga, W., Fliege, H., Reißhauer, A., Schmidt-Rose, T. et al. (2017). Hair and stress: A pilot study of hair and cytokine balance alteration in healthy young women under major exam stress. *PloS one, 12,* e0175904. https://doi.org/10.1371/journal.pone.0175904

51. Axelsson, J., Sundelin, T., Ingre, M., Van Someren, E.J.W., Olsson, A. & Lekander, M. (2010). Beauty sleep: experimental study on the perceived health and attractiveness of sleep deprived people. *BMJ (Clinical research ed.), 341,* c6614. https://doi.org/10.1136/bmj.c6614

52. Sundelin, T., Lekander, M., Sorjonen, K. & Axelsson, J. (2017). Negative effects of restricted sleep on facial appearance and social appeal. *Royal Society open science, 4*, 160918. https://doi.org/10.1098/rsos.160918

53. Ben Simon, E. & Walker, M. P. (2018). Sleep loss causes social withdrawal and loneliness. *Nature communications, 9*, 3146. https://doi.org/10.1038/s41467-018-05377-0

54. Oyetakin-White, P., Suggs, A., Koo, B., Matsui, M. S., Yarosh, D., Cooper, K. D. et al. (2015). Does poor sleep quality affect skin ageing? *Clinical and experimental dermatology, 40*, 17–22. https://doi.org/10.1111/ced.12455

55. Clatici, V. G., Racoceanu, D., Dalle, C., Voicu, C., Tomas-Aragones, L., Marron, S. E. et al. (2017). Perceived Age and Life Style. The Specific Contributions of Seven Factors Involved in Health and Beauty. *Maedica, 12*, 191–201.

56. Anson, G., Kane, M. A. C. & Lambros, V. (2016). Sleep Wrinkles: Facial Aging and Facial Distortion During Sleep. *Aesthetic surgery journal, 36*, 931–940. https://doi.org/10.1093/asj/sjw074

57. Lim, J. & Dinges, D. F. (2010). A meta-analysis of the impact of short-term sleep deprivation on cognitive variables. *Psychological bulletin, 136*, 375–389. https://doi.org/10.1037/a0018883

58. Lowe, C. J., Safati, A. & Hall, P. A. (2017). The neurocognitive consequences of sleep restriction: A meta-analytic review. *Neuroscience and biobehavioral reviews, 80*, 586–604. https://doi.org/10.1016/j.neubiorev.2017.07.010

59. Tononi, G. & Cirelli, C. (2020). Sleep and synaptic down-selection. *The European journal of neuroscience, 51*, 413–421. https://doi.org/10.1111/ejn.14335

60. Frank, M. G. (2012). Erasing synapses in sleep: is it time to be SHY? *Neural plasticity, 2012*, 264378. https://doi.org/10.1155/2012/264378

61. Huxley, A. & Bradshaw, D. (2004). *Brave new world*. London: Vintage Books.

62. Hoskovec, J. & Cooper, M. (1969). A critical review of methodology of sleep learning experiments. *Activitas nervosa superior, 11*, 161–164.

63. Aarons, L. (1976). Sleep-assisted instruction. *Psychological bulletin, 83*, 1–40. https://doi.org/10.1037/0033-2909.83.1.1

64. Arzi, A., Shedlesky, L., Ben-Shaul, M., Nasser, K., Oksenberg, A., Hairston, I. S. et al. (2012). Humans can learn new information during sleep. *Nature neuroscience, 15*, 1460–1465. https://doi.org/10.1038/nn.3193

65. Züst, M. A., Ruch, S., Wiest, R. & Henke, K. (2019). Implicit Vocabulary Learning during Sleep Is Bound to Slow-Wave Peaks. *Current biology, 29*, 541–553.e7. https://doi.org/10.1016/j.cub.2018.12.038

66. Ruch, S. & Henke, K. (2020). Learning During Sleep: A Dream Comes True? *Trends in cognitive sciences, 24*, 170–172. https://doi.org/10.1016/j.tics.2019.12.007

67. Heine, R. (1914). Über Wiedererkennen und rückwirkende Hemmungen. Leipzig: Johann Ambrosius Barth.

68. Jenkins J. G. & Dallenbach K. M. (1924). Oblivescence during sleep and waking. *American Journal of Psychology*, 605–612. https://doi.org/10.2307/1414040

69. Rasch, B. & Born, J. (2013). About sleep's role in memory. *Physiological reviews, 93*, 681–766. https://doi.org/10.1152/physrev.00032.2012

70. Mednick, S. C., Cai, D. J., Shuman, T., Anagnostaras, S. & Wixted, J. T. (2011). An opportunistic theory of cellular and systems consolidation. *Trends in neurosciences, 34*, 504–514. https://doi.org/10.1016/j.tins.2011.06.003

71. Bruce, K.R. & Pihl, R.O. (1997). Forget "drinking to forget": enhanced consolidation of emotionally charged memory by alcohol. *Experimental and clinical psychopharmacology, 5,* 242–250. https://doi.org/10.1037/1064-1297.5.3.242

72. Klinzing, J.G., Niethard, N. & Born, J. (2019). Mechanisms of systems memory consolidation during sleep. *Nature neuroscience, 22,* 1598–1610. https://doi.org/10.1038/s41593-019-0467-3

73. Ackermann, S., Hartmann, F., Papassotiropoulos, A., Quervain, D.J.-F. de & Rasch, B. (2015). No Associations between Interindividual Differences in Sleep Parameters and Episodic Memory Consolidation. *Sleep, 38,* 951–959. https://doi.org/10.5665/sleep.4748

74. Schreiner, T. & Rasch, B. (2015). Boosting Vocabulary Learning by Verbal Cueing During Sleep. *Cerebral cortex (New York, N.Y.: 1991), 25,* 4169–4179. https://doi.org/10.1093/cercor/bhu139

75. Göldi, M., van Poppel, E.A.M., Rasch, B. & Schreiner, T. (2019). Increased neuronal signatures of targeted memory reactivation during slow-wave up states. *Scientific reports, 9,* 2715. https://doi.org/10.1038/s41598-019-39178-2

76. Schreiner, T., Lehmann, M. & Rasch, B. (2015). Auditory feedback blocks memory benefits of cueing during sleep. *Nature communications, 6,* 8729. https://doi.org/10.1038/ncomms9729

77. Hu, X., Cheng, L.Y., Chiu, M.H. & Paller, K.A. (2020). Promoting memory consolidation during sleep: A meta-analysis of targeted memory reactivation. *Psychological bulletin, 146,* 218–244. https://doi.org/10.1037/bul0000223

78. Göldi, M. & Rasch, B. (2019). Effects of targeted memory reactivation during sleep at home depend on sleep disturbances and habituation. *NPJ science of learning, 4,* 5. https://doi.org/10.1038/s41539-019-0044-2

79. Stickgold, R. & Walker, M.P. (2013). Sleep-dependent memory triage: evolving generalization through selective processing. *Nature neuroscience, 16,* 139–145. https://doi.org/10.1038/nn.3303

80. Payne, J.D., Kensinger, E.A., Wamsley, E., Spreng, R.N., Alger, S., Gibler, K. et al. (2015). Napping and the selective consolidation of negative aspects of scenes. *Emotion (Washington, D.C.), 15,* 176–186. https://doi.org/10.1037/a0038683

81. Lipinska, G., Stuart, B., Thomas, K.G.F., Baldwin, D.S. & Bolinger, E. (2019). Preferential Consolidation of Emotional Memory During Sleep: A Meta-Analysis. *Frontiers in psychology, 10,* 1014. https://doi.org/10.3389/fpsyg.2019.01014

82. Fischer, S. & Born, J. (2009). Anticipated reward enhances offline learning during sleep. *Journal of experimental psychology. Learning, memory, and cognition, 35,* 1586–1593. https://doi.org/10.1037/a0017256

83. Wilhelm, I., Diekelmann, S., Molzow, I., Ayoub, A. Mölle, M. & Born, J. (2011). Sleep selectively enhances memory expected to be of future relevance. *The Journal of neuroscience, 31,* 1563–1569. https://doi.org/10.1523/JNEUROSCI.3575-10.2011

84. Reverberi, S. & Kohn, N., Fernández, G. (2020). No evidence for an effect of explicit relevance instruction on consolidation of associative memories. *Neuropsychologia, 143,* 107491. https://doi.org/10.1016/j.neuropsychologia.2020.107491

85. Mysliwiec, V., Brock, M.S., Creamer, J.L., O'Reilly, B.M., Germain, A. & Roth, B.J. (2018). Trauma associated sleep disorder: A parasomnia induced by trauma. *Sleep medicine reviews, 37,* 94–104. https://doi.org/10.1016/j.smrv.2017.01.004

86. Kleim, B., Wysokowsky, J., Schmid, N., Seifritz, E. & Rasch, B. (2016). Effects of Sleep after Experimental Trauma on Intrusive Emotional Memories. *Sleep, 39,* 2125–2132. https://doi.org/10.5665/sleep.6310

87. Woud, M. L., Cwik, J. C., Blackwell, S. E., Kleim, B., Holmes, E. A., Adolph, D. et al. (2018). Does napping enhance the effects of Cognitive Bias Modification-Appraisal training? An experimental study. *PloS one, 13,* e0192837. https://doi.org/10.1371/journal.pone.0192837

88. Porcheret, K., van Heugten-van der Kloet, D., Goodwin, G. M., Foster, R. G., Wulff, K. & Holmes, E. A. (2019). Investigation of the impact of total sleep deprivation at home on the number of intrusive memories to an analogue trauma. *Translational psychiatry, 9,* 104. https://doi.org/10.1038/s41398-019-0403-z

89. Porcheret, K., Iyadurai, L., Bonsall, M. B., Goodwin, G. M., Beer, S. A., Darwent, M. et al. (2020). Sleep and intrusive memories immediately after a traumatic event in emergency department patients. *Sleep, 43,* zsaa033. https://doi.org/10.1093/sleep/zsaa033

90. Crick, F. & Mitchison, G. (1983). The function of dream sleep. *Nature, 304,* 111–114. https://doi.org/10.1038/304111a0

91. Poe, G. R. (2017). Sleep Is for Forgetting. *The Journal of neuroscience, 37,* 464–473. https://doi.org/10.1523/JNEUROSCI.0820-16.2017

92. Langille, J. J. (2019). Remembering to Forget: A Dual Role for Sleep Oscillations in Memory Consolidation and Forgetting. *Frontiers in cellular neuroscience, 13,* 71. https://doi.org/10.3389/fncel.2019.00071

93. Feld, G. B. & Born, J. (2017). Sculpting memory during sleep: concurrent consolidation and forgetting. *Current opinion in neurobiology, 44,* 20–27. https://doi.org/10.1016/j.conb.2017.02.012

94. Kim, J., Gulati, T. & Ganguly, K. (2019). Competing Roles of Slow Oscillations and Delta Waves in Memory Consolidation versus Forgetting. *Cell, 179,* 514–526.e13. https://doi.org/10.1016/j.cell.2019.08.040

95. Schechtman, E., Witkowski, S., Lampe, A., Wilson, B. J. & Paller, K. A. (2020). Targeted memory reactivation during sleep boosts intentional forgetting of spatial locations. *Scientific reports, 10,* 2327. https://doi.org/10.1038/s41598-020-59019-x

96. Bubu, O. M., Brannick, M., Mortimer, J., Umasabor-Bubu, O., Sebastião, Y. V., Wen, Y. et al. (2017). Sleep, Cognitive impairment, and Alzheimer's disease: A Systematic Review and Meta-Analysis. *Sleep, 40,* zsw032. https://doi.org/10.1093/sleep/zsw032

97. Lloret, M.-A., Cervera-Ferri, A., Nepomuceno, M., Monllor, P., Exteve, D. & Lloret, A. (2020). Is Sleep Disruption a Cause or Consequence of Alzheimer's Disease? Reviewing Its Possible Role as a Biomarker. *International journal of molecular sciences, 21,* 1168. https://doi.org/10.3390/ijms21031168

98. Chen, W.-L. & Chen, J.-H. (2019). Consequences of inadequate sleep during the college years: Sleep deprivation, grade point average, and college graduation. *Preventive medicine, 124,* 23–28. https://doi.org/10.1016/j.ypmed.2019.04.017

99. Chen, W.-L. & Chen, J.-H. (2019). Sleep deprivation and the development of leadership and need for cognition during the college years. *Journal of adolescence, 73,* 95–99. https://doi.org/10.1016/j.adolescence.2019.04.003

100. Zhao, K., Zhang, J., Wu, Z., Shen, X., Tong, S. & Li, S. (2019). The relationship between insomnia symptoms and school performance among 4966 adolescents in

Shanghai, China. *Sleep health, 5,* 273–279. https://doi.org/10.1016/j.sleh.2018. 12.008

101. Prichard, J.R. (2020). Sleep Predicts Collegiate Academic Performance: Implications for Equity in Student Retention and Success. *Sleep medicine clinics, 15,* 59–69. https://doi.org/10.1016/j.jsmc.2019.10.003

102. Dubuc, M.-M., Aubertin-Leheudre, M. & Karelis, A.D. (2019). Lifestyle Habits Predict Academic Performance in High School Students: The Adolescent Student Academic Performance Longitudinal Study (ASAP). *International journal of environmental research and public health, 17,* 243. https://doi.org/10.3390/ijerph17010243

103. Geiger, A., Achermann, P. & Jenni, O.G. (2010). Association between sleep duration and intelligence scores in healthy children. *Developmental psychology, 46,* 949–954. https://doi.org/10.1037/a0019679

104. Reynolds, C.M., Short, M.A. & Gradisar, M. (2018). Sleep spindles and cognitive performance across adolescence: A meta-analytic review. *Journal of adolescence, 66,* 55–70. https://doi.org/10.1016/j.adolescence.2018.04.003

105. Ujma, P.P., Konrad, B.N., Genzel, L., Bleifuss, A., Simor, P., Pótári, A. et al. (2014). Sleep spindles and intelligence: evidence for a sexual dimorphism. *The Journal of neuroscience, 34,* 16358–16368. https://doi.org/10.1523/JNEUROSCI.1857-14.2014

106. Ujma, P.P., Bódizs, R., Gombos, F., Stintzing, J., Konrad, B.N., Genzel, L. et al. (2015). Nap sleep spindle correlates of intelligence. *Scientific reports, 5,* 17159. https://doi.org/10.1038/srep17159

107. Dijksterhuis, A. & Nordgren, L.F. (2006). A Theory of Unconscious Thought. *Perspectives on psychological science: a journal of the Association for Psychological Science, 1,* 95–109. https://doi.org/10.1111/j.1745-6916.2006.00007.x

108. Vadillo, M.A., Kostopoulou, O. & Shanks, D.R. (2015). A critical review and meta-analysis of the unconscious thought effect in medical decision making. *Frontiers in psychology, 6,* 636. https://doi.org/10.3389/fpsyg.2015.00636

109. Short, M.A. & Weber, N. (2018). Sleep duration and risk-taking in adolescents: A systematic review and meta-analysis. *Sleep medicine reviews, 41,* 185–196. https://doi.org/10.1016/j.smrv.2018.03.006

110. Womack, S.D., Hook, J.N., Reyna, S.H. & Ramos, M. (2013). Sleep loss and risk-taking behavior: a review of the literature. *Behavioral sleep medicine, 11,* 343–359. https://doi.org/10.1080/15402002.2012.703628

111. Maric, A., Montvai, E., Werth, E., Storz, M., Leemann, J., Weissengruber, S. et al. (2017). Insufficient sleep: Enhanced risk-seeking relates to low local sleep intensity. *Annals of neurology, 82,* 409–418. https://doi.org/10.1002/ana.25023

112. Wagner, U., Gais, S., Haider, H., Verleger, R. & Born, J. (2004). Sleep inspires insight. *Nature, 427,* 352–355. https://doi.org/10.1038/nature02223

113. Monaghan, P., Sio, U.N., Lau, S.W., Woo, H.K., Linkenauger.S.A. & Ormerod, T.C. (2015). Sleep promotes analogical transfer in problem solving. *Cognition, 143,* 25–30. https://doi.org/10.1016/j.cognition.2015.06.005

114. Sanders, K.E.G., Osburn, S., Paller, K.A. & Beeman, M. (2019). Targeted Memory Reactivation During Sleep Improves Next-Day Problem Solving. *Psychological science, 30,* 1616–1624. https://doi.org/10.1177/0956797619873344

115. Debarnot, U., Rossi, M., Faraguna, U., Schwartz, S. & Sebastiani, L. (2017). Sleep does not facilitate insight in older adults. *Neurobiology of learning and memory, 140,* 106–113. https://doi.org/10.1016/j.nlm.2017.02.005

116. Schönauer, M., Brodt, S., Pöhlchen, D., Breßmer, A., Danke, A.H. & Gais, S. (2018). Sleep Does Not Promote Solving Classical Insight Problems and Magic Tricks. *Frontiers in human neuroscience, 12*, 72. https://doi.org/10.3389/fnhum.2018.00072

117. Brodt, S., Pöhlchen, D., Täumer, E., Gais, S. & Schönauer, M. (2018). Incubation, not sleep, aids problem-solving. *Sleep, 41*, zsy155. https://doi.org/10.1093/sleep/zsy155

118. Craig, M., Ottaway, G. & Dewar, M. (2018). Rest on it: Awake quiescence facilitates insight. *Cortex; a journal devoted to the study of the nervous system and behavior, 109*, 205–214. https://doi.org/10.1016/j.cortex.2018.09.009

119. Barrett, D. (2017). Dreams and creative problem-solving. *Annals of the New York Academy of Sciences, 1406*, 64–67. https://doi.org/10.1111/nyas.13412

120. Lewis, P.A., Knoblich, G. & Poe, G. (2018). How Memory Replay in Sleep Boosts Creative Problem-Solving. *Trends in cognitive sciences, 22*, 491–503. https://doi.org/10.1016/j.tics.2018.03.009

121. Kleim, B., Wilhelm, F.H., Temp, L., Margraf, J., Wiederhold, B.K. & Rasch, B. (2014). Sleep enhances exposure therapy. *Psychological medicine, 44*, 1511–1519.

122. Rihm, J.S., Sollberger, S.B., Soravia, L.M. & Rasch, B. (2016). Re-presentation of Olfactory Exposure Therapy Success Cues during Non-Rapid Eye Movement Sleep did not Increase Therapy Outcome but Increased Sleep Spindles. *Frontiers in human neuroscience, 10*, 340. https://doi.org/10.3389/fnhum.2016.00340

123. Pilcher, J.J. & Huffcutt, A.I. (1996). Effects of sleep deprivation on performance: a meta-analysis. *Sleep, 19*, 318–326. https://doi.org/10.1093/sleep/19.4.318

124. Swinbourne, R., Miller, J., Smart, D., Dulson, D.K. & Gill, N. (2018). The Effects of Sleep Extension on Sleep, Performance, Immunity and Physical Stress in Rugby Players. *Sports (Basel, Switzerland), 6*, 42. https://doi.org/10.3390/sports6020042

125. Thun, E., Bjorvatn, B., Flo, E., Harris, A. & Pallesen, S. (2015). Sleep, circadian rhythms, and athletic performance. *Sleep medicine reviews, 23*, 1–9. https://doi.org/10.1016/j.smrv.2014.11.003

126. Erlacher, D. (2019). *Sport und Schlaf. Angewandte Schlafforschung für die Sportwissenschaft*. Berlin: Springer. https://doi.org/10.1007/978-3-662-58132-2

127. Erlacher, D. & Schredl, M. (2010). Practicing a Motor Task in a Lucid Dream Enhances Subsequent Performance: A Pilot Study. *The Sport Psychologist, 24*, 157–167. https://doi.org/10.1123/tsp.24.2.157

128. Stumbrys, T., Erlacher, D. & Schredl, M. (2016). Effectiveness of motor practice in lucid dreams: a comparison with physical and mental practice. *Journal of sports sciences, 34*, 27–34. https://doi.org/10.1080/02640414.2015.1030342

129. Schädlich, M., Erlacher, D. & Schredl, M. (2017). Improvement of darts performance following lucid dream practice depends on the number of distractions while rehearsing within the dream – a sleep laboratory pilot study. *Journal of sports sciences, 35*, 2365–2372. https://doi.org/10.1080/02640414.2016.1267387

130. Erlacher, D., Stumbrys, T. & Schredl, M. (2012). Frequency of Lucid Dreams and Lucid Dream Practice in German Athletes. *Imagination, Cognition and Personality, 31*, 237–246. https://doi.org/10.2190/IC.31.3.f

131. Xie, L., Kang, H., Xu, Q., Chen, M.J., Liao, Y., Thiyagarajan, M. et al. (2013). Sleep drives metabolite clearance from the adult brain. *Science (New York, N.Y.), 342*, 373–377. https://doi.org/10.1126/science.1241224

132. Myung, J., Wu, D., Simonneaux, V. & Lane, T.J. (2018). Strong Circadian Rhythms in the Choroid Plexus: Implications for Sleep-Independent Brain Metabolite Clearance. *Journal of experimental neuroscience, 12,* 1179069518783762. https://doi.org/10.1177/1179069518783762

133. Hladky, S.B. & Barrand, M.A. (2019). Metabolite Clearance During Wakefulness and Sleep. *Handbook of experimental pharmacology, 253,* 385–423.

134. Jung, C.M., Melanson, E.L., Frydendall, E.J., Perreault, L., Eckel, R.H. & Wright, K.P. (2011). Energy expenditure during sleep, sleep deprivation and sleep following sleep deprivation in adult humans. *The Journal of physiology, 589,* 235–244. https://doi.org/10.1113/jphysiol.2010.197517

135. Leber, L. (n.d.). *Kalorientabelle für Lebensmittel: Obst, Gemüse & mehr.* Berlin: Foodspring. Zugriff am 20. August 2020 unter https://www.foodspring.ch/kalorientabelle

136. Madsen, P.L. & Vorstrup, S. (1991). Cerebral blood flow and metabolism during sleep. *Cerebrovascular and brain metabolism reviews, 3,* 281–296.

137. Harding, E.C., Franks, N.P. & Wisden, W. (2019). The Temperature Dependence of Sleep. *Frontiers in neuroscience, 13,* 336. https://doi.org/10.3389/fnins.2019.00336

138. Landolt, H.P., Moser, S., Wieser, H.G., Borbély, A.A. & Dijk, D.J. (1995). Intracranial temperature across 24-hour sleep-wake cycles in humans. *Neuroreport, 6,* 913–917. https://doi.org/10.1097/00001756-199504190-00022

139. Prete, F.R., Bergmann, B.M., Holtzman, P., Obermeyer, W. & Rechtschaffen, A. (1991). Sleep deprivation in the rat: XII. Effect on ambient temperature choice. *Sleep, 14,* 109–115. https://doi.org/10.1093/sleep/14.2.109

140. Klingenberg, L., Sjödin, A., Holmbäck, U., Astrup, A. & Chaput, J.-P. (2012). Short sleep duration and its association with energy metabolism. *Obesity reviews: an official journal of the International Association for the Study of Obesity, 13,* 565–577. https://doi.org/10.1111/j.1467-789X.2012.00991.x

141. Lan, L., Qian, X.L., Lian, Z.W. & Lin, Y.B. (2018). Local body cooling to improve sleep quality and thermal comfort in a hot environment. *Indoor air, 28,* 135–145. https://doi.org/10.1111/ina.12428

142. Hamanishi, S., Eguchi, E., Ito, T., Nagaoka, K. & Ogino, K. (2019). Head cooling during sleep improves sleep quality in the luteal phase in female university students: A randomized crossover-controlled pilot study. *PloS one, 14,* e0213706. https://doi.org/10.1371/journal.pone.0213706

143. Okamoto-Mizuno, K., Tsuzuki, K. & Mizuno, K. (2003). Effects of head cooling on human sleep stages and body temperature. *International journal of biometeorology, 48,* 98–102. https://doi.org/10.1007/s00484-003-0181-3

144. Parmeggiani, P.L. (2007). REM sleep related increase in brain temperature: a physiologic problem. *Archives italiennes de biologie, 145,* 13–21.

145. Kräuchi, K. (2007). The human sleep-wake cycle reconsidered from a thermoregulatory point of view. *Physiology & behavior, 90,* 236–245. https://doi.org/10.1016/j.physbeh.2006.09.005

146. Toth, L.A., Tolley, E.A. & Krueger, J.M. (1993). Sleep as a prognostic indicator during infectious disease in rabbits. *Proceedings of the Society for Experimental Biology and Medicine. Society for Experimental Biology and Medicine (New York, N.Y.), 203,* 179–192. https://doi.org/10.3181/00379727-203-43590

147. Majde, J.A. & Krueger, J.M. (2005). Links between the innate immune system and sleep. *The Journal of allergy and clinical immunology, 116,* 1188–1198. https://doi.org/10.1016/j.jaci.2005.08.005

148. Pollmächer, T., Schreiber, W., Gudewill, S., Vedder, H., Fassbender, K., Wiedemann, K. et al. (1993). Influence of endotoxin on nocturnal sleep in humans. *The American journal of physiology, 264,* R1077–83. https://doi.org/10.1152/ajpregu.1993.264.6.R1077

149. Besedovsky, L., Lange, T. & Haack, M. (2019). The Sleep-Immune Crosstalk in Health and Disease. *Physiological reviews, 99,* 1325–1380. https://doi.org/10.1152/physrev.00010.2018

150. Faraut, B., Boudjeltia, K.Z., Vanhamme, L. & Kerkhofs, M. (2012). Immune, inflammatory and cardiovascular consequences of sleep restriction and recovery. *Sleep medicine reviews, 16,* 137–149. https://doi.org/10.1016/j.smrv.2011.05.001

151. Irwin, M.R., Olmstead, R. & Carroll, J.E. (2016). Sleep Disturbance, Sleep Duration, and Inflammation: A Systematic Review and Meta-Analysis of Cohort Studies and Experimental Sleep Deprivation. *Biological psychiatry, 80,* 40–52. https://doi.org/10.1016/j.biopsych.2015.05.014

152. Cohen, S., Doyle, W.J., Alper, C.M., Janicki-Deverts, D. & Turner, R.B. (2009). Sleep habits and susceptibility to the common cold. *Archives of internal medicine, 169,* 62–67. https://doi.org/10.1001/archinternmed.2008.505

153. Prather, A.A., Janicki-Deverts, D., Hall, M.H. & Cohen, S. (2015). Behaviorally Assessed Sleep and Susceptibility to the Common Cold. *Sleep, 38,* 1353–1359. https://doi.org/10.5665/sleep.4968

154. Patel, S.R., Malhotra, A., Gao, X., Hu, F.B., Neuman, M.I. & Fawzi, W.W. (2012). A prospective study of sleep duration and pneumonia risk in women. *Sleep, 35,* 97–101. https://doi.org/10.5665/sleep.1594

155. Kuo, T.-H. & Williams, J.A. (2014). Increased sleep promotes survival during a bacterial infection in Drosophila. *Sleep, 37,* 1077–86, 1086A-1086D.

156. Irwin, M.R., Olmstead, R., Carrillo, C., Sadeghi, N., Breen, E.C., Witarama, T. et al. (2014). Cognitive behavioral therapy vs. Tai Chi for late life insomnia and inflammatory risk: a randomized controlled comparative efficacy trial. *Sleep, 37,* 1543–1552.

157. Lu, Y., Li, Y.-W., Wang, L., Lydic, R., Baghdoyan, H.A., Shi, X.-Y. et al. (2019). Promoting sleep and circadian health may prevent postoperative delirium: A systematic review and meta-analysis of randomized clinical trials. *Sleep medicine reviews, 48,* 101207.

158. Litton, E., Carnegie, V., Elliott, R. & Webb, S.A.R. (2016). The Efficacy of Earplugs as a Sleep Hygiene Strategy for Reducing Delirium in the ICU: A Systematic Review and Meta-Analysis. *Critical care medicine, 44,* 992–999. https://doi.org/10.1097/CCM.0000000000001557

159. Hu, R.-F., Jiang, X.-Y., Chen, J., Zeng, Z., Chen, X.Y., Li, Y. et al. (2015). Non-pharmacological interventions for sleep promotion in the intensive care unit. *The Cochrane database of systematic reviews,* CD008808. https://doi.org/10.1002/14651858.CD008808.pub2

160. Wesselius, H.M., van den Ende, E.S., Alsma, J., Ter Maaten, J.C., Schuit, S.C.E., Stassen, P.M. et al. (2018). Quality and Quantity of Sleep and Factors Associated With Sleep Disturbance in Hospitalized Patients. *JAMA internal medicine, 178,* 1201–1208. https://doi.org/10.1001/jamainternmed.2018.2669

161. Lange, T., Perras, B., Fehm, H.L. & Born, J. (2003). Sleep enhances the human antibody response to hepatitis A vaccination. *Psychosomatic medicine, 65,* 831–835. https://doi.org/10.1097/01.PSY.0000091382.61178.F1

162. Benedict, C., Brytting, M., Markström, A., Broman, J.-E. & Schiöth, H.B. (2012). Acute sleep deprivation has no lasting effects on the human antibody titer response following a novel influenza A H1N1 virus vaccination. *BMC immunology, 13,* 1. https://doi.org/10.1186/1471-2172-13-1

163. Lange, T., Dimitrov, S., Bollinger, T., Diekelmann, S. & Born, J. (2011). Sleep after vaccination boosts immunological memory. *Journal of immunology (Baltimore, Md.: 1950), 187,* 283–290. https://doi.org/10.4049/jimmunol.1100015

164. Spiegel, K., Sheridan, J.F. & van Cauter, E. (2002). Effect of sleep deprivation on response to immunization. *JAMA, 288,* 1471–1472. https://doi.org/10.1001/jama.288.12.1469

165. Prather, A.A., Hall, M., Fury, J.M., Ross, D.C., Muldoon, M.F., Cohen, S. et al. (2012). Sleep and antibody response to hepatitis B vaccination. *Sleep, 35,* 1063–1069. https://doi.org/10.5665/sleep.1990

166. Chen, Y., Tan, F., Wei, L., Li, X., Lyu, Z., Fend, X. et al. (2018). Sleep duration and the risk of cancer: a systematic review and meta-analysis including dose-response relationship. *BMC cancer, 18,* 1149. https://doi.org/10.1186/s12885-018-5025-y

167. Yousef, E., Mitwally, N., Noufal, N. & Tahir, M.R. (2020). Shift work and risk of skin cancer: A systematic review and meta-analysis. *Scientific reports, 10,* 2012. https://doi.org/10.1038/s41598-020-59035-x

168. Wang, X., Ji, A., Zhu, Y., Liang, Z., Wu, J., Li, S. et al. (2015). A meta-analysis including dose-response relationship between night shift work and the risk of colorectal cancer. *Oncotarget, 6,* 25046–25060. https://doi.org/10.18632/oncotarget.4502

169. Gangwisch, J.E. (2014). A review of evidence for the link between sleep duration and hypertension. *American journal of hypertension, 27,* 1235–1242. https://doi.org/10.1093/ajh/hpu071

170. Li, H., Ren, Y., Wu, Y. & Zhao, X. (2019). Correlation between sleep duration and hypertension: a dose-response meta-analysis. *Journal of human hypertension, 33,* 218–228. https://doi.org/10.1038/s41371-018-0135-1

171. Yadav, D., Hyun, D.S., Ahn, S.V., Koh, S.-B. & Kim, J.Y. (2017). A prospective study of the association between total sleep duration and incident hypertension. *Journal of clinical hypertension (Greenwich, Conn.), 19,* 550–557. https://doi.org/10.1111/jch.12960

172. Jiang, W., Hu, C., Li, F., Hua, X. & Zhang, X. (2018). Association between sleep duration and high blood pressure in adolescents: a systematic review and meta-analysis. *Annals of human biology, 45,* 457–462. https://doi.org/10.1080/03014460.2018.1535661

173. Kim, C.-W., Chang, Y., Kang, J.-G. & Ryu, S. (2018). Changes in sleep duration and subsequent risk of hypertension in healthy adults. *Sleep, 41,* zsy159. https://doi.org/10.1093/sleep/zsy159

174. Lo, K., Woo, B., Wong, M. & Tam, W. (2018). Subjective sleep quality, blood pressure, and hypertension: a meta-analysis. *Journal of clinical hypertension (Greenwich, Conn.), 20,* 592–605. https://doi.org/10.1111/jch.13220

175. Jarrin, D.C., Alvaro, P.K., Bouchard, M.-A., Jarrin, S.D., Drake, C.L. & Morin, C.M. (2018). Insomnia and hypertension: A systematic review. *Sleep medicine reviews, 41,* 3–38. https://doi.org/10.1016/j.smrv.2018.02.003

176. Hou, H., Zhao, Y., Xue, X., Ding, J., Xing, W.J. & Wang, W. (2018). Association of obstructive sleep apnea with hypertension: A systematic review and meta-analysis. *Journal of global health, 8,* 10405. https://doi.org/10.7189/jogh.08.010405

177. Xia, W., Huang, Y., Peng, B., Zhang, X., Wu, Q., Sang, Y. et al. (2018). Relationship between obstructive sleep apnoea syndrome and essential hypertension: a dose-response meta-analysis. *Sleep medicine, 47,* 11–18. https://doi.org/10.1016/j. sleep.2018.03.016

178. Haack, M., Serrador, J., Cohen, D., Simpson, N., Meier-Ewert, H. & Mullington, J.M. (2013). Increasing sleep duration to lower beat-to-beat blood pressure: a pilot study. *Journal of sleep research, 22,* 295–304. https://doi.org/10.1111/jsr.12011

179. Baron, K.G., Duffecy, J., Richardson, D., Avery, E., Rothschild, S. & Lane, J. (2019). Technology Assisted Behavior Intervention to Extend Sleep Among Adults With Short Sleep Duration and Prehypertension/Stage 1 Hypertension: A Randomized Pilot Feasibility Study. *Journal of clinical sleep medicine: JCSM: official publication of the American Academy of Sleep Medicine, 15,* 1587–1597. https://doi.org/10.1016/j. sleep.2019.11.073

180. Li, M., Hou, W.-S., Zhang, X.-W. & Tang, Z.-Y. (2014). Obstructive sleep apnea and risk of stroke: a meta-analysis of prospective studies. *International journal of cardiology, 172,* 466–469. https://doi.org/10.1016/j.ijcard.2013.12.230

181. da Silva Paulitsch, F. & Zhang, L. (2019). Continuous positive airway pressure for adults with obstructive sleep apnea and cardiovascular disease: a meta-analysis of randomized trials. *Sleep medicine, 54,* 28–34. https://doi.org/10.1016/j.sleep.20 18.09.030

182. McDermott, M., Brown, D.L. & Chervin, R.D. (2018). Sleep disorders and the risk of stroke. *Expert review of neurotherapeutics, 18,* 523–531. https://doi.org/10.1080/1 4737175.2018.1489239

183. Leng, Y., Cappuccio, F.P., Wainwright, N.W.J., Surtees, P.G., Luben, R., Brayne, C. et al. (2015). Sleep duration and risk of fatal and nonfatal stroke: a prospective study and meta-analysis. *Neurology, 84,* 1072–1079. https://doi.org/10.1212/ WNL.0000000000001371

184. Kwok, C.S., Kontopantelis, E., Kuligowski, G., Gray, M., Muhyaldeen, A., Gale, C P. et al. (2018). Self-Reported Sleep Duration and Quality and Cardiovascular Disease and Mortality: A Dose-Response Meta-Analysis. *Journal of the American Heart Association, 7,* e008552. https://doi.org/10.1161/JAHA.118.008552

185. Baylan, S., Griffiths, S., Grant, N., Broomfield, N.M., Evans, J.J. & Gardani, M. (2020). Incidence and prevalence of post-stroke insomnia: A systematic review and meta-analysis. *Sleep medicine reviews, 49,* 101222. https://doi.org/10.1016/j. smrv.2019.101222

186. Duss, S.B., Brill, A.-K., Bargiotas, P., Facchin, L., Alexiev, F., Manconi, M. et al. (2018). Sleep-Wake Disorders in Stroke-Increased Stroke Risk and Deteriorated Recovery? An Evaluation on the Necessity for Prevention and Treatment. *Current neurology and neuroscience reports, 18,* 72. https://doi.org/10.1007/s11910-018-0879-6

187. Ford, M.E., Groet, E., Daams, J.G., Geurtsen, G.J., Van Bennekom, C.A.M. & Van Someren, E.J.W. (2020). Non-pharmacological treatment for insomnia following

acquired brain injury: A systematic review. *Sleep medicine reviews, 50*, 101255. https://doi.org/10.1016/j.smrv.2019.101255

188. Benedict, C., Schirdewahn, M. & Tunberger, M. (2019). *Schlaf ist die beste Medizin. Schlau, schlank und gesund über Nacht – Schlafexperte Dr. Christian Benedict erklärt, wie es geht!* Berlin: Eden Books.

189. Kabat, G.C., Xue, X., Kamensky, V., Zaslavsky, O., Stone, K.L., Johnson, K.C. et al. (2018). The association of sleep duration and quality with all-cause and cause-specific mortality in the Women's Health Initiative. *Sleep medicine, 50*, 48–54. https://doi.org/10.1016/j.sleep.2018.05.015

190. Mashaqi, S. & Gozal, D. (2020). The impact of obstructive sleep apnea and PAP therapy on all- cause and cardiovascular mortality based on age and gender – a literature review. *Respiratory investigation, 58*, 7–20. https://doi.org/10.1016/j.resinv.2019.08.002

6
Kann ich meinen Schlaf optimieren?

Einführung

Schlaf ist wichtig für unsere Wachheit und unser Wohlbefinden. Er hilft uns, gesund zu werden und zu bleiben. Er spielt eine Rolle bei Ernährung und Verdauung, verbessert unsere emotionale Belastbarkeit und fördert unsere Konzentration und unser Gedächtnis. Bei all diesen positiven Wirkungen von Schlaf macht es Sinn, ihm den angemessenen Platz einzuräumen. Menschen, die zu kurz schlafen, aber eigentlich länger schlafen könnten, sollten einfach länger im Bett bleiben, um so ihren Schlaf zu verlängern. Menschen mit einem gestörten Schlaf sollten diese Störung ernst nehmen, abklären und behandeln lassen. Für die meisten medizinischen Schlafstörungen gibt es anerkannte und wirksame Therapieverfahren. Doch manche Menschen müssen auch lernen zu akzeptieren, dass sie einen gestörten Schlaf haben oder dass ihr Schlaf mit dem Alter schlechter geworden ist. Denn wer sich Druck macht, unbedingt besser schlafen zu müssen, erreicht oft das Gegenteil.

Wenn ich also keine medizinischen Schlafstörungen habe, ich aber trotzdem besser schlafen möchte, welche Möglichkeiten habe ich dann, meinen Schlaf zu optimieren? Gibt es neue Techniken und Erfindungen, die ihn verbessern können? Welche Verhaltensweisen fördern meinen Schlaf? Welche Arten von Entspannung und Sport führen zu einem besseren Schlaf? Um diese Fragen soll es in diesem Kapitel gehen. Für jeden Menschen gibt es einen individuellen, auf sein Lebensalter abgestimmten optimalen Schlaf. Wer für sein Alter schon optimal schläft, der kann seinen Schlaf wahrscheinlich nicht noch weiter verbessern oder verlängern. Gerade ein zu starkes Verlängern erscheint nicht sinnvoll, da ein regelmäßig zu langer Schlaf auch mit negativen Folgen für unsere Gesundheit verbunden ist. Es folgt eine Reise durch die Methoden der Schlafoptimierung: von Fußbädern und schaukelnden Betten über Tai-Chi und Ernährung bis hin zu Gewichtsdecken und Schlaftrackern.

Was sind die Empfehlungen zur Schlafhygiene?

Falls Sie sich für eine Verbesserung Ihres Schlafs interessieren, dann sind Sie sicherlich schon einmal auf die Regeln zur Schlafhygiene gestoßen. Diese Regeln bestehen aus einer Liste von Tipps und Verhaltensweisen, die bei bestimmten Schlafstörungen helfen können. Ursprünglich wurde der Begriff „Schlafhygiene" im Jahr 1939 von dem „REM-Schlaf-Entdecker" Nathaniel Kleitmann vorgeschlagen [1]. Das heutige Verständnis der Schlafhygiene basiert aber eher auf dem amerikanischen Psychologen Peter Hauri [2].

Allerdings wurden die Regeln zur Schlafhygiene immer wieder geändert und an die neusten Erkenntnisse der Schlafforschung angepasst. Auch ist die Auswahl an Regeln nicht immer die gleiche. Im Kern finden sich aber meistens folgende Empfehlungen (zitiert aus dem Patientenratgeber für Ein- und Durchschlafstörungen der deutschen Gesellschaft für Schlafforschung und Schlafmedizin [3]):

- Stehen Sie jeden Tag um dieselbe Zeit auf.
- Gehen Sie nur schlafen, wenn Sie wirklich müde und schläfrig sind.
- Üben Sie entspannungsfördernde Schlafrituale vor dem Zubettgehen aus.
- Treiben Sie regelmäßig Sport.
- Nehmen Sie in den vier Stunden vor dem Zubettgehen keine koffeinhaltigen Getränke oder Medikamente ein.
- Rauchen Sie nicht kurz vor dem Schlafen.
- Vermeiden Sie einen Mittagsschlaf.
- Reduzieren Sie Ihren Alkoholkonsum, und verzichten Sie im Fall von Schlafstörungen auf Alkohol.
- Meiden Sie Schlaftabletten, oder gehen Sie vorsichtig und sparsam mit ihnen um. Meistens verschreiben Ärzte Schlafmittel für maximal vier Wochen. Nehmen Sie nie Schlafmittel zusammen mit Alkohol ein.

Oft wird anstatt eines festen Aufstehtermins generell von regelmäßigen Schlafzeiten gesprochen. Andere Zusammenstellungen der Schlafhygiene weisen häufig noch darauf hin, Sport am späten Nachmittag oder Abend zu vermeiden [4]. Es gibt allerdings keine Hinweise aus Untersuchungen, dass Sport am Abend den Schlaf stören würde. Dieser Tipp kann also gestrichen werden [5]. Weiterhin wird manchmal empfohlen, aufzustehen, wenn man nachts wach geworden ist und nicht mehr einschlafen kann. Dies mag sinnvoll sein, wenn man sich zu stark mit negativen Gedanken quält. Wer es aber schafft, sich im Bett trotz des nächtlichen Wachliegens zu entspannen oder positive Gedanken und Vorstellungen zu entwickeln, der sollte lieber liegen bleiben. Denn so schläft man eher wieder ein. Es wird auch angeraten, das Bett nur zum Schlafen zu benutzen. Andere längere Beschäftigungen im Bett, wie Lesen oder Videos schauen, sollten vermieden werden. Diese Empfehlung wird auch in der kognitiven Verhaltenstherapie für Insomnie verwendet. Gerade bei einem gestörten Schlaf mit häufigem Wachliegen in der Nacht scheint dies sinnvoll zu sein. Aber wie bereits erwähnt, können Meditieren und Entspannen im Bett durchaus schlaffördernd sein. Weitere Empfehlungen zur Schlafumgebung und zu anderen Aspekten werde ich in den kommenden Fragen behandeln.

Die Regeln zur Schlafhygiene haben sich etabliert und werden Personen mit Schlafproblemen häufig mitgegeben. Das Wissen um diese Regeln reicht allerdings häufig nicht aus, um einen gestörten Schlaf wirklich zu verbessern [6]. Sie müssen auch konsequent umgesetzt und idealerweise von anderen Maßnahmen begleitet werden. Deshalb besteht die Therapie für Insomnie aus weiteren Komponenten wie Schlafrestriktion oder der Veränderung von falschen Erwartungen und Glaubenssätzen (siehe Frage *Wie wird eine Insomnie behandelt?* in Kapitel 4).

Welche Empfehlungen zum Schlaf wurden vor 100 Jahren gegeben?

Empfehlungen für einen besseren Schlaf gibt es schon lange. So hat der Zürcher Hausarzt Hans Hoppeler vor ungefähr 100 Jahren Regeln für einen besseren Schlaf zusammengestellt und in seinem Buch „Dr. Hoppeler's Hausarzt: Lehr- und Nachschlagebuch der Familie" veröffentlicht [7]. Die zwölf Regeln entsprechen zum Teil den aktuellen Regeln zur Schlafhygiene, z. B. zur Schlafdauer von acht Stunden bei Erwachsenen (Kinder länger), keinen Kaffee oder Alkohol vor dem Schlafengehen und regelmäßig Sport treiben. Einige Punkte davon sind interessante Ergänzungen und enthalten einen wahren Kern. Sie sind allerdings aus heutiger Sicht recht altmodisch formuliert:

- So gut als möglich, halte dich an den Grundsatz: Am Tag wachen, in der Nacht schlafen. Unsere moderne Menschheit stellt vielfach diesen Satz auf den Kopf, aber nicht zu ihrem Vorteil.
- Im Bett noch zu lesen ist keine gute Gewohnheit, auf alle Fälle darf nur eine wirklich gute, in keiner Weise aufregende Lektüre in Betracht kommen, die nicht über eine halbe Stunde dauert.
- Lass die Sonne nie über deinem Zorn untergehen und entlaste dich vor dem Schließen der Augen durch vertrauensvolles Gebet von Sorge und Schuld, denn: ein gutes Gewissen ist ein sanftes Ruhekissen.

Gerade die letzte Empfehlung ist sicherlich ein wichtiger Punkt, sei es mit Gebeten, Meditationen, Gesprächen, Aufschreiben oder ähnlichen Methoden. Anderen Empfehlungen von Dr. Hoppeler müssen Sie dagegen nicht unbedingt folgen:

- Verweichliche dich nicht durch viele Decken oder unnötige Wärmeflasche.
- Sorge für gute Luft im Schlafzimmer durch fleißiges Lüften am Tage und Zufuhr frischer Luft auch des Nachts. Die Heiztemperatur der Schlafräume im Winter soll nicht über 12 °C steigen.

Im Winter wären mir 12 °C im Schlafzimmer tatsächlich zu kalt.

Sollte ich einen Mittagsschlaf halten oder lieber nicht?

Mittagsschlaf oder nicht? Generell sage ich: Wenn man müde ist, sollte man sich schlafen legen. Gerade wenn das Mittagstief kommt, ist es sicherlich besser, einen kurzen Power-Nap (englisch: Kraft-Nickerchen) zu machen. Dies gilt, wenn der Schlaf in der Nacht ansonsten gut und nicht gestört ist. Ein Mittagsschlaf von 10 bis 30 Minuten fördert die Leistungsfähigkeit und die Konzentration [8]. Ein kurzes Nickerchen scheint auch dabei zu helfen, Stress abzubauen, das Burnout-Risiko zu reduzieren und das Herzinfarktrisiko zu senken. Kurze Schlafepisoden sollten daher auch im öffentlichen Raum oder im Büro unbedingt wieder gesellschaftsfähiger werden. Einige Firmen, Schulen und Universitäten bieten schon entsprechende Räume an, in denen man sich kurz hinlegen kann. Denn ein kurzer Schlaf ist sicherlich produktiver, als sich in derselben Zeit irgendwie wach zu halten und sich im Internet zu verlieren. Deshalb sollten der Schreibtisch oder das Sofa im Büro ungeniert für kurze Nickerchen genutzt werden. In Japan ist der Schlaf in der Öffentlichkeit – also in der Bahn oder im Park, aber auch auf Konferenzen und Tagungen – unter dem Wort *Inemuri* (japanisch: anwesend sein und schlafen) bekannt und akzeptiert [9].

Doch ein Mittagsschlaf kann auch negative Auswirkungen haben [8]. Insbesondere ältere Menschen mit einem regelmäßigen Mittagsschlaf von 60 Minuten oder mehr haben ein höheres Risiko für Herz-Kreislauf-

Störungen, Diabetes [10], Demenz sowie eine höhere Sterblichkeit [11]. Dies könnte damit zusammenhängen, dass Personen mit einem schlechten und unterbrochenen Schlaf in der Nacht eher dazu tendieren, diesen am Tage durch kurze Nickerchen nachzuholen. Gleichzeitig führen Schlafepisoden am Tage zu einem geringeren Schlafdruck in der Nacht, da der Schlaf bereits am Tage „abgeschlafen" wird. Dadurch findet in der Nacht weniger Tiefschlaf statt. Gerade bei Einschlafschwierigkeiten und Schlafstörungen wird deshalb von Schlaf am Tage abgeraten.

Die Empfehlung lautet also: ein kurzes Nickerchen ja, regelmäßiger langer Mittagsschlaf (mehr als 60 Minuten) eher nein. Wenn der Schlaf in der Nacht gestört ist, auf den Mittagsschlaf verzichten.

Wie lang sollte ein Power-Nap sein?

Weniger als 60 Minuten. Für die exakte Dauer gibt es aber unterschiedliche Empfehlungen. So werden bereits nach einer Schlafdauer von fünf bis zehn Minuten Verbesserungen für die Konzentration und das Gedächtnis gefunden, die sogar bis zu drei Stunden nach dem Schlaf anhalten können [12]. Mit Schlafdauer ist die geschlafene Zeit gemeint, die Zeit zum Einschlafen kommt also noch dazu. Für eine noch länger andauernde Verbesserung unserer kognitiven Leistungsfähigkeit sollte der Schlaf aber mehr als 30 Minuten dauern. Allerdings fühlt man sich nach einer Schlafdauer von über 30 Minuten direkt nach dem Aufwachen häufig müder als nach kurzen Nickerchen. Es braucht ein paar Minuten, bis sich die Wachheit und die Leistungsverbesserung einstellen. Die stärkere Müdigkeit beim Aufwachen nach längeren Schlafepisoden hat wahrscheinlich mit dem Erreichen des Tiefschlafs zu tun, der in sehr kurzen Nickerchen eher nicht vorkommt. REM-Schlaf kommt dagegen insgesamt in einem Mittagsschlaf bis zu 60 Minuten nur sehr selten und sehr kurz vor.

Die ideale Dauer des Power-Naps hängt also von der persönlichen Präferenz ab: Wer nicht gerne müde aufwacht, der sollte nur kurze Nickerchen zwischen 10 und 20 Minuten machen. Wem die Müdigkeit beim Aufwachen nichts ausmacht, der kann auch gerne 45 oder sogar 60 Minuten schlafen. Und dies am besten nach dem Mittag oder am frühen Nachmittag, da in diesem Zeitraum unser Schlafbedürfnis recht groß ist. Gleichzeitig ist die Zeit bis zum abendlichen Insbettgehen noch relativ lang.

Für die Begrenzung der Schlafdauer wird oft die sogenannte Schlüssel-
methode empfohlen: Beim Einschlafen einen Schlüssel in der Hand halten, und wenn die Hand im Schlaf schlapp wird, wird man durch den her-
unterfallenden Schlüssel geweckt [13]. Angeblich benutzte der Maler
Salvador Dali diese Methode, um in den Einschlafphasen kreative Ein-
sichten zu erhalten (siehe Frage *Erhöht Schlaf meine Kreativität?* in Kapitel 5). Auch Einstein und Aristoteles sollen von dieser Methode Gebrauch
gemacht haben [14]. Sie ist aber für einen erholsamen Mittagsschlaf
denkbar ungeeignet: Die Muskulatur erschlafft schon kurz nach dem Einschlafen und nicht erst im Tiefschlaf, wie häufig behauptet. In dieser Phase gibt es oft intensive Einschlafträume, weshalb das für Dali im Sinne der
Kreativität sehr sinnvoll gewesen sein mag. Zur Erholung wären ein paar
Minuten mehr Schlaf aber viel sinnvoller. Also doch lieber den Wecker
stellen.

Sollte ich vor oder nach dem Power-Nap Kaffee trinken?

Vorher! Die Wirkung des Koffeins setzt erst nach 20 bis 45 Minuten ein.
Dies ist die perfekte Dauer für einen kurzen Erholungsschlaf. Also erst
Kaffee, dann schlafen. Diese Empfehlung gilt insbesondere für Erho-
lungspausen beim nächtlichen Autofahren, um dem gefährlichen Sekundenschlaf beim Fahren entgegenzuwirken. Kaffee plus Nickerchen soll
sogar besser wirken, als einfach nur Kaffee zu trinken [15]. Oder noch besser: Bei Müdigkeit nicht mehr weiterfahren, eine lange Pause machen
und so lange schlafen, wie es geht. Denn die Unfallgefahr durch Sekundenschlaf ist gerade beim Autofahren oder generell dem Bedienen von
Maschinen sehr groß.

Was ist die optimale Temperatur zum Schlafen?

Das deutsche Umweltbundesamt rät, die Raumtemperatur im Schlafzim-
mer bei 17 °C zu halten [16]. Bei dieser Empfehlung spielen neben der
Schlafqualität natürlich auch der Umweltschutz und die Heizkosten eine
Rolle: Denn jedes Grad, das weniger geheizt wird, spart Energie und

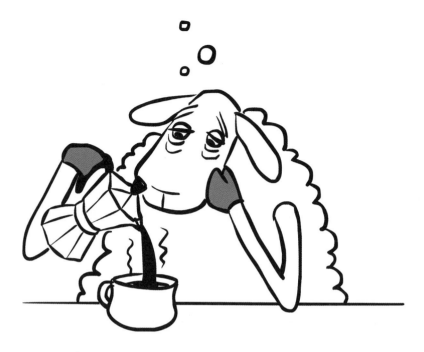

Geld. In heißeren Ländern kann man dagegen eher Energie sparen, wenn die Schlafzimmertemperatur nicht zu stark heruntergekühlt werden muss.

Was sagen die Schlafforscher zu der optimalen Temperatur [17]? Insgesamt stört eine zu warme Umgebungstemperatur den Schlaf. Diese Erfahrung haben wahrscheinlich schon viele in heißen Sommernächten gemacht. Bei hohen Raumtemperaturen wachen wir häufiger auf und verbringen weniger Zeit im Tiefschlaf und im REM-Schlaf.

Sehr niedrige Raumtemperaturen wie zum Beispiel 3 °C stören den Schlaf dagegen eher wenig, wenn die Bettdecke und die Nachtkleidung ausreichend wärmen [18]. Ohne diese ist Kälte aber wahrscheinlich noch störender für den Schlaf als Wärme: Unsere Körpertemperatur darf im Schlaf nicht zu sehr fallen. Fällt sie aufgrund der kühlen Schlafumgebung zu stark, versucht der Körper den Abfall durch einen erhöhten Herzschlag und Blutdruck zu kompensieren. Diese Aktivierung kann wiederum unseren Schlaf stören.

Dies bedeutet, dass bei Menschen das Mikroklima unter der Bettdecke für den Schlaf entscheidend ist. Für dieses wird eine optimale Temperatur von 32 bis 34 °C und eine Luftfeuchtigkeit von 40 bis 60 % empfohlen [19]. Die Bedeckung von Nacken, Schultern und Armen ist dabei besonders wichtig. Für das optimale Mikroklima bieten einige Firmen sogar schon Klimaanalagen zur Installation unter der Bettdecke an: ein langsames Abkühlen zum Einschlafen, konstante niedrigere Temperaturen für einen guten Tiefschlaf ohne Schwitzen, langsames Ansteigen der Temperaturen für ein erholtes Aufwachen. Auch Varianten unterschiedlicher Temperaturen auf der linken vs. rechten Seite des Ehebetts werden angeboten. Studien zur Wirkung dieser Klimaanalagen sind allerdings noch nicht ausreichend vorhanden.

Wärmende Hilfsmittel für das Bett werden schon lange verwendet, gerade in Regionen mit kalten Winternächten. So werden seit über 2500 Jahren wärmende Betten im Norden Chinas verwendet, das sogenannte Kang [20]. Es besteht aus einem Ofen, einer Bettauflage und einem Schornstein. Auch heute noch verwenden bis zu 85 % der Haushalte in einfachen Dörfern Chinas ein dem Kang vergleichbares System, das Heizung, Aufenthaltsfläche und Bett in einem darstellt. In Europa war dagegen eher eine mit glühenden Holzstücken gefüllte Bettpfanne mit Deckel üblich, die dann später von der mit heißem Wasser gefüllten Wärmflasche abgelöst wurde [21].

Die optimale Temperatur zum Schlafen betrifft also vor allem gute Abstimmung zwischen Matratze, Bettdecke und Nachtkleidung: im Winter eher wärmer, im Sommer eher leichter, um das Schlaf-Mikroklima möglichst in einem optimalen Bereich zu halten. Bei der Raumtemperatur sollte dagegen eine sehr kalte bzw. sehr heiße Temperatur nach Möglichkeit vermieden werden. Auch die Luftfeuchtigkeit spielt eine Rolle. Ansonsten wäre es gut, eher den Umweltschutz und die Heiz- bzw. Kühlkosten zu beachten.

Verbessert ein Bad oder Fußbad den Schlaf?

Ein schönes warmes Bad – das entspannt, man wird müde und schläft besser ein. Ist da etwas dran? Ja! In einem aktuellen Überblicksartikel fassen Wissenschaftler der Universität Texas die sehr solide Studienlage zu diesem Thema zusammen [22]. Die meisten Studien verwendeten ein ca. 40–42 °C warmes Fuß- oder Vollbad. Die beste Wirkung zeigte sich, wenn das Bad ca. ein bis zwei Stunden vor dem Einschlafen genommen wurde. Hier zeigte sich eine Verkürzung der (objektiv gemessenen) Einschlafzeit um ungefähr acht Minuten. Und obwohl sich das nicht nach viel anhört, können sich im Nachhinein diese acht Minuten schnell wie eine halbe Stunde oder mehr anfühlen. Die Versuchsteilnehmer berichteten subjektiv denn auch von einer sehr viel stärker verkürzt gefühlten Einschlafzeit. Die Dauer des Bades spielte dabei keine Rolle: Schon ein zehnminütiges Bad verkürzte die Einschlafzeit. In einigen Studien führte ein Bad zusätzlich zu einem längeren Tiefschlafanteil oder einer längeren Schlafdauer.

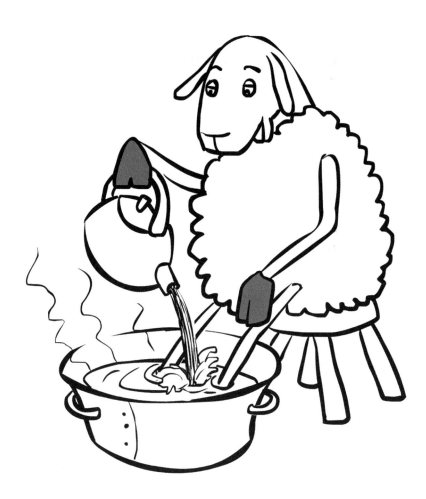

Zudem beurteilten die Versuchsteilnehmerinnen ihren Schlaf nach dem Bad oder Fußbad als erholsamer. Gerade für Personen, die Schwierigkeiten mit dem Einschlafen haben, kann ein Bad zur rechten Zeit eine Schlafverbesserung bewirken.

Und warum erleichtert ein warmes Bad das Einschlafen? Zum einen fördert es die Entspannung und trägt zur Reduktion von Stress bei, wie die Versuchsteilnehmer in den Studien berichteten. Gleichzeitig führt ein Bad oder Fußbad zu einer Gefässerweiterung in den Füßen, was die Durchblutung fördert. Eine stärkere Durchblutung unserer Füße oder Hände trägt zu einer Senkung der Körperkerntemperatur bei, da die Wärme vom Inneren unseres Körpers nach außen transportiert wird. Diese Abkühlung könnte ein Grund für das leichtere Einschlafen nach einem Bad sein. Da diese Abkühlung eine gewisse Zeit benötigt, sollte das Bad ein bis zwei Stunden vor dem Einschlafen genommen werden.

Wenn nun das Abkühlen und der Wärmeaustausch an den Füßen ein wichtiger Faktor ist, behindern dann wärmende Socken nach dem Bad das Einschlafen? Hier sind sich die Studien nicht ganz einig. In einer Studie war das Einschlafen nach dem Bad nicht mehr erleichtert, wenn danach Socken getragen wurden, in einer anderen wurde es trotz Socken verbessert. Hier sind weitere Studien erforderlich. Aber das Thema gefällt mir insgesamt sehr – Wissenschaft kann doch einfach Spaß machen, nicht wahr?

Welche Matratze ist am besten für meinen Schlaf?

Die Werbung der Matratzenhersteller und -geschäfte vermittelt manchmal fast den Eindruck, als wäre die Matratze das Wichtigste für unseren Schlaf. Auch wenn man im Internet nach Schlafberatung sucht, landet man meist auf Webseiten von Matratzengeschäften. Und ich bin immer wieder erstaunt, welche hohen Preise für einige Matratzen und Betten verlangt werden. Ist die Qualität der Matratze wirklich so entscheidend für unseren Schlaf?

Die Wirkung von unterschiedlichen Matratzen auf die subjektiv berichtete Schlafqualität wurde bereits in einer Vielzahl von Studien untersucht [23]. Insgesamt zeigte sich, dass eine Matratze mit einem mittleren Härtegrad, die unsere Wirbelsäule „rückengerecht" abstützen kann (also in verschiedene Härtezonen aufgeteilt ist), am ehesten die Schlafqualität positiv beeinflusst. Der Härtegrad wurde in den meisten Studien von den Versuchsteilnehmerinnen selbst bestimmt und nicht von den Herstellern vorgegeben. Die Schlafqualität war auch positiv beeinflusst, wenn die Teilnehmenden den Härtegrad und die verschiedenen Zonen einer Matratze selbst auf ihre Bedürfnisse anpassen konnten. In einigen Studien zeigten sich weitere Vorteile, wenn die Wahl der Matratzen hinsichtlich des Härtegrads abgestimmt war, aber auch in Bezug auf die präferierte Schlafposition. Ein subjektiver mittlerer Härtegrad und eine individuelle Anpassung der Matratze führte zudem zu einer Reduktion von Rückenschmerzen bei Patienten mit Rückenproblemen.

Eine individuelle Schlafberatung für die Wahl einer geeigneten Matratze scheint also durchaus sinnvoll zu sein. Das subjektive Empfinden steht dabei im Vordergrund: Wenn ich eine Matratze angenehm empfinde und auf ihr gut liegen kann, dann bewerte ich auch meinen Schlaf besser. Es könnten natürlich auch Erwartungseffekte eine Rolle spielen: Wenn ich mich auf einer Matratze wohlfühle, dann erwarte ich, dass ich gut schlafen werde, und schlafe schon deshalb besser. Wie stark die Wirkung der Matratze selbst ist, ist deshalb nur schwer zu sagen. Trotzdem erscheint eine Anpassung der Härte der Matratze auf das Körpergewicht und die präferierte Schlafposition sinnvoll zu sein, zusätzlich zu dem individuellen Gefühl, dass man auf der Matratze angenehm liegen kann.

Auch die Wirkung von druckausgleichenden Matratzenoberflächen, dem sogenannten *memory foam* (englisch: Gedächtnisschaum), wurde wissenschaftlich untersucht. Hier zeigen sich uneinheitliche Ergebnisse: Einige Studien berichteten eine bessere Schlafqualität und weniger Rückenschmerzen [24], während andere sogar vermuten lassen, dass bestimmte Schaummatratzen erst Rückenschmerzen erzeugen [25]. In einer aktuellen Studie im Schlaflabor führte ein solcher Druckausgleich zu einem weniger tiefen Schlaf in der ersten Nachthälfte [26]. Auch sank die Körperkerntemperatur bei der Matratze mit *memory foam* weniger stark ab. Nach den Autoren der Studie könnte das daran liegen, dass die Schlafenden mehr Muskelaktivität brauchten, um sich auf der druckausgleichenden Oberfläche im Schlaf zu drehen. Interessanterweise wechselten die Schlafenden nämlich auf beiden Matratzentypen gleich oft ihre Position. Insgesamt waren die Auswirkungen der Matratzenoberfläche auf den objektiven Schlaf aber sehr gering, und die subjektive Schlafqualität blieb ebenfalls unverändert. Da *memory foam* anscheinend keinen Vorteil bringt, sondern vielleicht sogar Nachteile, ist es wahrscheinlich nicht sinnvoll, eine solche Matratze zu verwenden. Es sei denn, man schläft sehr gut darauf.

Eine neuere Entwicklung sind Matratzen, die durch bestimmte Materialeigenschaften mehr Körperwärme während der Nacht ableiten und aufnehmen können. Dadurch kann sich die Körperkerntemperatur der Schlafenden besser abkühlen. Dies führte in zwei Studien zu einem leicht verlängerten Tiefschlaf [27] [28]. Der Befund muss aber noch in weiteren Untersuchungen bestätigt werden.

Zusammengefasst können also Matratzen unseren Schlaf beeinflussen. Eine komfortable Matratze mittlerer Härte, die unseren Körper angemessen stützen kann, ist für einen optimalen Schlaf zu empfehlen. Die Auswirkungen auf unseren Schlaf sind aber nicht sehr groß und wahrscheinlich von unseren eigenen Erwartungen mit beeinflusst. Es lohnt sich daher nicht, sehr viel Geld für eine Matratze auszugeben. Eine Matratze von guter Qualität reicht völlig aus.

Was sollte ich beim Schlafen anziehen?

Heutzutage sind wir fast alle gewohnt, auch nachts Kleidung zu tragen [29]. Das war nicht immer so. Bis in das 16. Jahrhundert war es in europäischen Kulturkreisen üblich, nackt zu schlafen [30] [31]. Nur arme Leute, die kein Bett und kein Bettzeug hatten, schliefen in ihren Kleidern. Und Kranke ließen das Leinentuch, das sie tagsüber trugen, einfach an. Alle anderen schliefen nackt, meist mit vielen anderen Personen in einem Raum. Nur eine Schlafmütze blieb manchmal auf, um die Frisur zu schützen.

Erwähnt wurde das Nachtgewand erstmals um das Jahr 1500. Zu dieser Zeit begannen Frauen in Italien, das am Tag getragene Untergewand im Winter auch nachts anzubehalten. Zusätzlich gefiel es der Kirche in diesem Zeitraum nicht mehr, dass Personen zusammen nackt schliefen, die Mönche sollten darum auch beim Schlafen etwas anziehen. Im deutschsprachigen Raum setzte sich dieses Nachtgewand unter dem Namen „Herzschützer" durch. Es war zunächst einfach ein knöchellanges weißes Hemd. Aufwendige Nachthemden sowie der Pyjama kamen erst nach dem Jahr 1870 auf.

Was haben die Menschen heutzutage während des Schlafs an? In einer Umfrage aus dem Jahr 2009 in Deutschland gaben 47 % der Befragten an, einen Pyjama zu tragen [32]. Weitere 43 % schliefen entweder im T-Shirt, im Nachthemd oder in Unterwäsche. Nur 5 % der Befragten schliefen nackt. In einer amerikanischen Befragung aus dem Jahr 2004 waren es deutlich mehr, hier gaben 22 % der Befragten an, nackt zu schlafen (14 % der Frauen, 31 % der Männer) [33].

Und was sollte man nun beim Schlafen anziehen? Zunächst sollte man so schlafen, wie man sich wohlfühlt [34]. Außerdem sollte man die

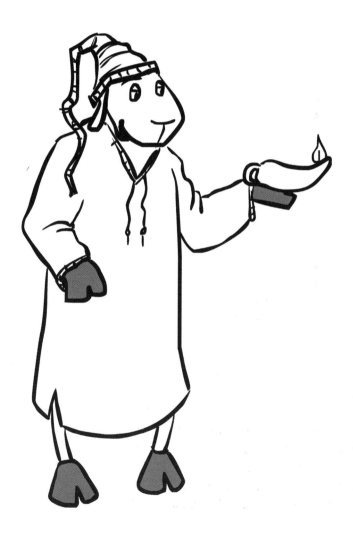

Schlafbekleidung sowie die Bettdecke der Raumtemperatur anpassen. Matratze, Bettdecke und Schlafbekleidung sollten im Idealfall dafür sorgen, dass das Mikroklima für die Schlafenden unter ihrer Decke zwischen 30 °C und 32,5 °C liegt (siehe Frage *Was ist die optimale Temperatur zum Schlafen?*). Da die Körperkerntemperatur gerade beim Einschlafen abfällt und die Körperwärme abgegeben werden muss, sollte man nicht in eng anliegender oder wärmeisolierender Kleidung schlafen. Besser ein luftiges Hemd, ein locker sitzender Pyjama oder eben nackt. Ein wirklicher Vorteil des Nacktschlafens im Gegensatz zum Schlafanzug scheint dagegen nicht belegt zu sein [35].

In einer der wenigen wissenschaftlichen Studien zu dem Thema wurde der Effekt des Materials des Schlafanzugs und der Bettdecke auf den Schlaf direkt verglichen [36]. Bei einer kühlen Raumtemperatur (17 °C) führte ein Schlafanzug aus Wolle zu einer kürzeren Einschlafzeit und einer leicht längeren Schlafdauer im Vergleich zu einem Pyjama aus Baumwolle. Bei einer wärmeren Raumtemperatur (22 °C) nahm dagegen der Tiefschlaf bei dem Wollpyjama ab, während er bei der Baumwolle stabil blieb. Das Material der Bettdecke (Polyester vs. Wolle) spielte dagegen keine Rolle für die Schlafqualität. Die Ergebnisse zeigen, dass es auf das optimale Mikroklima beim Schlaf ankommt. Es sollte weder zu heiß noch zu kalt sein. Daraus folgt: Die Schlafbekleidung der Umgebungstemperatur anpassen und im Winter einfach wärmere Schlafanzüge und Bettdecken verwenden als im Sommer.

Wie lange vor dem Schlaf sollte ich aufhören, Wasser zu trinken?

Manchmal wird unser Schlaf gestört, da wir während der Nacht auf die Toilette müssen. Zunächst einmal ist das ein ganz normaler Vorgang: Ist unsere Blase voll, dann wird ein „Wecksignal" an unser Gehirn gesendet, und wir wachen auf. Ob wir nachts aufs Klo müssen, hängt also von der Menge an Flüssigkeit ab, die wir abends noch trinken. Bei Kindern funktioniert dieser Aufweckmechanismus manchmal noch nicht richtig [37], sie nässen in ihr Bett. Gerade bei Kindern bis fünf Jahre wird dies als normales Phänomen angesehen. Es sollte mit zunehmendem Alter weniger werden und aufhören. Die Gründe für das kindliche Bettnässen liegen sehr wahrscheinlich in einer stärkeren Aktivität der Blase und/oder einer geringeren Blasenkapazität in der Nacht. Nur bei einem sehr kleinen Teil bleibt das Bettnässen bis ins Jugendlichen- oder Erwachsenenalter bestehen. Bettnässen kann aber auch bei psychischen Belastungen erneut auftreten. (z. B. durch die Geburt eines Geschwisters oder die Trennung der Eltern). Im hohen Alter kann es passieren, dass sich die nächtlichen Toilettengänge häufen. Viele Betroffene fühlen sich bereits in ihrem Schlaf gestört, wenn sie regelmäßig nachts zweimal auf die Toilette gehen müssen. Dies betrifft schätzungsweise ein Drittel der Seniorinnen [38]. Die nächtlichen Toilettengänge stören den Schlaf, reduzieren die Lebensqualität und erhöhen das Risiko von Stürzen. Umgekehrt verstärken bestehende Schlafstörungen (z. B. Atemaussetzer) auch den Drang, nachts auf die Toilette zu gehen. Es gibt also eine gegenseitige Beeinflussung von Schlafstörungen und Harndrang. Mögliche Gründe für wiederholte nächtliche Toilettengänge können auch eine überaktive Blase oder andere Krankheiten wie Herzprobleme oder Diabetes sein. Bestimmte Medikamente können ebenfalls den nächtlichen Harndrang verstärken.

Da der nächtliche Harndrang von der aufgenommenen Flüssigkeitsmenge beeinflusst wird, ist es sinnvoll, ca. zwei bis drei Stunden vor dem Schlafen große Mengen an Flüssigkeit zu vermeiden und insbesondere auf Kaffee und Alkohol zu verzichten. Andere Getränke wie Wasser können aber durchaus in moderaten Mengen konsumiert werden. Interessanterweise ergab eine Studie, dass Personen, die in der Nacht wiederholt auf die Toilette müssen, abends ungefähr genauso viel trinken wie Personen, die durchschlafen [39]. Moderate Mengen an Flüssigkeit können also durchaus getrunken werden. Als weitere Behandlungsmöglichkeiten gelten bestimmte körperliche Übungen, bei denen die Schließmuskeln der Blase trainiert werden. Ein anderer wichtiger Ansatzpunkt ist die Behandlung eventueller Schlafstörungen wie der schlafbezogenen Atemaussetzer oder der Insomnie, da sie ebenfalls den Harndrang in der Nacht verstärken.

Welche Ernährung ist schlaffördernd?

Diese Frage ist sehr schwierig zu beantworten. Insgesamt sollte die Ernährung ausgewogen sein, um den generellen Gesundheitszustand zu fördern. Eine einseitige Ernährung mit sehr vielen Kohlenhydraten

scheint den Schlaf langfristig eher zu stören und den Tiefschlaf zu reduzieren [40]. Auch eine Ernährung mit viel Fett stört den Schlaf und vermehrt das Aufwachen während der Nacht.

Insgesamt zeigen Befragungen, dass Menschen mit einer kurzen Schlafdauer häufig mehr Kalorien in Form von raffiniertem Zucker, Snacks und
fettigerem Essen zu sich nehmen. So hat z. B. eine aktuelle Studie das Essverhalten und den Schlaf bei über 50 000 älteren Frauen über einen
mehrjährigen Zeitraum untersucht [41]. Insbesondere die Ernährung mit
Produkten mit viel raffiniertem Zucker oder raffinierten Körnern (also
Weissmehl und weißem Reis) erhöhte das Risiko für Schlafstörungen.
Umgekehrt war die Ernährung mit vermehrten Vollkornprodukten, Gemüse und Ballaststoffen mit einem geringeren Risiko für Schlafstörungen
assoziiert. Insgesamt vermuten die Forscher, dass gerade industriell gefer-
tigter Zucker und ähnliche Produkte den Blutzuckerspiegel sehr rasch ansteigen lassen und damit den Schlaf stärker beeinträchtigen als andere
Formen von Zucker. Es lässt sich also sicherlich sagen, dass eine ausgewogene und gesunde Ernährung nicht nur für unseren Körper insgesamt,
sondern auch für unseren Schlaf förderlich ist.

Gibt es einzelne Nahrungsmittel, die den Schlaf verbessern?

Die Sauerkirsche scheint ein interessanter Kandidat zu sein, um den Schlaf
zu verbessern [40]. Sauerkirschen enthalten viel von dem Schlafhormon
Melatonin, und der Verzehr erhöht die Melatonin-Konzentration im Urin.
Verschiedene Studien berichten, dass ein regelmäßiger Verzehr von Sauerkirschen über zwei oder mehr Wochen den Schlaf bei jungen Probanden
verbesserte und Schlafprobleme bei Patienten verringerte. In weiteren Studien hing die Wirkung aber von der genauen Sorte der Kirsche ab. Falls die
schlaffördernde Wirkung der Sauerkirsche wirklich am Melatonin liegt,
dann müsste auch der Zeitpunkt des Verzehrs eine Rolle spielen und das
abendliche Essen von Sauerkirschen den Schlaf am ehesten verbessern.

Auch Kiwis scheinen eine schlafverbessernde Wirkung zu haben. Allerdings ist hier der Mechanismus weniger klar: Es könnte an dem hohen
Serotoningehalt oder am Vitamingehalt der Früchte liegen. Fisch wird
ebenfalls häufig als schlaffördernd bezeichnet. Die Befundlage ist aber

ebenfalls nicht eindeutig. Häufiger Fleischverzehr könnte dagegen den Schlaf leicht verschlechtern. Allerdings liegen insgesamt nur sehr wenige gut kontrollierte Studien zur Wirkung einzelner Nahrungsmittel auf den Schlaf vor.

Trotz der meist fehlenden oder nicht eindeutigen wissenschaftlichen Befunde werden viele andere Nahrungsmittel als gut für den Schlaf erwähnt. Dies gilt vor allem für Lebensmittel, die den Stoff Tryptophan (Vorläufer von Serotonin, manchmal als Glückshormon bezeichnet, wichtig für unseren zirkadianen Rhythmus) enthalten, wie z. B. Milch, Käse, Eier, Nüsse und Bohnen. Auch Nahrungsmittel, die das Schlafhormon Melatonin enthalten, werden als schlaffördernd bezeichnet, einschließlich Kirschen, Bananen und Tomaten. Weiterhin gelten Lebensmittel mit hohem Vitamingehalt oder viel Magnesium und Kalzium ebenfalls als gut für den Schlaf. Kohlenhydratreiche Nahrungsmittel können ebenfalls das Einschlafen verbessern, wie z. B. Brot, Reis, Nudeln und Kartoffeln, jedenfalls wenn sie nicht direkt vor dem Einschlafen gegessen werden. Sonst scheinen sie das Einschlafen und den Schlaf durch die starke Verdauungstätigkeit eher zu stören. Eine gute Zusammenstellung der verschiedenen Nahrungsmittel finden Sie auf der Webseite „www.schlaf. org" [42]. Die schlaffördernde Wirkung der einzelnen Lebensmittel ist aber meist nicht eindeutig nachgewiesen.

Erleichtert ein Glas Zuckerwasser das Einschlafen?

Auf einer Veranstaltung zu Schlaf bei Senioren hatte einer der Vortragenden eine Empfehlung: Trinken Sie am Abend ein Glas Zuckerwasser, das verbessert den Schlaf. Gerade einige ältere Personen scheinen diese Methode zu verwenden [43]. Ist da etwas dran?

Ist der Blutzucker sehr niedrig, kann dies zu einem weniger tiefen Schlaf und einem vermehrten Aufwachen führen [44]. Dies betrifft insbesondere Patienten mit Diabetes, bei denen die nicht genau abgestimmte Einstellung der Medikamente zu einem nächtlichen Absinken des Blutzuckerspiegels führen kann. Dies stört dann den Schlaf. Bei gesunden Personen sollte das aber im Prinzip nicht vorkommen.

Es gibt auch die Annahme, dass Zucker wach machen würde. Insbesondere bei Kindern verbieten viele Eltern (meine Frau gehört auch dazu) deshalb Süßigkeiten am Abend. Dies ist allerdings ein Mythos: Wissenschaftlich konnte bei Kindern kein Zusammenhang zwischen dem Zuckerkonsum und direkt darauffolgender erhöhter Aktivität nachgewiesen werden [45] [46]. Es scheinen eher die Erwartung der Eltern und möglicherweise die Freude der Kinder über die Süßigkeit eine Rolle zu spielen. Regelmäßiger Konsum von zu viel Zucker während des gesamten Tages (z. B. in Getränken) ist bei Kindern dagegen durchaus mit einem kürzeren Schlaf assoziiert [47] (siehe Frage *Macht kurzer Schlaf dick?* in Kapitel 5). Auch bei Erwachsenen ist eine sehr zuckerhaltige Ernährung eher mit einem gestörten Schlaf verbunden (siehe Frage *Welche Ernährung ist schlaffördernd?*)

Zucker macht in Wirklichkeit tendenziell eher müde: Wenn Versuchsteilnehmerinnen Zuckerwasser tranken, dann fühlten sie sich 10–15 Minuten später während der folgenden eineinhalb Stunden müder und machten mehr Fehler in einem Aufmerksamkeitstest [48]. Lustigerweise war das in dieser Studie verwendete „Zuckerwasser" ein sogenannter Energy-Drink (englisch: Energiegetränk), der allerdings viel Zucker und nur sehr wenig Koffein enthielt. Eine wissenschaftliche Untersuchung zur Wirkung von zuckerhaltigen Getränken auf das Einschlafen habe ich dagegen leider nicht gefunden. Wenn aber Zucker eher müde macht, könnte es durchaus sein, dass ein Glas Zuckerwasser beim Einschlafen hilft. Solange es nicht zu viel Zucker ist und auch sonst eine ausgewogene Ernährung vorliegt, ist es also einen Versuch wert.

Verbessert ein Glas warme Milch am Abend meinen Schlaf?

Abends eine warme Milch – was den Babys beim Schlafen hilft, sollte Erwachsenen doch ebenso helfen, oder nicht? Neben der generell entspannenden Wirkung gibt es hier jedoch keine Hinweise, dass warme Milch das Einschlafen fördert [49]. Milch enthält den Stoff Tryptophan, der von unserem Körper zum Botenstoff Serotonin weiterverarbeitet werden kann. Serotonin ist wichtig für unseren zirkadianen Rhythmus (siehe Kapitel 3). Unser Körper kann auch aus kohlenhydratreicher Nahrung Serotonin herstellen. Eine Studie kam zu dem Ergebnis, dass das Aufnehmen von kalorienreicher Nahrung vier Stunden vor dem Schlaf das Einschlafen verkürzen kann [50]. Allerdings trat die schlaffördernde Wirkung erst ab einer Dosis auf, die ca. 25 Gläsern Milch entspricht. Dann vielleicht doch lieber bei nur einem Glas Milch entspannen.

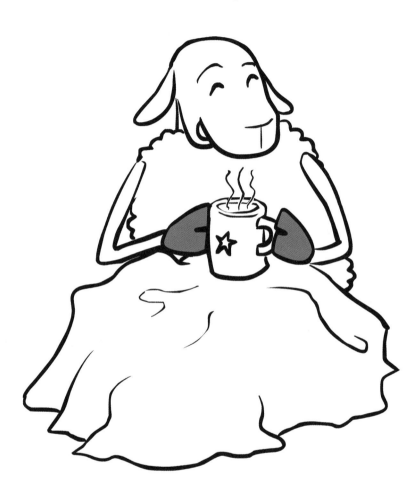

Darf ich abends noch Kaffee trinken?

Kaffee wird in unseren Kulturkreisen sehr häufig getrunken und ist einer der meistverwendeten „Wachmacher" [51]. Gerade der Kaffee am Morgen nach dem Aufstehen ist für viele Menschen ein wichtiges Ritual, erkennbar in Aussagen wie „Ich bin erst richtig wach, wenn ich einen

Kaffee getrunken habe" oder „Sprich mich nicht an – ich hatte noch keinen Kaffee."

Die stimulierende Wirkung des Kaffees beruht auf dem Wirkstoff Koffein. Es ist ebenfalls in vielen Getränken wie Energy-Drinks oder bestimmten Limonaden (z. B. Coca-Cola) enthalten, aber auch in Tee und Schokolade. Koffein blockiert bestimmte Verbindungen unseres Nervensystems, die für den Schlaf wichtig sind [52]. So hält uns Koffein länger wach und reduziert unser Schlafbedürfnis – zumindest vorübergehend. Und genau das erwarten wir ja vom Kaffee: Er soll unsere Müdigkeit vertreiben und uns helfen, wach zu bleiben. Dies können auch wissenschaftliche Untersuchungen bestätigen. Nach einer Nacht ohne Schlaf führt Kaffee bzw. Koffein zu einer Steigerung der Wachheit, und die Versuchsteilnehmer reagieren schneller und machen weniger Fehler in Konzentrationsaufgaben, wie beispielsweise beim Autofahren [53].

Da Koffein uns wach macht, stört das Kaffeetrinken am Abend den Schlaf: Nach einer Überblicksarbeit des Zürcher Schlafforschers Hans-Peter Landolt schlafen wir nach dem Kaffeetrinken am Abend im Allgemeinen schlechter ein, wachen nachts häufiger auf und haben eine verkürzte Schlafdauer [51]. Weiterhin verbringen wir weniger Zeit im Tiefschlaf. Je mehr Kaffee wir trinken bzw. je mehr Koffein wir zu uns nehmen, desto stärker sind die Einflüsse. Kaffee beeinflusst dabei sowohl die subjektiven Berichte als auch die objektiven Messwerte. Besonders stark sind die störenden Einflüsse des Kaffees auf den Schlaf, wenn er innerhalb einer Stunde vor dem abendlichen Schlafengehen getrunken wird.

Allerdings unterscheiden sich Menschen sehr stark in ihrer Reaktion auf Koffein. Manche können auch abends noch einen Kaffee trinken und fühlen sich in ihrem Schlaf nicht gestört [54]. Andere spüren eine starke Wirkung des Koffeins und meiden Kaffee. Wenn sie dann doch einen trinken, berichten sie häufiger von Schlafstörungen. Ein Teil der Unterschiede in der Empfindlichkeit auf Koffein könnte mit der Genetik zusammenhängen.

Diese großen Unterschiede machen allgemeine Empfehlungen schwer: Wer sowieso das Gefühl hat, nicht gut ein- oder durchschlafen zu können, der sollte auf jeden Fall probieren, den Kaffee am Abend wegzulassen. Es wäre sogar gut, schon am frühen Nachmittag (ab 14 Uhr oder 15 Uhr) mit Kaffeetrinken aufzuhören, da die Wirkung des Koffeins durchaus über längere Zeit anhalten kann. Ich selbst trinke gar keinen Kaffee mehr, da ich sehr empfindlich auf Koffein reagiere. Ich habe früher viel Kaffee getrunken, hatte aber regelmäßig Kopfschmerzen, wenn ich mal einen Tag keinen getrunken habe. Die Kopfschmerzen hielten wie eine Entzugserscheinung einige Tage an und waren dann wieder vorbei. Wenn ich dann doch wieder mit Kaffee angefangen habe, kam es beim erneuten „Entzug" zum gleichen Verlauf. Nach mehreren solcher Runden habe ich beschlossen, gar keinen Kaffee mehr zu trinken. Im Rückblick kann ich sagen, dass dies meine Empfindlichkeit gegenüber Koffein noch verstärkt hat. Deshalb trinke ich jetzt auch keinen koffeinfreien Kaffee mehr (denn ganz frei von Koffein ist der auch nicht) und auch keinen schwarzen oder grünen Tee. Ich trinke sogar mittlerweile fast nur noch heißes Wasser – sehr zu empfehlen! Hat das nun meinen Schlaf verbessert? Das kann ich nicht genau sagen. Eins steht aber fest: Wenn ich jetzt nicht schlafen kann, liegt es sicher nicht am Koffein.

Wenn sich also jemand mit dem regelmäßigen Kaffeegenuss wohlfühlt und trotzdem einen guten Schlaf hat, braucht er oder sie nichts zu ändern. Für einige Personen kann Kaffee am Abend auch ein wirksames Mittel sein, um nächtliche Kopfschmerzen zu verringern [55]. Interessanterweise deuten wissenschaftliche Untersuchungen darauf hin, dass die am Tag getrunkene Menge an Kaffee bei regelmäßigen Kaffeetrinkern nicht mit der Dauer des Schlafs in der nächsten Nacht zusammenhängt [56]. Allerdings trinken diese Personen mehr Kaffee, wenn sie in der Nacht davor wenig oder schlecht geschlafen haben. Schlechter Schlaf führt also zu mehr Kaffeetrinken, mehr Kaffee am Tag aber nicht zu einem schlechteren Schlaf in der Folgenacht. Selbst Kaffeetrinken in den vier Stunden vor dem Zubettgehen bewirkte in einer weiteren Studie an über 5000 Teilnehmerinnen keine Veränderung des Schlafs [57]. Rauchen am Abend führte dagegen deutlich zu einem vermehrten Aufwachen in der Nacht. Der Schlaf wurde in dieser Untersuchung über Selbstberichte und auch objektiv über Bewegungen erfasst.

Obwohl uns Kaffee bzw. Koffein im Allgemeinen wacher macht, ist die Wirkung von Koffein auf den Schlaf bei den einzelnen Menschen sehr unterschiedlich. Wahrscheinlich müssen wir alle selbst ausprobieren, wie viel Kaffee (und zu welcher Uhrzeit) wir trinken können, ohne den eigenen Schlaf zu stören. Auch die Regelmäßigkeit spielt eine Rolle: Wer jeden Tag Kaffee trinkt, merkt sehr wahrscheinlich gar nicht, welche Entzugserscheinungen auftreten können und ob der Verzicht auf

Kaffee den Schlaf verbessert oder nicht. Gleichzeitig ist regelmäßiger und moderater Kaffeegenuss durchaus auch mit positiven Effekten verbunden: So haben moderate Kaffeetrinkerinnen (zwei bis drei Tassen pro Tag) eine leicht erhöhte Lebenserwartung im Gegensatz zu Personen, die keinen Kaffee trinken [58]. Dies gilt allerdings auch für entkoffeinierten Kaffee.

Fördert Alkohol das Einschlafen?

Ja. Alkohol fördert das Einschlafen [59]. Zusätzlich verlängert er den Tiefschlafanteil und reduziert die Wachperioden, vor allem in der ersten Nachthälfte. Man schläft also schneller ein und schläft zunächst tiefer und fester. Dieser Befund wurde schon im Jahr 1883 beschrieben, obwohl es damals noch keine Geräte zur objektiven Messung des Schlafs gab: Personen, die Alkohol getrunken hatten, ließen sich schwerer durch Töne wecken als Personen, die keinen Alkohol getrunken hatten. In der zweiten Hälfte der Nacht wacht man nach dem Konsum von Alkohol dagegen etwas häufiger auf, vor allem wenn viel getrunken wurde. So zeigte sich auch in einer Untersuchung im Alltag von über 5000 Personen, dass die Teilnehmer häufiger aufwachten, wenn sie abends Alkohol getrunken hatten [57]. Ab drei Gläsern Bier verringert sich außerdem der REM-Schlaf in der ganzen Nacht.

Aus der Sicht des Schlafforschers erscheint die (kurzfristige) Wirkung des Alkohols auf den Schlaf zumindest in der ersten Nachthälfte erst einmal schlaffördernd. Ein Gläschen Wein oder ein Bier am Abend sollten also eher positive Effekte auf das Einschlafen und den Tiefschlaf haben. Aus gesundheitlicher Perspektive ist dagegen von der Verwendung von Alkohol als Einschlafhilfe unbedingt abzuraten. Gerade weil Alkohol diesbezüglich funktioniert, können Menschen mit Schlafproblemen schnell in eine Abhängigkeit geraten und vermehrt Alkohol konsumieren. Beim Entzug von Alkohol wird dann auch der Schlaf schlechter, das Einschlafen wird schwieriger und der Tiefschlaf nimmt ab [60]. Zusätzlich führt der regelmäßige Konsum von Alkohol (z. B. jeden Abend) schnell zu schweren gesundheitlichen Problemen, die wiederum den Schlaf stören. So treten bei Personen mit starkem und regelmäßigem Alkoholkonsum vermehrt Schlafstörungen auf [61]. Ein zusätzliches Risiko ist, dass Alkohol am

Abend eine stärkere Entspannung der (Hals-)Muskulatur bewirkt. Das führt bei Menschen, die sowie schon eine Tendenz zum Schnarchen haben, zu einer Verstärkung des Schnarchens, was auch das Auftreten von Atemaussetzern im Schlaf verstärken kann [62] (siehe Frage *Was sind schlafbezogene Atemstörungen?* in Kapitel 4).

Alkohol ist also als regelmäßige Schlafhilfe nicht geeignet. Er löst keine Probleme, sondern schafft neue.

Kann ich nach dem Kiffen besser schlafen?

Kiffen bzw. der Konsum von Cannabis wird durchaus von einigen Personen als Schlafhilfe verwendet. Die wenigen Studien zu dem Thema berichten zum Teil von einer kürzeren Einschlafzeit, verlängertem Tiefschlaf und reduziertem REM-Schlaf nach Cannabis-Verabreichung [63].

Allerdings scheint die Art des Wirkstoffes unterschiedliche Effekte auf den Schlaf zu haben: Die Hanfpflanze enthält über 100 verschiedene Cannabinoide, von denen das THC (Tetrahydrocannabinol) und das CBD (Cannabidiol) am häufigsten genannt werden. Die berauschende Wirkung des Kiffens wird am ehesten dem THC zugeschrieben, während diese beim CBD weit weniger auftritt. Die beiden Stoffe unterscheiden sich auch in ihrer Wirkung auf den Schlaf: Während niedrige Dosierungen von CBD eher stimulierend wirken, führt der Konsum von größeren Mengen zu einem besseren Schlaf. Für THC verhält es sich tendenziell umgekehrt. Hier fördern eher kleine Dosierungen von THC den Schlaf, hohe Dosierungen haben dagegen eine schlafstörende Wirkung. Da die Wirkungsweise der verschiedenen Stoffe recht kompliziert ist, kommen Studien zur Wirksamkeit von Cannabis bei Schlafproblemen häufig zu uneinheitlichen Ergebnissen.

Wird Cannabis dagegen regelmäßig konsumiert, kommt es bei einem Entzug zu Schlafstörungen: Das Einschlafen wird schwieriger, der Tiefschlafanteil wird geringer, und die Häufigkeit des Aufwachens nimmt zu [60]. Zusätzlich berichten viele Cannabis-Nutzer nach dem Absetzen der Droge von seltsamen Träumen und Albträumen, und das über mehrere Wochen. Dies könnte zu einem Teufelskreis führen, der letztlich den regelmäßigen Konsum von Cannabis verstärkt und das Aufhören erschwert. In einer aktuellen Umfrage bei amerikanischen Studierenden konsumierten die Personen mehr Cannabis, die es als Schlafhilfe verwendeten. Sie berichteten gleichzeitig auch vermehrt von Schlafstörungen [64]. Von der Verwendung von Cannabis als generelle Schlafhilfe ist also ebenfalls abzuraten. Allerdings hat Cannabis durchaus therapeutisches Potenzial, zum Beispiel im Bereich der Schmerztherapie. Hier könnte die schlaffördernde Wirkung in Abhängigkeit des Wirkstoffes und der Dosierung zusätzliche Erleichterung für die Patienten schaffen.

Sollte ich mit dem Rauchen aufhören, um besser zu schlafen?

Ja. Raucher brauchen im Schnitt länger zum Einschlafen, haben weniger Tief- und REM-Schlaf und wachen nachts häufiger auf als Nichtraucher [60]. Nach dem Aufhören verbessert sich der Schlaf wieder. Allerdings sind die Schlafdauer und der Tiefschlaf noch mehrere Wochen verkürzt, während der REM-Schlaf vermehrt auftritt. Übrigens sollte man auf jeden Fall mit dem Rauchen aufhören: Nicht zu rauchen hat noch viel mehr gesundheitliche Vorteile, als „nur" den Schlaf zu verbessern.

Sollte ich versuchen, *nicht* einzuschlafen?

Wie bitte? Ich möchte doch schlafen, warum sollte ich dann versuchen, nicht einzuschlafen? Das hört sich tatsächlich paradox an. Allerdings ist das Einschlafen ein Prozess, der sich nur schwer willentlich steuern lässt. Vor allem der Wunsch, schnell einzuschlafen, erzeugt eher das Gegenteil: Wir liegen länger wach und ärgern uns, dass wir nicht schlafen können. Möglicherweise wollen wir schnell einschlafen, um am nächsten Tag fit und leistungsfähig zu sein. Der Wunsch „Ich muss jetzt unbedingt einschlafen" ist aber kontraproduktiv und kann sogar die Qualität unseres Schlafs an sich beeinträchtigen. In einer Untersuchung sollten gesunde Personen einen Mittagsschlaf halten [65]. Sie wurden instruiert, so schnell wie möglich einzuschlafen. Für das schnelle Einschlafen wurde ihnen eine Belohnung versprochen. Wenn die Versuchspersonen schnell einschlafen wollten, schliefen sie insgesamt schlechter und wachten häufiger auf als an einem anderen Tag, an dem sie die Instruktion nicht bekamen. Die Einschlafzeit war dagegen unverändert.

Auch Patienten mit Schlafstörungen verspüren häufig einen starken Wunsch oder gar Druck, endlich schlafen zu können. In der Therapie wird versucht, ihnen diesen Druck zu nehmen. Teilweise arbeiten die Therapeuten dabei auch mit paradoxen Absichten: Die Patienten sollen versuchen, abends im Bett zu liegen und so lange wie möglich wach zu bleiben (ohne Buch, Fernseher oder andere Ablenkungen natürlich). Der Versuch führte in mehreren Studien zu einer berichteten Schlafverbesserung [66]. Diese hielt über einen längeren Zeitraum an. Die paradoxe Instruktion, wach zu bleiben, wird deshalb auch als ein wichtiger Faktor in der Therapie der Insomnie angesehen. Der Versuch, abends im Bett zu liegen und so lange wach zu bleiben wie möglich, ist also eine gute Methode, die eigene Schlafqualität zu verbessern.

Interessanterweise ist die paradoxe Absicht, nicht einzuschlafen, ein Teil des „Mentalen Trainings für optimale Leistung" im französischen Militär [67]. Es soll den Soldaten helfen, auch in schwierigen Situationen und Umgebungen gut schlafen zu können und sich zu erholen, um möglichst fit für den nächsten Einsatz zu sein. In einer Studie sollten Soldaten in einer Sporthalle einen Mittagsschlaf halten [68]. In der Halle nebenan wurden währenddessen Ballsportarten gespielt. Eine Kombination aus Entspannungsübungen, Hypnose und paradoxen Absichten, wach zu bleiben, half den Soldaten, einen längeren Mittagsschlaf zu halten und mehr Zeit im Tiefschlaf zu verbringen.

Sollte ich am Abend Tagebuch schreiben?

Aufschreiben von Tagesereignissen kann uns helfen, gerade negative oder belastende Erlebnisse besser zu verarbeiten [69]. Insbesondere für Jugendliche scheint dies eine wirksame Methode zu sein [70]. Auch für besseren Schlaf wird häufig empfohlen, abends Tagebuch zu schreiben. Die Wirksamkeit dieser Methode ist aber nicht eindeutig belegt: In einigen Studien hilft das Aufschreiben Patienten mit Schlafstörungen, in anderen nicht [66]. Eine neuere Studie ließ gesunde Teilnehmerinnen vor dem Einschlafen entweder die Erlebnisse des Tages oder ihre Aufgaben für den nächsten Tag aufschreiben [71]. Interessanterweise schliefen die

Personen schneller ein, die sich ihre Aufgaben für den nächsten Tag notierten im Vergleich zum Aufschreiben der Erlebnisse des vergangenen Tages. Ansonsten unterschied sich aber der objektiv gemessene Schlaf zwischen den beiden Gruppen nicht. Möglicherweise ist für ein gutes Einschlafen wichtiger, dass wir unsere Pläne und Sorgen für den nächsten Tag notieren und sie uns so weniger gedanklich belasten. Allerdings muss auch dieser Befund erst in weiteren Studien bestätigt werden.

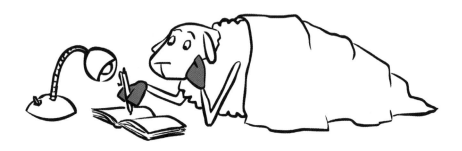

Warum helfen Rituale beim Einschlafen?

Fast zwei Drittel der Deutschen nutzen eine Art von Einschlafritual [72], also eine wiederkehrende Tätigkeit oder eine sich wiederholende Routine vor dem Einschlafen. In einer Umfrage aus dem Jahr 2004 in Deutschland gaben die meisten Befragten an, im Bett noch zu lesen. Dies galt insbesondere für höhere Bildungsschichten, während niedrigere Bildungsschichten eher angaben, den Fernseher als Einschlafhilfe zu benutzen. Doch auch das abendliche Zähneputzen und das Anziehen des Pyjamas oder Nachthemds wiederholen sich jeden Abend. Diese „Bettroutinen" haben eine förderliche Wirkung auf unseren Schlaf.

Gerade bei Kindern sind den Schlaf vorbereitende Routinen und Rituale sehr wirksam, um das Ein- und Durchschlafen zu fördern [73]. Den Fischen im Aquarium Gute Nacht sagen, noch ein Bilderbuch im Bett anschauen, ein Gute-Nacht-Lied und ein Kuss ... Wiederholt sich ein solcher Ablauf jeden Abend, so kann sich das Kind auf den Schlaf einstellen. Je nachdem müssen diese Routinen auch länger sein und mehr Schritte enthalten. Aktivierende Routinen sind dagegen eher ungünstig, wie z. B.

exzessives Toben oder Mediennutzung vor dem Schlaf [74]. Bei Erwachsenen können auch Alkoholgenuss oder Schlafmittel als „Einschlafritual" angesehen werden. Und obwohl auch solche Gewohnheiten unabhängig von den eigentlichen „Wirkstoffen" das Einschlafen erleichtern, ist es aus gesundheitlichen Gründen besser, sie durch andere Rituale zu ersetzen.

Warum wirken Routinen förderlich auf unseren Schlaf? Unser Körper lernt durch Wiederholungen. Gerade unsere innere Ruhe und Schlafbereitschaft können wir nur schwer bewusst steuern. Durch häufige Wiederholungen können wir aber selbst Dinge erlernen, die man nur schwer willentlich steuern kann. Dies gilt z. B. auch für Tätigkeiten wie Fahrrad- oder Skifahren: Nur durch häufiges Üben lernt unsere Motorik, wie wir auf einem Fahrrad oder den Ski unser Gleichgewicht halten können. Irgendwann geschieht dies dann fast automatisch. Sehr wahrscheinlich wirken Routinen ähnlich. Durch die häufige Wiederholung bestimmter Tätigkeiten am Abend und den folgenden Schlaf lernt unser Körper, dass es zwischen den Ritualen und dem Schlaf einen Zusammenhang gibt. So kann er sich bereits vor dem eigentlichen Zubettgehen auf den Schlaf vorbereiten und zur Ruhe kommen. Wenn wir dann im Bett liegen, fällt uns das Einschlafen leichter. Ein weiterer Aspekt ist, dass Gewohnheiten ein Gefühl der Sicherheit und Vertrautheit vermitteln. Dieser Aspekt ist wichtig für das Einschlafen, wirkt sich aber auch positiv auf das Durchschlafen aus. Deshalb ist die Etablierung eines entspannenden Rituals am Abend eine sehr sinnvolle Sache – für Kinder wie für Erwachsene.

Verbessert Schäfchen-Zählen das Einschlafen?

Der Klassiker: Du kannst nicht einschlafen, also zähle Schäfchen, die über einen Zaun springen. Das sollte mal jemand wissenschaftlich untersuchen. Das Schäfchen-Zählen ist als Bild so stark in unserer Kultur verbreitet, dass Schafe gerne mit Schlaf in Verbindung gebracht werden (wie auch in diesem Buch). Im Englischen ist der Ausdruck *counting sheep* (englisch: Schafe zählen) sogar ein Sinnbild für Schlaflosigkeit geworden [75]. Dabei haben Schafe ja eigentlich nicht direkt etwas mit Schlaf zu tun (außer dass ich mich beim Schreiben ständig vertippe: Schaf, Schalf, Schlaf...)

Ein wissenschaftliches Ergebnis zur Wirksamkeit des Schäfchen-Zählens gibt es meines Wissens nicht. Eine Studie konnte jedoch zeigen, dass eine vorgestellte, bildhafte Szene zu schnellerem Einschlafen führt als eine generelle, nicht bildliche Ablenkung von störenden Gedanken [76]. Auch Personen mit Schlafstörungen können schneller einschlafen und berichten von einer höheren Schlafqualität, wenn sie sich vor dem Schlaf Bilder vorstellen, als wenn sie sich verbale Gedanken machen [77].

Es scheint also von Vorteil zu sein, sich beim Einschlafen eine schöne, bildhafte und entspannende Szene vorzustellen und diese, so gut es geht, zu visualisieren. Gerade in der Einschlafphase kommt es sowieso häufig zu visuellen Eindrücken oder Einschlafträumen [78]. Vielleicht hilft die bewusste, bildhafte Vorstellung von positiven und entspannten Szenen dabei, dieses Stadium zu erreichen, und fördert so das Einschlafen? Schäfchen können da natürlich vorkommen, wenn man das möchte, müssen aber nicht.

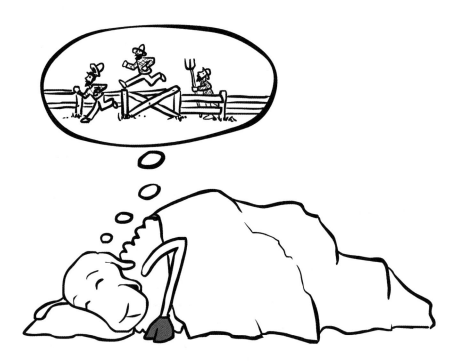

Kann Hypnose meinen Schlaf verbessern?

Hypnose – viele denken da zuerst an die sogenannte Bühnenhypnose: Ein Hypnotiseur holt eine unbeteiligte Person auf die Bühne, murmelt etwas, und schon läuft der arme Mensch gackernd auf und ab. Hypnose wird dabei mit totalem Kontrollverlust und Willenlosigkeit in Zusammenhang gebracht sowie einer Unfähigkeit, sich an sein Tun unter Hypnose zu erinnern.

Solche Fälle gibt es tatsächlich [79]. Sie haben allerdings wenig mit Hypnose in Beratung oder Therapie zu tun. In diesem Bereich wird Hypnose sehr allgemein verstanden: Sie ist eine Methode zur Fokussierung der Aufmerksamkeit nach innen. Die hypnotische Trance ist somit eine von vielen Aufmerksamkeitszuständen. In diesem Zustand fokussieren wir auf unser inneres Erleben und unsere inneren Bilder. Gleichzeitig nehmen wir von der Außenwelt weniger wahr. Ein sehr gutes Beispiel ist die Wahrnehmung von Schmerzen [80]. Unter Hypnose können Schmerzen so weit reduziert werden, dass klinische Operationen ohne oder mit einem geringeren Einsatz von Narkosemitteln möglich sind. Gerade beim Zahnarzt ist dies eine sehr geeignete Methode. Es ist aber nicht unbedingt so, dass die Patienten gar keine Schmerzen mehr spüren oder völlig weggetreten sind. Sie bekommen möglicherweise noch alle Vorgänge mit. Doch die fokussierte Aufmerksamkeit auf die inneren Bilder lässt die eigentliche Operation fast wie nebensächlich erscheinen. Es ist wie beim Lesen eines guten Buchs: Wir sind von der Geschichte und den Bildern, die in unserem Kopf entstehen, so gebannt, dass wir gar nicht merken, wie die Zeit vergeht und unser Arm vom Liegen langsam taub wird. Ähnliches passiert im Kino, wobei hier die Bilder auf der Leinwand produziert werden und nicht in unserem Kopf.

Genau wie Schmerz ist Schlaf ein Zustand, den wir nur schwer mit unserem Willen kontrollieren können. Lässt sich also auch Schlaf mit Hypnose beeinflussen?

Hypnose oder Selbsthypnose sind Techniken, die die Entspannung fördern können und den Umgang mit Stress erleichtern. Bei der Anwendung am Abend kann Hypnose dazu beitragen, sich zu entspannen und so besser zur Ruhe zu kommen. Für Patienten mit Einschlafstörungen gibt es einige vielversprechende Hinweise, dass Hypnose das Einschlafen und die Schlafqualität verbessern kann [81]. Auch die Therapie von Schlafstörungen mit hypnotischen Techniken (sogenannte Hypnotherapie) könnte wirksam sein [82]. Allerdings gibt es hierzu noch zu wenige Studien. Wir haben in unseren Schlaflaboren in Zürich und Fribourg eine Reihe von Studien zu Hypnose und Schlaf durchgeführt. Die Versuchspersonen lagen bereits im Bett und hörten eine 15-minütige Aufnahme vor dem Einschlafen. In dieser Aufnahme wird zunächst im Sinne der Hypnose die Aufmerksamkeit weg von der Außenwelt auf innere Bilder gelenkt. Dann folgt eine Geschichte von einem Delfin, der im Meer schwimmt und dabei immer tiefer – und tiefer – und tiefer in die Welt des Ozeans eintaucht. Er fühlt sich dabei sehr wohl und sicher und geborgen. Die Aufnahme ist auf unserer Webseite kostenlos verfügbar. Sie können sie gerne einmal zu Hause vor dem Schlafen ausprobieren [83].

Wenn die Versuchsteilnehmerinnen diese Aufnahme vor einem Mittagsschlaf hörten, hatten sie eine ungefähr zehn Minuten längere Tiefschlafphase. Gleichzeitig waren sie während der Zeit im Bett weniger lang wach. Diese Wirkung trat sowohl bei jungen gesunden Versuchsteilnehmern als auch bei Senioren (über 65 Jahre) auf [84] [85]. In einer weiteren Studie mit französischsprachigen gesunden Studierenden verlängerte die Hypnose den Tiefschlaf auch während des Schlafs in der Nacht [86]. Allerdings betrafen die positiven Effekte der Hypnose nur Personen, die mittelmäßig bis gut „hypnotisierbar" waren. Teilnehmerinnen, die weniger gut auf hypnotische Techniken reagierten, hatten sogar einen verkürzten Tiefschlaf. Hypnose dürfte also nicht für alle eine wirkungsvolle Methode zur Schlafverbesserung sein. Doch scheinen selbst nicht hypnotisierbare Personen ihren Tiefschlaf beeinflussen zu können – nur bei Hypnose eben in die entgegengesetzte Richtung. In aktuellen Studien versuchen wir herauszufinden, welche Methoden auch bei diesen Personen den Tiefschlaf verlängern können. Bevor man unsere Ergebnisse aber verallgemeinern kann, muss die Wirkung von Hypnose auf den Tiefschlaf noch von anderen wissenschaftlichen Forscherteams bestätigt werden.

Doch schon jetzt scheint Hypnose eine interessante Möglichkeit zu sein, den eigenen Schlaf zu beeinflussen. Vor allem sollte sie nach individuellen Präferenzen gestaltet oder ausgesucht werden. Aus wissenschaftlichen Gründen haben wir in unseren Untersuchungen immer allen Personen die gleiche Aufnahme vorgespielt. Vielleicht ist aber für einige das Bild vom Delfin im Wasser gar nicht entspannend und schlaffördernd.

Die hypnotischen Verfahren sind sicherlich effektiver, wenn die verwendeten Bilder und Geschichten den eigenen Vorlieben entsprechen. Eine interessante Anleitung zur Selbsthypnose bei Schlafproblemen finden Sie in dem Buch „Besser schlafen mit Selbsthypnose" von Heinz-Wilhelm Gößling [87].

Kann ASMR meinen Schlaf verbessern?

Kennen Sie das Gefühl: Jemand flüstert oder streicht mit der Hand langsam über eine Bürste, und Sie erleben eine Art wohliges Kribbeln, das beim Kopf beginnt und den Nacken hinunterläuft? Diese Empfindung wird *autonomous sensory meridian response* (ASMR) genannt (englisch: Autonome Sensorische Meridianantwort). ASMR wird nicht von jeder Person erlebt. In einer explorativen Befragung gaben etwas mehr als die Hälfte der Personen an, diese Empfindung zu kennen. ASMR wird meistens von Flüstern, knisternden, tippenden oder kratzenden leisen Geräuschen, langsamen Bewegungen und persönlicher Aufmerksamkeit ausgelöst. Dabei spielen vor allem die Geräusche selbst eine Rolle. Doch auch das Sehen der verschiedenen Handlungen scheint das Entstehen der Empfindung zu unterstützen [88].

Der Erfolg von ASMR ist verschiedenen Internet-Plattformen wie z. B. YouTube zu verdanken. Hier gibt es unzählige ASMR-Videos, die von mehreren Millionen Benutzern angeklickt wurden [89]. In diesen Videos knistert beispielsweise eine Person mit einer Plastikfolie, öffnet wiederholt eine Cremedose, blättert in den Seiten eines Buches, streicht mit ihren Fingernägeln über eine Haarbürste usw. Oder es werden flüsternd Geschichten erzählt, manchmal auch begleitet von den oben genannten Geräuschen. Neben den Videos existieren auch zahlreiche reine Audiodateien zu ASMR. Fast alle Nutzer geben an, diese zur Entspannung zu verwenden. Über die Hälfte verwenden ASMR mehrmals die Woche [90]. Interessanterweise sagten über 80 % der ASMR-Nutzer in einer Befragung, dass es ihnen beim Schlafen hilft [91]. Auf Internet-Plattformen wird darauf verwiesen, dass ASMR das Einschlafen fördern soll. Auch Videos in neunstündiger Länge werden angeboten, um die gesamte Schlafdauer mit Geräuschen begleiten zu können [92]. In einem Kommentar bedankt sich eine Nutzerin, die nach eigenen Angaben häufig nachts aufschreckt, dass sie mit diesem Video „den besten Schlaf" hatte. Sie beschreibt es als wichtigen Beitrag zu ihrer Gesundheit. Ein anderer Kommentar: „Ich habe meinem Hund Kopfhörer aufgesetzt und dieses Video vorgespielt: Er ist eingeschlafen."

Trotz des großen Erfolges von ASMR auf Internet-Plattformen und der weitverbreiteten, anscheinend erfolgreichen Nutzung zur Schlafförderung liegen noch so gut wie keine wissenschaftlichen Studien vor. In einer Befragung von über 800 Personen erhöhten ASMR-Videos die subjektive Einschätzung der Ruhe und reduzierten Stress und negative Stimmung. In einer Folgestudie im Labor reduzierte ASMR zusätzlich die Herzfrequenz [90]. Im Gehirn scheint das Schauen von ASMR Regionen unseres Belohnungssystems zu aktivieren [93]. In allen Studien kam es bei ASMR-Nutzern zu dem charakteristischen Kribbelgefühl. Für Menschen, die dieses Gefühl bei den Geräuschen nicht empfinden, ist die Methode aber wahrscheinlich ungeeignet.

Zu Schlafverbesserung mit ASMR lagen dagegen bis zur Veröffentlichung dieses Buches noch keinerlei empirische Daten vor. Im Hinblick auf die Beliebtheit des Verfahrens und bei der Regelmäßigkeit der Anwendung durch viele Nutzer scheint es allerdings lohnend zu sein, dies weiter zu untersuchen.

Verbessert Musik meinen Schlaf?

Musik hat einen Einfluss auf unseren emotionalen Zustand. Die richtige Musik kann uns fröhlich machen oder mit Energie aufladen und anheizen. Bestimmte Musikstücke können uns nachdenklich oder traurig stimmen und wieder andere können uns beruhigen und entspannen. Gestresste oder ängstliche Personen fühlen sich mit Musik weniger angespannt. Gleichzeitig verursacht Musik auch auf der körperlichen Ebene deutliche Anzeichen der Entspannung, z. B. einen ruhigeren Herzschlag, niedrigeren Blutdruck oder ein reduziertes Level an Stresshormonen [94].

Da erscheint es naheliegend, beruhigende und entspannende Musik als Einschlafhilfe zu verwenden. In einer Umfrage in England gaben über 60 % der Befragten an, Musik schon einmal als Einschlafhilfe benutzt zu haben [95]. Davon verwendeten ungefähr 35 % Musik mehr als einmal in der Woche als Einschlafhilfe. In den meisten Fällen bevorzugten die Befragten klassische Musik, doch auch viele andere Stilrichtungen wurden genannt. Die Personen sollten in der Umfrage zusätzlich angeben, warum sie glauben, dass Musik ihnen beim Schlafen hilft. Viele nannten mentale und körperliche Entspannung als Gründe. Aber auch Ablenkung von anderen Geräuschen oder schlafstörenden Gedanken wurde häufig erwähnt. Einige der Befragten hatten zusätzlich den Eindruck, dass sie durch die Musik ihre Einschlafzeit verkürzen, den Tiefschlaf verlängern und ihre Schlafqualität verbessern können.

Auch ungefähr die Hälfte der Patienten mit einer Insomnie gibt an, regelmäßig Musik als Einschlafhilfe zu verwenden [96]. Tatsächlich hat entspannende Musik bei ihnen positive Effekte auf den Schlaf: Musik reduziert die berichtete Einschlafzeit und verbessert die Schlafqualität in über 20 verschiedenen kontrollierten Untersuchungen [97]. Besonders effektiv war Musik, wenn sie zusätzlich mit Entspannungsübungen kombiniert wurde. Auch bei älteren Personen über 60 Jahre verbesserte Musik die Schlafqualität und das Einschlafen und reduzierte die Häufigkeit des Aufwachens [98]. Während also die positiven Effekte von Musik auf die berichtete Einschlafzeit und Schlafqualität deutlich und robust sind, ist die Wirkung von Musik auf den objektiv gemessenen Schlaf weniger eindeutig. In einer Studie bei Patienten mit Schlafstörungen konnten keine positiven Effekte von Musik auf die objektiv gemessene Einschlafzeit, den Tiefschlaf oder die Häufigkeit des Aufwachens gefunden werden [99]. Auch in einer weiteren Studie zeigte sich nach Musik keine Veränderung der gemessenen Schlafparameter [100]. In einer anderen Studie im Schlaflabor verlängerte dagegen die Musik den Tiefschlaf bei jungen Erwachsenen, die längere Einschlafzeiten hatten [101].

Wir haben auch in unserem Schlaflabor die Wirkung von Musik auf den Schlaf untersucht. Die gesunden jungen Versuchsteilnehmer hörten ein Musikstück, das mit dem Ziel komponiert worden war, den Tiefschlaf zu verbessern („Drifting into Delta" von Bekker & Bartel [102]). Sie schätzten die Qualität ihres Mittagsschlafs als besser ein, wenn sie vorher das Musikstück gehört hatten, im Vergleich zu einem Hörbuch. Zusätzlich verbrachten sie weniger Zeit im leichten Schlaf. Andere Aspekte wie die Einschlafzeit oder der Tiefschlaf blieben unverändert. Da wir diese Studie mit unserer Studienserie zu Hypnose vergleichen wollten, hatten wir auch gemessen, wie die Personen auf Hypnose reagieren. Interessanterweise hatten Personen, die sich nicht gut hypnotisieren lassen, nach Musik einen längeren Tiefschlafanteil. Bei Teilnehmerinnen, die sich gut hypnotisieren lassen, war dies nicht der Fall. Es könnte also sein, dass entspannende Musik insbesondere bei Menschen den Schlaf verbessert, die weniger etwas mit inneren Bildern oder imaginativen Verfahren wie Hypnose anfangen können. Ob dies allerdings ein Zufallsbefund ist oder sich auch in weiteren Studien bestätigt, muss sich erst zeigen.

Musik ist also eine empfehlenswerte Methode, den Schlaf und das Einschlafen subjektiv zu verbessern. Zusätzlich gibt es Anzeichen, dass bestimmte Musik auch objektive Aspekte des Schlafs verbessern kann, zumindest bei einigen Personen. Warum Musik hilft, ist allerdings wissenschaftlich nicht vollständig geklärt [103]. So überdeckt sie auf jeden Fall andere störende Geräusche. Auch Entspannung, Ablenkung und positive Stimmung durch Musik sind sicherlich Faktoren, die den Schlaf verbessern können. Einige Forscher vermuten zusätzlich, dass bestimmte, langsame Schallwellen auch direkt die Aktivität in unserem Gehirn „entspannen" können und so zum besseren Einschlafen beitragen. Dies konnte aber bislang nicht einheitlich bestätigt werden.

Verbessert Meditieren den Schlaf?

Meditieren verbessert tatsächlich den Schlaf. Menschen, die regelmäßig meditierten (zwei bis vier Stunden pro Tag über mehr als drei Jahre), hatten einer Studie zufolge deutlich mehr Tief- und REM-Schlaf als Personen, die nicht meditierten [104]. Besonders bemerkenswert an dieser Studie war, dass gerade ältere Meditierende keine altersbedingte Verringerung des Tiefschlafanteils aufwiesen [105]. Sie hatten so viel Tiefschlaf wie 40- bis 49-jährige Personen. Das ist wirklich eine großartige Botschaft für die Schlafqualität im Alter.

Aber wer schafft es schon, jeden Tag zwei bis vier Stunden zu meditieren? Wahrscheinlich kaum jemand. Doch auch kürzere Meditationsübungen können den Schlaf bei Patienten mit Schlafstörungen verbessern, wie z.B. Übungen zur Achtsamkeitsmeditation [106]. Wenn Patienten diese Übungen eine Weile ausführten, dann berichteten sie von einer deutlich verbesserten Schlafqualität und weniger langen Wachphasen in der Nacht. Die Effekte der Meditationsübungen auf den objektiv gemessenen

Schlaf sind dagegen weniger einheitlich. Die Schlafverbesserung nach Achtsamkeitsmeditation wirkt ähnlich gut wie andere Entspannungsverfahren, wie z.B. die eher körperbezogene progressive Muskelentspannung [107]. Die kognitive Verhaltenstherapie ist dagegen gerade bei schweren Schlafstörungen wie der Insomnie wesentlich wirksamer.

Warum wirkt Meditation bei Schlafstörungen? In der Achtsamkeitsmeditation wird versucht, die Aufmerksamkeit auf den jetzigen Moment zu fokussieren, negative Gedanken weniger wichtig zu nehmen und sie wieder loszulassen. So gelingt es insgesamt, Stress zu reduzieren. Da gerade Grübeln und negative Gedanken eine Ursache für Schlafstörungen sind, können Achtsamkeitsübungen hier Abhilfe schaffen. Sie erfordern allerdings einige Übung.

Verringert regelmäßiges Meditieren das Schlafbedürfnis?

„Seitdem ich regelmäßig meditiere, brauche ich weniger Schlaf." Den Satz habe ich schon oft gehört [108]. Ist da etwas dran? Wie in der Frage vorher schon erwähnt, verbessert regelmäßige Meditation den Schlaf und erhöht den Tiefschlafanteil. Insofern sollte man sich durch den besseren Schlaf am nächsten Tag wacher und erholter fühlen. Eine Verkürzung des Schlafs wird allerdings durch Meditation meist nicht erreicht. Es wird sogar betont, dass man für erfolgreiches Meditieren ausgeschlafen sein sollte, da man sonst Gefahr läuft, während der Meditation einzuschlafen. Weiterhin heißt es, dass Meditation den Schlaf nicht ersetzen kann [109].

Was ist Schlaf- oder Traum-Yoga?

Yogaübungen fördern die Beweglichkeit und wirken gleichzeitig entspannend. Auf mehreren Webseiten werden daher bestimmte Übungen als Einschlafhilfe und Abendritual empfohlen (siehe z.B. [110]). Die Übungen fokussieren dabei meistens auf das Loslassen von stressigen Erlebnissen des Tages.

Doch mit dem Begriff „Traum-Yoga" sind nicht unbedingt körperliche Übungen gemeint. Hier geht es eher um bestimmte Meditationsübungen, mit dem Ziel, die eigenen Träume zu beeinflussen [111]. Angeblich werden die Anleitungen dazu nur von eingeweihten Yogameistern an „befugte" Personen weitergegeben. Im Traum soll dabei ein Zustand der „Klarheit" erreicht werden, um während des Traumes zu merken, dass man träumt. Dies entspricht dem Konzept des Klartraums (siehe Frage *Was sind Klarträume?* in Kapitel 2).

Während dieser Traumzeiten lassen sich bestimmte Meditationspraktiken weiter üben und vertiefen. So können Mönche im Klartraum üben, Objekte zu verwandeln, beispielsweise einen Tisch in einen Blumentopf und umgekehrt. Oder sie können Albträume generieren, um so ihren Ängsten zu begegnen. Gleichzeitig kann das Erlernen des Klarträumens eine wichtige Rolle auf dem Weg zu der spirituellen Erleuchtung spielen [112]. Nach Ansicht einiger buddhistischer Lehren befinden wir uns eigentlich während unseres ganzen Lebens in einem traumähnlichen Zustand. Nur bemerken wir dies normalerweise nicht. Meditieren im Traum kann uns zeigen, wie traumähnlich unsere Wachheit ist. Im traumlosen Schlaf sind wir dagegen einem erleuchteten Zustand schon recht nahe [113].

Sehr erfahrene Yogi können angeblich ihr Bewusstsein auch auf den traumlosen Schlaf ausdehnen und dadurch sehr nahe an einen erleuchteten Zustand gelangen. Diese Übungen werden Schlaf-Yoga genannt. So bildet der Schlaf mit seiner Unterscheidung zwischen traumlosem Schlaf

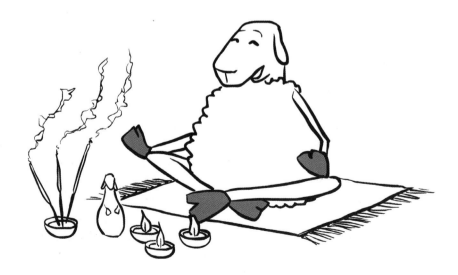

und Traumschlaf einen wichtigen Zustand für bestimmte buddhistische Philosophien, um Phänomene des Bewusstseins zu beschreiben und zu erkennen [114].

Verbessert Tai-Chi oder Qigong den Schlaf?

Tai-Chi ist eine in China entwickelte Kampfkunst, die heute von vielen Menschen weltweit praktiziert wird [115]. Heutzutage steht allerdings weniger der Kampf als vielmehr Bewegung und Gymnastik im Vordergrund. Die Bewegungen werden dabei meist sehr langsam ausgeübt. Die Kraft wird in einigen wenigen explosionsartigen Bewegungen gebündelt, alle anderen Muskeln sollten in einem entspannten Modus bleiben. Qigong ist eine ebenfalls in China entwickelte Bewegungsform mit einem stärkeren Fokus auf Meditation und Konzentrationsübungen als Tai-Chi. Es baut auf der chinesischen Medizin auf [116]. Durch die Übungen sollen bestimmte Energien (das „Qi") wieder besser im Körper fließen können, um so Krankheiten zu lindern und die Gesundheit zu stabilisieren. Sowohl Tai-Chi als auch Qigong werden mit einer Verbesserung der allgemeinen Gesundheit und auch der Schlafqualität in Verbindung gebracht [117].

Verschiedene Untersuchungen können dies bestätigen. Bei Patienten mit Schlafstörungen wie der Insomnie wirkten sich Tai-Chi- und Qigong-Programme über mehrere Wochen positiv auf die berichtete Schlafqualität aus [118]. Dabei verbesserte Qigong den Schlaf noch etwas mehr als Tai-Chi. Auch bei Krebspatienten mit Schlafstörungen verbesserten Tai-Chi- oder Qigong-Übungen die subjektive Schlafqualität [119]. Bei Senioren gibt es ebenfalls Hinweise darauf, dass Tai-Chi die subjektive Schlafqualität und Einschlafzeit positiv beeinflussen kann [120]. Objektiv blieb der Schlaf allerdings meist unverändert. Da die kognitive Verhaltenstherapie generell wirksamer ist bei der Insomnie, werden Bewegungsformen wie Tai-Chi nicht als einzige Behandlung, sondern eher als Zusatzprogramm empfohlen [121].

Tai-Chi und Qigong scheinen also durchaus interessante Möglichkeiten zu sein, um die generelle Gesundheit und auch die Schlafqualität positiv zu beeinflussen. Bisher gibt es aber kaum Hinweise, dass auch der objektiv gemessene Schlaf verbessert wird.

Verbessert Akupressur den Schlaf?

Akupressur ist eine Methode der chinesischen Medizin, bei der Druck auf bestimmte Punkte des Körpers ausgeübt wird, also quasi eine Akupunktur ohne Nadeln [122]. Die Schlafbehandlung dauert meist drei bis vier Wochen, wobei drei- bis siebenmal pro Woche die entsprechenden Punkte bis zu fünf Minuten lang gedrückt werden. Die Patienten können dies nach Anweisung auch selbst durchführen.

Nach der Behandlung mit Akupressur berichten die meisten Patienten über ein besseres Einschlafen und eine längere Schlafdauer. Scheinbehandlungen, bei der andere Druckpunkte gewählt wurden, waren im Vergleich zu den „richtigen" Druckpunkten bei der Akupressur weniger effektiv. Der positive Effekt von Akupressur auf den Schlaf war recht deutlich und wurde über viele Studien hinweg immer wieder gefunden [122]. Allerdings basieren die meisten Studienergebnisse auf Selbstberichten des Schlafenden. Und in einigen Studien ist nicht auszuschließen, dass entweder die Behandelnden und/oder die Patienten bemerkten, ob sie in der echten oder der Scheinbehandlungsgruppe waren. Nebenwirkungen wurden nicht festgestellt. Insofern ist Akupressur zur Verbesserung des Schlafs durchaus zu empfehlen. Es bleibt aber unklar, wie genau sie wirkt und ob sich auch der objektiv gemessene Schlaf durch Akupressur verbessern lässt.

Vertiefen Düfte unseren Schlaf?

Düfte können unseren Schlaf verbessern. In einer Vielzahl von Studien berichten Versuchsteilnehmerinnen einheitlich von einem verbesserten Schlaf mit Lavendelduft [123]. Auch bei objektiven Messungen im Schlaflabor stellten die Forscher fest, dass Lavendelduft vor dem Einschlafen die Dauer des Tiefschlafs verlängerte [124]. Lavendel hat insgesamt entspannende Eigenschaften. Dies könnte erklären, warum sein Duft unseren Schlaf verbessert. Allerdings üben Düfte auch eine direkte Wirkung auf unseren Schlaf aus: Wenn der Duft nicht beim Einschlafen, sondern während des Schlafs vorhanden war, kam es zu vermehrten Tiefschlafwellen [125]. Dies funktionierte bei Lavendel, aber auch bei anderen Düften wie Vanille.

Das Riechen von Düften führt also auch während des Schlafs zu einer zusätzlichen Entspannung, ohne dass die Personen dabei wach sein müssen. Entgegen der generellen Annahme ist unsere Nase nämlich nicht ausgeschaltet, sondern unser Gehirn kann Gerüche auch im Schlaf wahrnehmen und verarbeiten. Dies lässt sich schon an einer Veränderung unser Atmung erkennen: Wenn wir im Schlaf einen Geruch wahrnehmen, wird unsere Atmung für die nächsten Atemzüge flacher [126]. Allerdings können wir von Düften nicht wirklich geweckt werden, es sei denn, sie haben eine stark „stechende" Eigenschaft [127]. Deshalb sind akustische Rauchmelder weiterhin sinnvoll: Wir nehmen Rauch zwar im Schlaf wahr, wachen aber sehr wahrscheinlich nicht (oder zu spät) davon auf.

Neben Lavendel scheinen auch andere beruhigende Gerüche schlaffördernde Wirkungen zu haben, z. B. Bergamotte, Baldrianduft (obwohl der eigentlich nicht so gut riecht) oder Kamille. Vereinzelt wird auch von Schlafverbesserungen durch aktivierende Düfte wie Pfefferminz oder Orange berichtet. Insgesamt werden dafür aber eher entspannende Düfte empfohlen [128]. Die förderliche Wirkung der Gerüche auf den Schlaf ist zwar nicht sehr groß, zeigt sich aber doch einheitlich über mehrere Studien hinweg. Auch Ratten schlafen übrigens besser mit bestimmten Düften: Besonders Baldrian führte zu einem schnelleren Einschlafen und zu längerem Schlaf. Zitronenduft machte die Ratten dagegen eher wach [129].

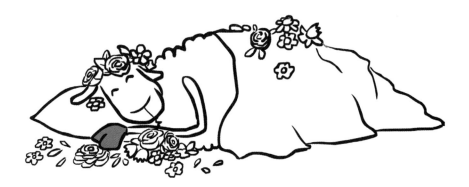

Kann ich meinen Schlaf durch elektrischen Strom vertiefen?

Im Tiefschlaf erzeugt unser Gehirn sehr langsame Hirnwellen. Diese lassen sich als elektrischer Strom auf unserem Kopf messen. Im Gegensatz zu dem Strom aus der Leitung sind die elektrischen Wellen des Gehirns viel schwächer und auch wesentlich langsamer. Forscher haben sich nun die Frage gestellt, was passiert, wenn man zwei elektrische Kontakte auf der Kopfoberfläche befestigt und das Gehirn im Schlaf mit schwachen und langsamen Stromwellen von außen stimuliert. Lassen sich dadurch die typischen Hirnwellen im Tiefschlaf verstärken?

Eine viel beachtete Studie der Schlafforscher Lisa Marshall und Jan Born, damals noch an der Universität Lübeck, bejaht dies [130]. Die langsamen Hirnwellen im Tiefschlaf wurden durch den von außen angelegten langsamen elektrischen Strom verstärkt. Durch die Stimulation konnten sich die Versuchsteilnehmer am nächsten Tag besser an vorher gelernte Wörter erinnern. Seit der Veröffentlichung dieser Ergebnisse haben über zehn weitere Studien die Effekte der elektrischen Stimulation auf die langsamen Wellen im Tiefschlaf untersucht [131]. Insgesamt wurde eine Verstärkung der langsamen Hirnwellen durch die elektrische Stimulation in den meisten, aber nicht allen Studien bestätigt. Diese Verstärkung war aber meist kurzfristig und bewirkte nur in zwei Studien eine wirkliche Verlängerung des Tiefschlafs. Zwei andere Untersuchungen berichteten sogar eine Verkürzung des Tiefschlafs in der Nacht mit Stimulation. Die Verbesserung des Gedächtnisses konnte nur in weniger als der Hälfte der Studien bestätigt werden. Und es konnte ebenfalls nicht überzeugend gezeigt werden, dass die elektrische Stimulation des Tiefschlafs die subjektiv empfundene Schlafqualität verbessert.

Insgesamt scheint die Vertiefung des Schlafs durch elektrische Ströme bis zu einem gewissen Grad zu funktionieren. Es ist jedoch fraglich, ob die Wirkung ausreicht, um den Tiefschlaf tatsächlich zu verlängern. Und es ist unklar, ob dies irgendwelche Verbesserungen in der Schlafqualität, der Erholung, der Reduktion der Müdigkeit oder auch der Speicherung von Gedächtnisinhalten bewirkt. Auch sind mögliche unerwünschte Nebenwirkungen bislang nicht untersucht worden. Ich würde diese Methode bislang niemandem zur Vertiefung des Schlafs empfehlen.

Kann ich meinen Schlaf durch bestimmte Geräusche im Schlaf vertiefen?

Wenn schlafenden Personen ein leiser Ton vorgespielt wird, dann verursacht dieser manchmal eine messbare Hirnwelle. Diese Hirnwelle ist zunächst einmal eine Reaktion des Gehirns auf den Ton und könnte die Verarbeitung des Gehörten reflektieren. Sie wird aber auch mit einer Aufrechterhaltung des Schlafs in Verbindung gebracht: Unser Gehirn verhindert sozusagen selbst, dass wir durch den Ton aufgeweckt werden. Spannenderweise ähnelt diese Hirnwelle sehr stark den langsamen Hirnwellen im Tiefschlaf. Der Unterschied ist natürlich, dass unser Gehirn diese langsamen Wellen im Tiefschlaf ständig selbst erzeugt, ohne Geräusche von außen. Außerdem kommen im Tiefschlaf sehr viele langsame Wellen hintereinander vor, während ein leiser Ton meist nur eine starke langsame Welle erzeugt.

Eine interessante Beobachtung wurde nun von dem Schlafforscher Hong Viet Ngo an der Universität Tübingen gemacht: Wenn man die natürlichen langsamen Wellen des Gehirns misst, und dann zum richtigen Zeitpunkt einen leisen Ton spielt, fügt sich die Ton-induzierte langsame Welle sehr schön in die langsamen Wellen des Gehirns ein [132]. Es kommt dabei zu einer kurzfristigen Verstärkung der langsamen Wellen im Tiefschlaf. Spielt man den Ton dagegen zu einem falschen Zeitpunkt, stört er die vom Gehirn produzierten langsamen Wellen. Auch zwei (aber nicht mehr) aufeinanderfolgende, zur richtigen Zeit gespielte Töne führten zu einer Verstärkung der langsamen Wellen [133]. Dabei kommt es nach einer Stimulation des Tiefschlafs durch diese leisen Töne auch zu einer stärkeren Festigung von Erinnerungen im Schlaf. Sogar unser Immunsystem scheint von dieser nächtlichen Tonstimulation zu profitieren [134]. Diese Forschungsergebnisse haben auch Ingenieure und Entwickler fasziniert. Verschiedene Unternehmen bieten mittlerweile Kopfbänder an, die gleichzeitig unsere Hirnwellen aufzeichnen und zur richtigen Zeit im Tiefschlaf leise Töne spielen. Sie werben damit, dass ihr Produkt unseren Tiefschlaf verbessern kann und wir somit unsere Schlafqualität und Erholung durch den Schlaf optimieren können.

Es ist aber noch in keiner Weise klar, ob die im Schlaf präsentierten Töne unseren Schlaf tatsächlich verbessern. Vor allem fehlen bislang Untersuchungen, die die Wirkung der Tonstimulation über längere Zeiträume (z. B. Wochen oder Monate) testen. Die bisherigen Studien haben meist nur eine einzige Nacht untersucht, und selbst da kommen mittlerweile Zweifel auf, ob die Tonstimulation im Tiefschlaf tatsächlich positive Wirkungen hat. Zwar führt diese in so gut wie allen Studien zu einer Erhöhung der langsamen Hirnwellen [131]. Die Methode an sich funktioniert also. Doch wie auch bei der elektrischen Stimulation sind die Effekte sehr kurzfristig. Schon einige Sekunden nach dem Ton sind die langsamen Wellen nicht mehr erhöht. Deshalb verbringen die Personen durch die Tonstimulation nicht mehr Zeit im Tiefschlaf. Weiterhin ist bislang unklar, ob und wie sich die nächtliche Tonstimulation auf die empfundene Schlafqualität und die Wachheit am nächsten Tag auswirkt. Und obwohl eine Mehrzahl der Studien eine gedächtnisverbessernde Wirkung der nächtlichen Tonstimulation bestätigen kann, sind mittlerweile auch Studien erschienen, die diesen Effekt nicht finden [135].

Ein abschließendes Urteil lässt sich bislang noch nicht treffen. Sicherlich ist die Tonstimulation effektiver in der Verstärkung der langsamen Hirnwellen im Schlaf als die elektrische Stimulation. Es fehlen aber Studien, die bei einer langfristigen und regelmäßigen Anwendung die Wirkung auf die Schlafqualität testen. Diese Studien wären auch deshalb wichtig, weil sie potenzielle Nebenwirkungen der Anwendung untersuchen könnten. Solange diese Studienergebnisse nicht vorliegen, möchte ich diese Methode in meinem Schlaf nicht anwenden.

Verbessern schaukelnde Betten den Schlaf?

Babys beruhigen sich, wenn sie geschaukelt werden. Ist Schaukeln auch bei Erwachsenen eine hilfreiche Methode, um den Schlaf zu verbessern? Interessanterweise stammen die meisten Studien zu schaukelnden Betten und Schlaf aus der Schweiz. So konnte eine Forschergruppe der Universität Genf zeigen, dass ein sanft schaukelndes Bett die Einschlafzeit bei einem Mittagsschlaf verkürzt [136]. Das Schaukeln war dabei sehr langsam und leicht: Das Bett glitt nur alle vier Minuten ca. 10 cm nach links und rechts. In einer weiteren Studie verlängerte das Schaukelbett den Tiefschlaf während der Nacht [137]. Die Versuchsteilnehmerinnen verbrachten darin ungefähr 20 % mehr Zeit im Tiefschlaf als in einem festen Bett. Außerdem war das Auftreten der Schlafspindeln erhöht. Tiefschlaf und Schlafspindeln gelten als wichtig für die Festigung von Erinnerungen im Schlaf (siehe Frage *Verbessert Schlaf das Gedächtnis?* in Kapitel 5). In der Studie konnten sich die Versuchspersonen tatsächlich besser an vor dem Schlaf gelernte Wortpaare erinnern, wenn sie in dem Schaukelbett geschlafen hatten.

Allerdings konnten diese Ergebnisse von einer Forschergruppe aus Zürich nicht bestätigt werden. Sie kam in ihrer Studie zum Schluss, dass ein schaukelndes Bett keinen Einfluss auf den Schlaf hat, weder auf das Einschlafen noch auf den Tiefschlaf [138]. Auch die Erinnerung an Wortpaare wurde in dieser Studie nicht von dem Schaukelbett beeinflusst. Nur die Schlafspindeln waren ebenfalls leicht erhöht. Allerdings wurde hier lediglich in den ersten zwei Stunden Schlaf geschaukelt, nicht die ganze Nacht. Und die Probanden konnten wählen, in welche Richtung und wie schnell sie geschaukelt werden wollten. Hier muss ich wohl noch weitere Forschungsergebnisse abwarten, bis ich guten Gewissens ein Schaukelbett empfehlen kann. Und vor allem ist mir noch unklar, wie genau geschaukelt werden muss, damit es auch etwas für den Schlaf bringt. Wie schon erwähnt: Wissenschaft kann doch einfach Spass machen!

Kann ich durch eine Gewichtsdecke meinen Schlaf verbessern?

Es gibt sogenannte Gewichtsdecken, die den Schlaf verbessern sollen. In die Decken sind Gewichte eingenäht, die ca. 10 % des eigenen Körpergewichts ausmachen sollten. Bei einer 80 kg schweren Person wiegt die Decke also 8 kg, ein ganz ordentliches Gewicht. Die Idee dahinter ist, dass sich die Decke um den Körper schmiegt und ihn quasi umarmt und festhält. Dies soll helfen, sich wohlzufühlen und zu entspannen und auch besser einzuschlafen. Nach Angaben einiger Hersteller soll mit Gewichtsdecken auch der Tiefschlaf schneller erreicht werden.

Es gibt tatsächlich schon einige Untersuchungen zu dem Thema: In einer Studie bewerteten Patienten mit Insomnie ihren Schlaf mit der Gewichtsdecke als besser [139]. Objektiv fanden weniger Bewegungen statt, da die Gewichtsdecke die Bewegungsfreiheit möglicherweise einschränkt. Die Patienten, die gerne mit der Decke schliefen, hatten zusätzlich einen objektiv längeren Schlaf mit weniger Unterbrechungen. Ansonsten gab es keine Veränderungen des Schlafs. In einer weiteren Studie waren bei Patienten mit Schlaf- und Angststörungen durch eine Gewichtsdecke die Einschlafzeit stark verkürzt und auch andere berichtete Schlafparameter verbessert [140]. Diese Effekte waren auch nach einem Jahr noch feststellbar.

Beide beschriebenen Studien haben allerdings keine Vergleichsgruppe, die in demselben Zeitraum mit einer normalen Decke schlief. Aus wissenschaftlicher Sicht ist deshalb nicht klar, ob die Schlafverbesserung wirklich durch die Gewichtsdecke verursacht wurde. Der Grund könnte auch die positive Erwartung der Patienten gewesen sein, da sie ja wussten, dass die Gewichtsdecke den Schlaf verbessern sollte. In einer besser kontrollierten Studie mit autistischen Kindern zeigte sich keine verbessernde Wirkung einer Gewichtsdecke auf den Schlaf [141]. Es wurden allerdings bisher auch keine schwerwiegenden Nachteile einer solchen Decke berichtet. Insofern könnten Sie es ja ruhig einmal ausprobieren.

Verbessern Ohrstöpsel meinen Schlaf?

Lärm stört den Schlaf. Eine Reduktion des Lärms kann den Schlaf verbessern. Also fördern Ohrstöpsel den Schlaf, wenn es in der Schlafumgebung laut ist. Ist es so einfach? Ja, wahrscheinlich schon.

Die Frage, ob Ohrstöpsel den Schlaf verbessern, wurde vor allem in Krankenhäusern untersucht. Dort schlafen die Patienten meist in Mehrbettzimmern, und es sind nachts lautere Geräusche zu hören als zu Hause. Gleichzeitig sind Ohrstöpsel eine sehr einfache und kostengünstige Maßnahme zur Schlafverbesserung. Wie erwartet, berichten Patienten von einem besseren Schlaf mit Ohrstöpseln. Die positive Wirkung auf die subjektive Schlafqualität zeigt sich einheitlich in mehreren Untersuchungen. Die bessere Schlafqualität wirkte sich auch auf den Gesundheitszustand von Patienten aus: So entwickelten nach einer Operation weniger Patienten einen Zustand der Verwirrtheit, wenn sie mit Ohrstöpseln schlafen konnten [142]. Auch objektiv wachten sie seltener auf und hatten mehr Tiefschlaf [143]. In einer anderen Studie wachten sie mit Ohrstöpseln ebenfalls seltener auf, es zeigte sich aber kein verlängerter Einfluss auf den Tiefschlaf, sondern auf den REM-Schlaf [144]. Trotz der relativ einfachen Umsetzung und der positiven Effekte auf den Schlaf berichteten in einer Umfrage in mehreren Ländern nur ungefähr 18 % der befragten Kliniken, ihren Patienten regelmäßig Ohrstöpsel anzubieten [145].

Genau wie bei den häufigen Störungen des Schlafs durch die Klinikroutinen (siehe Frage *Erhole ich mich mittels Schlaf besser von operativen Eingriffen?* in Kapitel 5) ist es mir nicht begreiflich, warum Patienten im Krankenhaus nicht immer Ohrstöpsel angeboten bekommen, um ihren Schlaf wenigstens etwas zu verbessern. Vielleicht also beim nächsten Krankenhausbesuch einfach selber welche mitnehmen.

Allerdings gibt es zu der genauen Wirkung von Ohrstöpseln auf den objektiv gemessenen Schlaf erstaunlich wenig Studien. Wahrscheinlich weil der positive Effekt so offensichtlich ist. Doch es gibt bei der Untersuchung auch ein Problem: Die Wirksamkeit der Ohrstöpsel an sich ist schwer zu trennen von den Erwartungen der Versuchsteilnehmer, dass die Ohrstöpsel ihren Schlaf verbessern werden. Sie merken ja, ob sie Ohrstöpsel bekommen oder nicht. Und selbst wenn man in einer Kontrollgruppe einmal Ohrstöpsel verwenden würde, die den Lärm nicht abdämpfen, würden die Probanden dies bemerken. Man müsste ihnen also Ohrstöpsel geben, die erst nach dem Einschlafen per Funk so geschaltet werden, dass sie den Lärm entweder abdämpfen oder nicht. Nur so könnten Erwartungseffekte der Teilnehmerinnen ausgeschlossen werden. Eine solche Studie ist mir jedoch nicht bekannt.

Wenn normale Ohrstöpsel nicht mehr ausreichen, gibt es mittlerweile auch andere Erfindungen: Ohrstöpsel, die zusätzlich ein weißes Rauschen oder andere Geräusche produzieren. Diese Geräusche sind gleichmäßig und können externen Lärm (wie z. B. das Schnarchen des Bettnachbarn) noch besser überdecken. Allerdings sollte man zunächst feststellen, ob einen das ständige Rauschen auf dem Ohr nicht noch mehr stört. Mir hat es jedenfalls nicht gefallen.

Verbessert eine Schlafmaske den Schlaf?

Auch Schlafmasken verbessern den Schlaf, vor allem in einer unruhigen und ungewöhnlich hellen Umgebung. Die Studienlage ist ähnlich wie bei den Ohrstöpseln (siehe Frage *Verbessern Ohrstöpsel meinen Schlaf?*). Im Krankenhaus berichteten die Patienten von einem besseren Schlaf, wenn sie Schlafmasken tragen durften [146]. Zusammen mit Ohrstöpseln verbesserten sie auch den objektiven Schlaf. Die Probanden schliefen trotz externem Lärm und Licht schneller ein, hatten weniger Bewegungsphasen und genauso viel Tiefschlaf wie in einer ruhigen und dunklen Nacht. Sie schliefen auch länger und verbrachten wahrscheinlich dadurch mehr Zeit im REM-Schlaf [147]. Doch auch hier gibt es noch sehr wenige Studien. Das Problem der Erwartung der Versuchsteilnehmerinnen gilt hier ebenfalls: Es bräuchte eigentlich eine Schlafmaske, die erst nach dem Einschlafen Licht durchlässt oder nicht. Erst dann könnte die Frage wissenschaftlich genau untersucht werden.

Auch bei den Schlafmasken gibt es Neuheiten. Manche werden mit weichen Lautsprechern zum Abspielen von Musik oder Hörbüchern im Kopfband angeboten. Und einige haben zusätzlich noch leichte Gewichte eingenäht. Diese sollen dazu führen, dass sich die Maske gut an das Gesicht anpasst. Zudem könnte der leichte Druck auf das Gesicht entspannend wirken. Am besten selbst ausprobieren, Studienergebnisse gibt es in Bezug auf besseren Schlaf meines Wissens nicht.

Sollte ich meinen Schlaf „tracken"?

Schon mal gemacht? Vielleicht besitzen Sie bereits ein eigenes Gerät. Heutzutage gibt es viele, mit denen man nachts seinen Schlaf aufzeichnen oder eben *tracken* (englisch: verfolgen, nachvollziehen) kann, sogenannte „Schlaftracker". Die meisten dieser Geräte können als Uhr am Arm getragen werden und sind hauptsächlich zur Überwachung der eigenen sportlichen Aktivität gedacht. Häufig verfügen sie aber auch über eine Funktion zur Aufzeichnung des Schlafs. Die Auswertung enthält mittlerweile nicht nur die Schlafdauer oder Schlafeffizienz, sondern auch Angaben über den Anteil der verschiedenen Schlafphasen. Auch über das Mobiltelefon können Sie mittels zum Teil kostenloser Applikationen den Schlaf aufzeichnen. Andere Geräte stellt man neben das Bett, legt sie unter das Kissen oder die Matratze. Die Programme protokollieren den Schlaf über einen längeren Zeitraum, berechnen Durchschnittswerte der Schlafdauer, die Einschlaf- und Aufwachzeiten usw. Manche Programme geben auch Empfehlungen wie: „Ihre Uhrzeiten, an denen Sie zu Bett gehen, sind sehr unterschiedlich. Sie könnten besser schlafen, wenn Sie regelmäßig zu einer bestimmten Zeit schlafen gehen."

Doch was nützen solche „Schlafverfolger"? Es ist zunächst bemerkenswert, dass sich die Qualität dieser Geräte in den letzten Jahren durchaus verbessert hat. Es gibt eine Reihe wissenschaftlicher Studien, die die Übereinstimmung mit den objektiven Aufnahmen des Schlafs im Schlaflabor verglichen hat [148]. Obwohl es Abweichungen gibt, wird die Übereinstimmung insbesondere bei neueren Modellen größer. Besonders schwierig scheint allerdings die Unterscheidung zwischen entspanntem Liegen im Wachzustand und Schlaf zu sein. Selbst wenn man ganz ruhig einen Film anschaut oder meditiert, meldet das Programm möglicherweise: „Du hast geschlafen." Mittels Hirnwellen wären diese Zustände eindeutig vom Schlaf unterscheidbar. Die Schlaftracker können also die objektive Messung mittels Hirnwellen, Augen- und Muskelbewegungen nicht ersetzen.

Trotzdem sind diese Aufzeichnungen oft besser als die eigene Wahrnehmung des Schlafs. Einige Menschen sind beispielsweise recht verwundert, wenn ihnen das Gerät sagt, sie hätten sieben Stunden geschlafen. Dabei hatten sie selbst den Eindruck, fast die ganze Nacht wach gelegen zu haben. Da ist es natürlich ein Leichtes, dem Gerät die Schuld für diese Fehleinschätzung zu geben. Aber in den meisten Fällen wird es eher die eigene Wahrnehmung sein, die nicht stimmt (siehe Frage *Wie bewerten Menschen, ob ihr Schlaf gut oder schlecht war?* in Kapitel 2). Gerade bei Menschen im höheren Lebensalter oder bei leichten bis mittelschweren Schlafstörungen kann es durchaus nützlich sein, den Schlaf regelmäßig zu messen, um so eine weitere Meinung zum eigenen Schlafverhalten zu bekommen.

Wie messen solche Geräte den Schlaf? Es gibt hier unterschiedliche Ansätze. Einige basieren ausschließlich auf der Bewegung der Schlafenden. Dies gilt für die meisten Mobiltelefone oder Geräte, die man unter die Matratze legt. Diese Aufzeichnungen können bei gesunden Schläfern recht gut zwischen Perioden mit viel oder wenig Bewegung unterscheiden. Bei schlechten Schläfern kann es jedoch sein, dass sie nachts wach im Bett liegen und dies durch die Geräte nicht richtig erkannt wird.

Neuere Geräte (wie die meisten Fitness-Uhren) basieren zusätzlich auf der Herzfrequenz oder anderen Indikatoren. Diese Schätzungen des Schlafs sind häufig besser als die reine Bewegungsanalyse. Weiterhin ist zu erwarten, dass durch die kontinuierliche Verbesserung der Algorithmen in den nächsten Jahren die Qualität der Messung weiter gesteigert wird. Mittlerweile können einige Geräte sogar automatisch den Einschlafzeitpunkt und das Ende des Schlafs erkennen, und das auch bei kurzen Mittagsschlafperioden. Sie scheinen sich sogar individuell an die Nutzer anzupassen: Das Gerät „lernt" also aus den Daten des Benutzers und verbessert so die Aussagekraft zukünftiger Ergebnisse.

Was spricht also gegen eine regelmäßige Aufzeichnung des eigenen Schlafs? Menschen mit mittleren oder schweren Schlafstörungen konzentrieren sich ohnehin sehr stark auf ihren Schlaf. Im Extremfall ist das ganze Leben darauf ausgerichtet, endlich wieder gut zu schlafen. In der Therapie wird gerade versucht, diese Fokussierung zu relativieren. Für diese Personen ist eine regelmäßige Messung ihres Schlafs nicht zu empfehlen. Weiterhin spielt auch die Frage nach Datensicherheit und Privatsphäre eine Rolle, da die Firmen die Schlafdaten der Nutzer sammeln und nicht klar ist, wie genau diese weiter genutzt werden. Versicherungen überlegen bereits, Schlafaufzeichnungen zu verwenden, um Reduktionen in Versicherungsprämien zu berechnen. Hier könnten durchaus ethische und rechtliche Probleme entstehen, deren Ausmaß noch schwer absehbar ist.

Doch eine regelmäßige Messung des eigenen Schlafs erlaubt auch neue Ansatzpunkte. So kann man auf einmal ganz anders über seinen Schlaf sprechen. Es gibt bereits Gemeinschaften im Internet, die sich über ihre Schlafprofile austauschen und sich gegenseitig Hilfestellung geben. Sie feuern sich wie beim Sport gegenseitig an, besser oder mehr zu schlafen. Das kann natürlich gut oder auch schlecht sein. Zum einen lässt sich beim Vergleich mit anderen sehen, dass diese möglicherweise ebenfalls einen schlechten oder noch schlechteren Schlaf haben. Vielleicht ist man dadurch beruhigt. Andererseits ist man möglicherweise beunruhigt, wenn andere viel besser schlafen als man selbst. Solche Foren müssten eigentlich von Schlafspezialisten begleitet werden, um die Leute aufklären zu können.

Neu aber ist, dass sich auf einmal mit dem eigenen Schlaf viel besser „experimentieren" lässt: Ich kann ausprobieren, was meinem Schlaf guttut und was nicht. Heute habe ich sehr schlecht geschlafen, beschäftigt mich etwas, habe ich einen Konflikt mit jemandem? Oder einfach nur zu viel Kaffee getrunken? Heute habe ich besonders gut geschlafen, was habe ich gestern gemacht? Durch die Protokollierung lassen sich auch längerfristige Veränderungen wahrnehmen. Ich kann zum Beispiel früher aufmerksam werden, wenn sich etwas verschlechtert, und schneller Rat einholen. Schlafprotokolle waren eigentlich immer das Erste, was auf Schlaf spezialisierte Psychologen ihren Patienten als Aufgabe mit nach Hause gaben. Heute bringen die Patienten einfach die Daten ihrer Schlafmessungen mit. Insgesamt sehe ich diesbezüglich mehr Chancen als Gefahren, jedenfalls bei einem verantwortungsvollen Umgang mit den Daten.

Literaturverzeichnis

1. Kleitman, N. (1987). *Sleep and wakefulness.*; Original Version 1939. Chicago: University of Chicago Press.
2. Hauri, P. (1977). *Current Concepts: The sleep disorders.* Kalamazoo: The Upjohn Company.
3. Patientenratgeber DGSM. (2011). *Ein- und Durchschlafstörungen.* https://www.dgsm.de/downloads/dgsm/arbeitsgruppen/ratgeber/neu-Nov2011/Schlafstoerung_A4.pdf. Letzter Zugriff 19.10.2020
4. Zulley, J. (2011). *Gesunder und gestörter Schlaf. Informationsbroschüre* (5., überarb. Aufl.). Berlin: Barmer GEK. Verfügbar unter https://www.barmer.de/blob/37184/d7d749d8bf24461464a3d5797735d6ab/data/pdf-gesunder-schlaf.pdf
5. Erlacher, D. (2019). *Sport und Schlaf. Angewandte Schlafforschung für die Sportwissenschaft.* Berlin: Springer. https://doi.org/10.1007/978-3-662-58132-2
6. Chung, K.-F., Lee, C.-T., Yeung, W.-F., Chan, M.-S., Chung, E.W.-Y. & Lin, W.-L. (2018). Sleep hygiene education as a treatment of insomnia: a systematic review and meta-analysis. *Family practice, 35,* 365–375. https://doi.org/10.1093/fampra/cmx122
7. Hoppeler, H. (1923). *Dr. Hoppeler's Hausarzt: Lehr und Nachschlagebuch der Familie.* Leipzig: Loephien.
8. Mantua, J. & Spencer, R.M.C. (2017). Exploring the nap paradox: are mid-day sleep bouts a friend or foe? *Sleep medicine, 37,* 88–97. https://doi.org/10.1016/j.sleep.2017.01.019
9. Steger, B. (2007). *Inemuri. Wie die Japaner schlafen und was wir von ihnen lernen können.* Reinbek bei Hamburg: Rowohlt.
10. Guo, V.Y., Cao, B., Wong, C.K.H. & Yu, E.Y.T. (2017). The association between daytime napping and risk of diabetes: a systematic review and meta-analysis of observational studies. *Sleep medicine, 37,* 105–112. https://doi.org/10.1016/j.sleep.2017.01.018
11. Yamada, T., Hara, K., Shojima, N., Yamauchi, T. & Kadowaki, T. (2015). Daytime Napping and the Risk of Cardiovascular Disease and All-Cause Mortality: A Prospective Study and Dose-Response Meta-Analysis. *Sleep, 38,* 1945–1953. https://doi.org/10.5665/sleep.5246
12. Lovato, N. & Lack, L. (2010). The effects of napping on cognitive functioning. *Progress in brain research, 185,* 155–166. https://doi.org/10.1016/B978-0-444-53702-7.00009-9
13. Moimaere (2019). *Nap Like Salvador Dali. Power Nap techniques for boosting your creativity.* The Startup. Retrieved August 20th 2020 from https://medium.com/swlh/nap-like-salvador-dali-46689881d366

14. Baer, D. (2013, Oktober). *How Dali, Einstein, And Aristotle Perfected The Power Nap*. Retrieved August 20th 2020 from https://www.fastcompany.com/3023078/how-dali-einstein-and-aristotle-perfected-the-power-nap

15. Sielaff, S. & Steichele-Biskup, A. (2020, Juli). *Müdigkeit am Steuer: Lebensgefährlicher Blindflug*. München: ADAC. Zugriff am 20. August 2020 unter https://www.adac.de/verkehr/verkehrssicherheit/verkehrsmedizin/muedigkeit-sekunden schlaf-auto/

16. Umwelt Bundesamt. (2019, September). *Heizen, Raumtemperatur*. Umwelt Bundesamt. Zugriff am 20. August 2020 unter https://www.umweltbundesamt.de/umwelttipps-fuer-den-alltag/heizen-bauen/heizen-raumtemperatur#textpart-2

17. Lan, L., Tsuzuki, K., Liu, Y. F. & Lian, Z. W. (2017). Thermal environment and sleep quality: A review. *Energy and Buildings, 149,* 101-113. https://doi.org/10.1016/j.enbuild.2017.05.043

18. Okamoto-Mizuno, K., Tsuzuki, K., Mizuno, K. & Ohshiro, Y. (2009). Effects of low ambient temperature on heart rate variability during sleep in humans. *European journal of applied physiology, 105,* 191-197. https://doi.org/10.1007/s00421-008-0889-1

19. Okamoto-Mizuno, K. & Mizuno, K. (2012). Effects of thermal environment on sleep and circadian rhythm. *Journal of physiological anthropology, 31,* 14. https://doi.org/10.1186/1880-6805-31-14

20. Zhuang, Z., Li, Y., Chen, B. & Guo, J. 2009). Chinese kang as a domestic heating system in rural northern China—A review. *Energy and Buildings, 41,* 111-119.

21. Bettwärmer (2020). In *Wikipedia, Die freie Enzyklopädie*. Zugriff am 20. August 2020 unter https://de.wikipedia.org/wiki/Bettw%C3%A4rmer

22. Haghayegh, S., Khoshnevis, S., Smolensky, M. H., Diller, K. R. & Castriotta, R. J. (2019). Before-bedtime passive body heating by warm shower or bath to improve sleep: A systematic review and meta-analysis. *Sleep medicine reviews, 46,* 124-135. https://doi.org/10.1016/j.smrv.2019.04.008

23. Radwan, A., Fess, P., James, D., Murphy, J., Myers, J., Rooney, M. et al. (2015). Effect of different mattress designs on promoting sleep quality, pain reduction, and spinal alignment in adults with or without back pain; systematic review of controlled trials. *Sleep health, 1,* 257-267. https://doi.org/10.1016/j.sleh.2015.08.001

24. Bergholdt, K., Fabricius, R. N. & Bendix, T. (2008). Better backs by better beds? *Spine, 33,* 703-708. https://doi.org/10.1097/BRS.0b013e3181695d3b

25. van Leen, M. & Schols, J. (2015). Pressure Relief, Visco-Elastic Foam with Inflated Air? A Pilot Study in a Dutch Nursing Home. *Healthcare (Basel, Switzerland), 3,* 78-83.

26. Chiba, S., Yagi, T., Ozone, M., Matsumura, M., Sekiguchi, H., Ganeko, M. et al. (2018). Data: High Rebound Mattress Toppers Facilitate Core Body Temperature Drop and Enhance Deep Sleep in the Initial Phase of Nocturnal Sleep. https://doi.org/10.1371/journal.pone.0197521

27. Herberger, S., Kräuchi, K., Glos, M., Lederer, K., Assmus, L., Hein, J. et al. (2019). Effects of sleep on a high heat capacity mattress on sleep stages, EEG power spectra, cardiac interbeat intervals and body temperatures in healthy middle-aged men. *Sleep, 43,* zsz271. https://doi.org/10.1093/sleep/zsz271

28. Kräuchi, K., Fattori, E., Giordano, A., Falbo, M., Iadarola, A., Aglì, F. et al. (2018). Sleep on a high heat capacity mattress increases conductive body heat loss and

slow wave sleep. *Physiology & behavior, 185,* 23–30. https://doi.org/10.1016/j.phys beh.2017.12.014

29. Schlafkultur (2020). In *Wikipedia, Die freie Enzyklopädie.* Zugriff am 20. August 2020 unter https://de.wikipedia.org/wiki/Schlafkultur

30. Der Standard. (2006, Februar). *Herzschützer-Smock-Baby Doll.* Wien: Standard Verlagsgesellschaft mbH. Zugriff am 20. August 2020 unter https://www.derstan dard.at/story/2340914/herzschuetzer-smock-baby-doll

31. Becker, J. (n.d.). *Kulturgeschichte der Nachtkleidung.* Goch: Schlafkampagne UG. Zugriff am 20. August 2020 unter https://schlafkampagne.de/magazin/kulturge-schichte-der-nachtkleidung-618.php

32. Statista. (2020). *Wie schlafen sie nachts gewöhnlich?* Zugriff am 20. August 2020 unter https://de.statista.com/statistik/daten/studie/4956/umfrage/beliebteste-schlaf outfits/

33. Langer, G., Arendt, C. & Sussman, D. (2007, August). *Poll: American Sex Survey.* New York City: ABC News. Retrieved August 20th 2020 from https://abcnews.go. com/Primetime/News/story?id=156921&page=1

34. Troynikov, O., Watson, C.G. & Nawaz, N. (2018). Sleep environments and sleep physiology: A review. *Journal of thermal biology, 78,* 192–203. https://doi.org/10. 1016/j.jtherbio.2018.09.012

35. Adams, C. (2015, January). *Does Sleeping Naked Prevent Diabetes?* Washington: Washington City Paper. Retrieved August 20th 2020 from https://www.washingtonci-typaper.com/columns/straight-dope/article/13046449/does-sleeping-naked-pre vent-diabetes-dont-ban-pyjamas-just-yet

36. Shin, M., Halaki, M., Swan, P., Ireland, A.H. & Chow, C.M. (2016). The effects of fabric for sleepwear and bedding on sleep at ambient temperatures of 17 °C and 22 °C. *Nature and science of sleep, 8,* 121–131. https://doi.org/10.2147/NSS.S100271

37. Pedersen, M.J., Rittig, S., Jennum, P.J. & Kamperis, K. (2020). The role of sleep in the pathophysiology of nocturnal enuresis. *Sleep medicine reviews, 49,* 101228. https://doi.org/10.1016/j.smrv.2019.101228

38. Vaughan, C.P. & Bliwise, D.L. (2018). Sleep and Nocturia in Older Adults. *Sleep medicine clinics, 13,* 107–116. https://doi.org/10.1016/j.jsmc.2017.09.010

39. Johnson, T.M., Sattin, R.W., Parmelee, P., Fultz, N.H. & Ouslander, J.G. (2005). Evaluating potentially modifiable risk factors for prevalent and incident nocturia in older adults. *Journal of the American Geriatrics Society, 53,* 1011–1016. https://doi. org/10.1111/j.1532-5415.2005.53321.x

40. St-Onge, M.-P., Mikic, A. & Pietrolungo, C.E. (2016). Effects of Diet on Sleep Quality. *Advances in nutrition (Bethesda, Md.), 7,* 938–949. https://doi.org/10.3945/ an.116.012336

41. Gangwisch, J.E., Hale, L., St-Onge, M.-P., Choi, L., LeBlanc, E.S., Malaspina, D. et al. (2020). High glycemic index and glycemic load diets as risk factors for insomnia: analyses from the Women's Health Initiative. *The American journal of clinical nutrition, 111,* 429–439. https://doi.org/10.1093/ajcn/nqz275

42. Schlaf und Somnologie GmbH. (n.d.). *Die besten Nahrungsmittel für den Schlaf.* Zugriff am 20. August 2020 unter https://www.schlaf.org/nahrungsmittel/

43. Frey, B. (2012, 17. November). Zuckerwasser. *Neue Züricher Zeitung.* Zugriff am 20. August 2020 unter https://www.nzz.ch/feuilleton/buecher/zuckerwasser-1.1 7811848

44. Gais, S, Bom, J., Peters, A., Schultes, B., Heindl, B., Fehm, H. L. et al. (2003). Hypoglycemia counterregulation during sleep. *Sleep, 26,* 55–59 https://doi.org/10.1093/sleep/26.1.55

45. Kirsch, J. A. (2017, November). There's No Such Thing as a Sugar Rush, According to Science. *Fatherly.* Retrieved August 20th 2020 from https://www.fatherly.com/health-science/theres-no-thing-sugar-rush-according-science/

46. Wolraich, M. L., Wilson, D. B. & White, J. W. (1995). The effect of sugar on behavior or cognition in children. A meta-analysis. *JAMA, 274,* 1617–1621. https://doi.org/10.1001/jama.1995.03530200053037

47. Chaput, J.-P., Tremblay, M. S., Katzmatzyk, P. T., Fogelholm, M., Hu, G., Maher, C. et al. (2018). Sleep patterns and sugar-sweetened beverage consumption among children from around the world. *Public health nutrition, 21,* 2385–2393. https://doi.org/10.1017/S1368980018000976

48. Anderson, C. & Horne, J. A. (2006). A high sugar content, low caffeine drink does not alleviate sleepiness but may worsen it. *Human psychopharmacology, 21,* 299–303. https://doi.org/10.1002/hup.769

49. Berres, I. (2017, April). Hilft warme Milch beim Einschlafen? *Der Spiegel Online.* Zugriff am 20. August 2020 unter https://www.spiegel.de/gesundheit/diagnose/einschlafen-was-bringt-warme-milch-a-1132001.html

50. Afaghi, A., O'Connor, H. & Chow, C. M. (2007). High-glycemic-index carbohydrate meals shorten sleep onset. *The American journal of clinical nutrition, 85,* 426–430. https://doi.org/10.1093/ajcn/85.2.426

51. Clark, I. & Landolt, H. P. (2017). Coffee, caffeine, and sleep: A systematic review of epidemiological studies and randomized controlled trials. *Sleep medicine reviews, 31,* 70–78. https://doi.org/10.1016/j.smrv.2016.01.006

52. Nehlig, A., Daval, J. L. & Debry, G. (1992). Caffeine and the central nervous system: mechanisms of action, biochemical, metabolic and psychostimulant effects. *Brain research. Brain research reviews, 17,* 139–170. https://doi.org/10.1016/0165-0173(92)90012-B

53. Irwin, C., Khalesi, S., Desbrow, B. & McCartney, D. (2020). Effects of acute caffeine consumption following sleep loss on cognitive, physical, occupational and driving performance: A systematic review and meta-analysis. *Neuroscience and biobehavioral reviews, 108,* 877–888. https://doi.org/10.1016/j.sleep.2019.11.466

54. Rétey, J. V., Adam, M., Khatami, R., Luhmann, U. F. O., Jung, H. H., Berger, W. et al. (2007). A genetic variation in the adenosine A2A receptor gene (ADORA2A) contributes to individual sensitivity to caffeine effects on sleep. *Clinical pharmacology and therapeutics, 81,* 692–698. https://doi.org/10.1038/sj.clpt.6100102

55. Silva-Néto, R. P., Santos, P. E. M. S. & Peres, M. F. P. (2019). Hypnic headache: A review of 348 cases published from 1988 to 2018. *Journal of the neurological sciences, 401,* 103–109. https://doi.org/10.1016/j.jns.2019.04.028

56. Hu, Y., Stephenson, K. & Klare, D. (2020). The dynamic relationship between daily caffeine intake and sleep duration in middle-aged and older adults. *Journal of sleep research,* e12996. https://doi.org/10.1111/jsr.12996

57. Spadola, C. E., Guo, N., Johnson, D. A., Sofer, T., Bertisch, S. M., Jackson, C. L. et al. (2019). Evening intake of alcohol, caffeine, and nicotine: night-to-night associations with sleep duration and continuity among African Americans in the Jackson Heart Sleep Study. *Sleep, 42,* zsz136. https://doi.org/10.1093/sleep/zsz136

58. Li, Q., Liu, Y., Sun, X., Yin, Z., Li, H., Cheng, C. et al. (2019). Caffeinated and de-caffeinated coffee consumption and risk of all-cause mortality: a dose-response meta-analysis of cohort studies. *Journal of human nutrition and dietetics: the official journal of the British Dietetic Association, 32,* 279–287. https://doi.org/10.1111/jhn.12633

59. Ebrahim, I.O., Shapiro, C.M., Williams, A.J. & Fenwick, P.B. (2013). Alcohol and sleep I: effects on normal sleep. *Alcoholism, clinical and experimental research, 37,* 539–549. https://doi.org/10.1111/acer.12006

60. Gordon, H.W. (2019). Differential Effects of Addictive Drugs on Sleep and Sleep Stages. *Journal of addiction research (OPAST Group), 3.*

61. He, S., Hasler, B.P. & Chakravorty, S. (2019). Alcohol and sleep-related problems. *Current opinion in psychology, 30,* 117–122. https://doi.org/10.1016/j.copsyc.2019.03.007

62. Kolla, B.P., Foroughi, M., Saeidifard, F., Chakravorty, S., Wang, Z. & Mansukhani, M.P. (2018). The impact of alcohol on breathing parameters during sleep: A systematic review and meta-analysis. *Sleep medicine reviews, 42,* 59–67. https://doi.org/10.1016/j.smrv.2018.05.007

63. Babson, K.A., Sottile, J. & Morabito, D. (2017). Cannabis, Cannabinoids, and Sleep: a Review of the Literature. *Current psychiatry reports, 19,* 23. https://doi.org/10.1007/s11920-017-0775-9

64. Drazdowski, T.K., Kliewer, W.L. & Marzell, M. (2019). College students' using marijuana to sleep relates to frequency, problematic use, and sleep problems. *Journal of American college health: J of ACH,* 1–10. https://doi.org/10.1080/07448481.2019.1656634

65. Rasskazova, E., Zavalko, I., Tkhostov, A. & Dorohov, V. (2014). High intention to fall asleep causes sleep fragmentation. *Journal of sleep research, 23,* 295–301. https://doi.org/10.1111/jsr.12120

66. Jansson-Fröjmark, M. & Norell-Clarke, A. (2018). The cognitive treatment components and therapies of cognitive behavioral therapy for insomnia: A systematic review. *Sleep medicine reviews, 42,* 19–36. https://doi.org/10.1016/j.smrv.2018.05.001

67. Perreault-Pierre, É. (2012). *Comprendre et pratiquer les techniques d'optimisation du potentiel. Une méthode personnalisée pour mobiliser ses ressources, être et rester au top.* Paris: InterÉditions.

68. Debellemaniere, E., Gomez-Merino, D., Erblang, M., Dorey, R., Genot, M., Perreaut-Pierre, E. et al. (2018). Using relaxation techniques to improve sleep during naps. *Industrial health, 56,* 220–227. https://doi.org/10.2486/indhealth.2017-0092

69. Mogk, C., Otte, S., Reinhold-Hurley, B. & Kröner-Herwig, B. (2006). Health effects of expressive writing on stressful or traumatic experiences – a meta-analysis. *GMS Psycho-Social Medicine, 3,* Doc06.

70. Travagin, G., Margola, D. & Revenson, T.A. (2015). How effective are expressive writing interventions for adolescents? A meta-analytic review. *Clinical psychology review, 36,* 42–55. https://doi.org/10.1016/j.cpr.2015.01.003

71. Scullin, M.K., Krueger, M.L., Ballard, H.K., Pruett, N. & Bliwise, D.L. (2018). The effects of bedtime writing on difficulty falling asleep: A polysomnographic study comparing to-do lists and completed activity lists. *Journal of experimental psychology. General, 147,* 139–146. https://doi.org/10.1037/xge0000374

72. Meier, U. (2004). Das Schlafverhalten der deutschen Bevölkerung – eine repräsentative Studie. Sleeping Behaviour of the German Population – A Representative Study. *Somnologie, 8,* 87–94. https://doi.org/10.1111/j.1439-054X.2004.0 0021.x

73. Allen, S.L., Howlett, M.D., Coulombe, J.A. & Corkum, P.V. (2016). ABCs of SLEEPING: A review of the evidence behind pediatric sleep practice recommendations. *Sleep medicine reviews, 29,* 1–14. https://doi.org/10.1016/j.smrv.2015.08.006

74. Mindell, J.A. & Williamson, A.A. (2018). Benefits of a bedtime routine in young children: Sleep, development, and beyond. *Sleep medicine reviews, 40,* 93–108. https://doi.org/10.1016/j.smrv.2017.10.007

75. Counting Sheep. In *Wikipedia, The Free Encyclopedia.* Retrieved August 20th 2020 from https://en.wikipedia.org/wiki/Counting_sheep

76. Harvey, A.G. & Payne, S. (2002). The management of unwanted pre-sleep thoughts in insomnia: distraction with imagery versus general distraction. *Behaviour Research and Therapy, 40,* 267–277. https://doi.org/10.1016/S0005-7967(01)0 0012-2

77. Nelson, J. & Harvey, A.G. (2002). The differential functions of imagery and verbal thought in insomnia. *Journal of abnormal psychology, 111,* 665–669. https://doi.org/10.1037/0021-843X.111.4.665

78. Hypnagogia (2020). In *Wikipedia, The Free Encyclopedia.* Retrieved August 20th 2020 from https://en.wikipedia.org/wiki/Hypnagogia

79. Revenstorf, D., Peter, B. & Burkhard, P. (Hrsg.). (2015). *Hypnose in Psychotherapie, Psychosomatik und Medizin. Manual für die Praxis.* Berlin: Springer Science and Business Media. https://doi.org/10.1007/978-3-642-54577-1

80. Thompson, T., Terhune, D.B., Oram, C., Sharangparni, J., Rouf, R., Solmi, M. et al. (2019). The effectiveness of hypnosis for pain relief: A systematic review and meta-analysis of 85 controlled experimental trials. *Neuroscience and biobehavioral reviews, 99,* 298–310. https://doi.org/10.1016/j.neubiorev.2019.02.013

81. Lemyre, A., Belzile, F., Landry, M., Bastien, C.H. & Beaudoin, L.P. (2020). Pre-sleep cognitive activity in adults: A systematic review. *Sleep medicine reviews, 50,* 101253. https://doi.org/10.1016/j.smrv.2019.101253

82. Friedrich, A. & Schlarb, A.A. (2018). Let's talk about sleep: a systematic review of psychological interventions to improve sleep in college students. *Journal of sleep research, 27,* 4–22. https://doi.org/10.1111/jsr.12568

83. https://www3.unifr.ch/psycho/de/assets/public/Forschungseinheiten/biopsy/hypnose/hypnotic_suggestion_deep_sleep.mp3. Letzter Zugriff 19.10.2020.

84. Cordi, M.J., Schlarb, A.A. & Rasch, B. (2014). Deepening sleep by hypnotic suggestion. *Sleep, 37,* 1143–52, 1152A-1152F. https://doi.org/10.5665/sleep.3778

85. Cordi, M.J., Hirsiger, S., Mérillat, S. & Rasch, B. (2015). Improving sleep and cognition by hypnotic suggestion in the elderly. *Neuropsychologia, 69,* 176–182. https://doi.org/10.1016/j.neuropsychologia.2015.02.001

86. Cordi, M.J., Rossier, L. & Rasch, B. (2020). Hypnotic suggestions given before nighttime sleep extend slow wave sleep as compared to a control text in highly hypnotizable subjects. *The International journal of clinical and experimental hypnosis, 68,* 105–129. https://doi.org/10.1080/00207144.2020.1687260

87. Gößling, H.-W. (2015). *Besser schlafen mit Selbsthypnose. Das Fünf-Wochen-Programm für Aufgeweckte.* Heidelberg: Carl-Auer.

88. Barratt, E.L., Spence, C. & Davis, N.J. (2017). Sensory determinants of the autonomous sensory meridian response (ASMR): understanding the triggers. *PeerJ, 5,* e3846. https://doi.org/10.7717/peerj.3846

89. ASMRMagic (2018). *ASMR 50+ Triggers over 3 Hours (No Talking) Ear Cleaning, MAssage, Tapping, Peeling, Umbrella & More.* [Youtube]. Retireved August 20th 2020 from https://www.youtube.com/watch?v=oXp0hTkXiks&t=4153s

90. Poerio, G.L., Blakey, E., Hostler, T.J. & Veltri, T. (2018). More than a feeling: Autonomous sensory meridian response (ASMR) is characterized by reliable changes in affect and physiology. *PloS one, 13,* e0196645. https://doi.org/10.1371/journal.pone.0196645

91. Barratt, E.L. & Davis, N.J. (2015). Autonomous Sensory Meridian Response (ASMR): a flow-like mental state. *PeerJ, 3,* e851. https://doi.org/10.7717/peerj.851

92. WhispersRed ASMR (2018). *All Night ASMR, 9hr Sleep Clinic.* [Youtube]. Retrieved August 20th 2020 from https://www.youtube.com/watch?v=9CGu_D8d87I

93. Lochte, B.C., Guillory, S.A., Richard, C.A.H. & Kelley, W.M. (2018). An fMRI investigation of the neural correlates underlying the autonomous sensory meridian response (ASMR). *BioImpacts, 8,* 295–304. https://doi.org/10.15171/bi.2018.32

94. Witte, M. de, Spruit, A., van Hooren, S., Moonen, X. & Stams, G.-J. (2019). Effects of music interventions on stress-related outcomes: a systematic review and two meta-analyses. *Health psychology review,* 1–31.

95. Trahan, T., Durrant, S.J., Müllensiefen, D. & Williamson, V.J. (2018). The music that helps people sleep and the reasons they believe it works: A mixed methods analysis of online survey reports. *PloS one, 13,* e0206531. https://doi.org/10.1371/journal.pone.0206531

96. Huang, C.-Y., Chang, E.-T. & Lai, H.-L. (2018). Use of integrative medicine approaches for treating adults with sleep disturbances. *Applied nursing research: ANR, 43,* 49–55. https://doi.org/10.1016/j.apnr.2018.06.016

97. Feng, F., Zhang, Y., Hou, J., Cai, J., Jiang, Q., Li, X. et al. (2018). Can music improve sleep quality in adults with primary insomnia? A systematic review and network meta-analysis. *International journal of nursing studies, 77,* 189–196. https://doi.org/10.1016/j.ijnurstu.2017.10.011

98. Lai, H.-L. & Good, M. (2006). Music improves sleep quality in older adults. 2004. *Journal of advanced nursing, 53,* 134–44; discussion 144–6. https://doi.org/10.1111/j.1365-2648.2006.03693.x

99. Chang, E.-T., Lai, H.-L., Chen, P.-W., Hsieh, Y.-M. & Lee, L.-H. (2012). The effects of music on the sleep quality of adults with chronic insomnia using evidence from polysomnographic and self-reported analysis: a randomized control trial. *International journal of nursing studies, 49,* 921–930. https://doi.org/10.1016/j.ijnurstu.2012.02.019

100. Lazic, S.E. & Ogilvie, R.D. (2007). Lack of efficacy of music to improve sleep: a polysomnographic and quantitative EEG analysis. *International journal of psychophysiology: official journal of the International Organization of Psychophysiology, 63,* 232–239. https://doi.org/10.1016/j.ijpsycho.2006.10.004

101. Chen, C.-K., Pei, Y.-C., Chen, N.-H., Huang, L.-T., Chou, S.-W., Wu, K.P. et al. (2014). Sedative music facilitates deep sleep in young adults. *Journal of alternative and complementary medicine (New York, N.Y.), 20,* 312–317. https://doi.org/10.1089/acm.2012.0050

102. Bekker H. & Bartel L. R. (2004). *Music To Promote Sleep. Drifting into delta.* Canada: Avalon Music.

103. Dickson, G. T. & Schubert, E. (2019). How does music aid sleep? Literature review. *Sleep medicine, 63,* 142–150. https://doi.org/10.1016/j.sleep.2019.05.016

104. Nagendra, R. P., Maruthai, N. & Kutty, B. M. (2012). Meditation and its regulatory role on sleep. *Frontiers in neurology, 3,* 54. https://doi.org/10.3389/fneur.2012.00054

105. Sulekha, S., Thennarasu, K., Vedamurthachar, A., Raju, T. R. & Kutty, B. M. (2006). Evaluation of sleep architecture in practitioners of Sudarshan Kriya yoga and Vipassana meditation. *Sleep Biol Rhythms, 4,* 207–214. https://doi.org/10.1111/j.1479-8425.2006.00233.x

106. Ong, J. C. & Moore, C. (2019). What do we really know about mindfulness and sleep health? *Current opinion in psychology, 34,* 18–22. https://doi.org/10.1016/j.co psyc.2019.08.020

107. Rusch, H. L., Rosario, M., Levison, L. M., Olivera, A., Livingston, W. S., Wu, T. et al. (2019). The effect of mindfulness meditation on sleep quality: a systematic review and meta-analysis of randomized controlled trials. *Annals of the New York Academy of Sciences, 1445,* 5–16. https://doi.org/10.1111/nyas.13996

108. EOC Institute. (n. d.). *Meditation Vs Sleep – Replacing Sleep With Meditation: How To Sleep Less? How Are Sleep & Meditation Different?* Retrieved August 20th 2020 from https://eocinstitute.org/meditation/require-less-sleep-with-meditation-460/

109. Morley, C. (n. d.). *Kensho way. Can Meditation Replace Sleep?* Available from https://kenshoway.com/meditation/can-meditation-replace-sleep

110. Sonnentor. (n. d.). *Yoga für einen guten Schlaf.* Verfügbar unter https://www.sonnentor.com/de-at/rezepte-tipps/tipps/yoga-fuer-einen-guten-schlaf

111. Traumyoga (2020). In *Wikipedia, Die freie Enzyklopädie.* Zugriff am 20. August 2020 unter https://de.wikipedia.org/wiki/Traumyoga

112. Holecek, A. & LaBerge, S. (2016). *Dream yoga. Illuminating your life through lucid dreaming and the Tibetan yogas of sleep.* Boulder, Colorado: Sounds True.

113. Holecek, A. (2017, July). What Is Dream Yoga and How Do You Do It? *Lions's Roar.* Retrieved August 20th 2020 from https://www.lionsroar.com/waking-up-from-the-dream-of-a-lifetime/

114. Sharma, A. (2004). *Sleep as a state of consciousness in Advaita Vedānta.* Albany: State University of New York Press.

115. Taijiquan (2020). In *Wikipedia, Die freie Enzyklopädie.* Zugriff am 20. August 2020 unter https://de.wikipedia.org/wiki/Taijiquan

116. Qigong (2020). In *Wikipedia, Die freie Enzyklopädie.* Zugriff am 20. August 2020 unter https://de.wikipedia.org/wiki/Qigong

117. Wang, F., Lee, O. E.-K., Feng, F., Vitiello, M. V., Wang, W., Benson, H. et al. (2016). The effect of meditative movement on sleep quality: A systematic review. *Sleep medicine reviews, 30,* 43–52. https://doi.org/10.1016/j.smrv.2015.12.001

118. Wang, X., Li, P., Pan, C., Dai, L., Wu, Y. & Deng, Y. (2019). The Effect of Mind-Body Therapies on Insomnia: A Systematic Review and Meta-Analysis. *Evidence-based complementary and alternative medicine: eCAM 2019,* 9359807.

119. Kreutz, C., Schmidt, M. E. & Steindorf, K. (2019). Effects of physical and mind-body exercise on sleep problems during and after breast cancer treatment: a systematic review and meta-analysis. *Breast cancer research and treatment, 176,* 1–15. https://doi.org/10.1007/s10549-019-05217-9

120. Du, S., Dong, J., Zhang, H., Jin, S., Xu, G., Liu, Z. et al. (2015). Taichi exercise for self-rated sleep quality in older people: a systematic review and meta-analysis. *International journal of nursing studies, 52,* 368–379. https://doi.org/10.1016/j.ijnur stu.2014.05.009

121. Riemann, D., Baglioni, C., Bassetti, C., Bjorvatn, B, Dolenc Groselj, L., Ellis, J. G. et al. (2017). European guideline for the diagnosis and treatment of insomnia. *Journal of sleep research, 26,* 675–700. https://doi.org/10.1111/jsr.12594

122. Waits, A., Tang, Y.-R., Cheng, H.-M., Tai, C.-J. & Chien, L.-Y. (2018). Acupressure effect on sleep quality: A systematic review and meta-analysis. *Sleep medicine reviews, 37,* 24–34. https://doi.org/10.1016/j.smrv.2016.12.004

123. Lillehei, A. S. & Halcon, L. L. (2014). A systematic review of the effect of inhaled essential oils on sleep. *Journal of alternative and complementary medicine (New York, N.Y.), 20,* 441–451. https://doi.org/10.1089/acm.2013.0311

124. Goel, N., Kim, H. & Lao, R. P. (2005). An olfactory stimulus modifies nighttime sleep in young men and women. *Chronobiology international, 22,* 889–904. https://doi.org/10.1080/07420520500263276

125. Perl, O. *et al.* (2016). Odors enhance slow-wave activity in non-rapid eye movement sleep. *Journal of neurophysiology, 115,* 2294–2302. https://doi.org/10.1152/jn.01001.2015

126. Arzi, A. *et al.* (2010). The influence of odorants on respiratory patterns in sleep. *Chemical senses, 35,* 31–40. https://doi.org/10.1093/chemse/bjp079

127. Carskadon, M. A. & Herz, R. S. (2004). Minimal olfactory perception during sleep: why odor alarms will not work for humans. *Sleep, 27,* 402–405.

128. Hwang, E. & Shin, S. (2015). The effects of aromatherapy on sleep improvement: a systematic literature review and meta-analysis. *Journal of alternative and complementary medicine (New York, N.Y.), 21,* 61–68. https://doi.org/10.1089/acm.2014.0113

129. Komori, T., Matsumoto, T., Motomura, E. & Shiroyama, T. (2006). The sleep-enhancing effect of valerian inhalation and sleep-shortening effect of lemon inhalation. *Chemical senses, 31,* 731–737. https://doi.org/10.1093/chemse/bjl015

130. Marshall, L., Helgadóttir, H., Mölle, M. & Born, J. (2006). Boosting slow oscillations during sleep potentiates memory. *Nature, 444,* 610–613. https://doi.org/10.1038/nature05278

131. Zhang, Y. & Gruber, R. (2019). Can Slow-Wave Sleep Enhancement Improve Memory? A Review of Current Approaches and Cognitive Outcomes. *The Yale Journal of Biology and Medicine, 92,* 63–80.

132. Ngo, H.-V. V., Martinetz, T., Born, J. & Mölle, M. (2013). Auditory closed-loop stimulation of the sleep slow oscillation enhances memory. *Neuron, 78,* 545–553. https://doi.org/10.1016/j.neuron.2013.03.006

133. Ngo, H.-V. V., Miedema, A., Faude, I., Martinez, T. Mölle, M. & Born, J. (2015). Driving sleep slow oscillations by auditory closed-loop stimulation-a self-limiting process. *The Journal of neuroscience, 35,* 6630–6638. https://doi.org/10.1523/JNEUROSCI.3133-14.2015

134. Besedovsky, L., Ngo, H.-V.V., Dimitrov, S., Gassenmaier, C., Lehmann, R. & Born, J. (2017). Auditory closed-loop stimulation of EEG slow oscillations strengthens sleep and signs of its immune-supportive function. *Nature communications, 8,* 1984. https://doi.org/10.1038/s41467-017-02170-3

135. Henin, S., Borges, H., Shankar, A., Sarac, C., Melloni, L., Friedman, D. et al. (2019). Closed-Loop Acoustic Stimulation Enhances Sleep Oscillations But Not Memory Performance. *eNeuro, 6*, ENEURO.0306-19.2019. https://doi.org/10.1523/ENEURO.0306-19.2019

136. Bayer, L., Constantinescu, I., Perrig, S., Vienne, J., Vidal, P.-P., Mühlethaler, M. et al. (2011). Rocking synchronizes brain waves during a short nap. *Current biology, 21*, R461–2. https://doi.org/10.1016/j.cub.2011.05.012

137. Perrault, A. A., Khani, A., Quairiaux, C., Kompotis, K., Muhlethaler, M., Schwartz, S. et al. (2019). Whole-Night Continuous Rocking Entrains Spontaneous Neural Oscillations with Benefits for Sleep and Memory. *Current biology, 29*, 402–411.e3. https://doi.org/10.1016/j.cub.2018.12.028

138. Omlin, X., Crivelli, F., Näf, M., Heinicke, L., Skorucak, J., Malafeev, A. et al. (2018). The Effect of a Slowly Rocking Bed on Sleep. *Scientific reports, 8*, 2156. https://doi.org/10.1038/s41598-018-19880-3

139. Ackerley R, Badre G & Olausson H. (2015). Positive Effects of a Weighted Blanket on Insomnia. *Journal of Sleep Medicine & Disorders; SciMedCentral, 2*, 1–7.

140. Ekholm, B. & Adler, M. (2018). *Weighted blankets for insomnia in affective disorder and ADHD – a clinical follow up study*. https://doi.org/10.31234/osf.io/wjsr2

141. Gringras, P., Green, D., Wright, B., Rush, C., Sparrowhawk, M., Pratt, K. et al. (2014). Weighted blankets and sleep in autistic children – randomized controlled trial. *Pediatrics, 134*, 298–306. https://doi.org/10.1542/peds.2013-4285

142. Litton, E., Carnegie, V., Elliott, R. & Webb, S. A. R. (2016). The Efficacy of Earplugs as a Sleep Hygiene Strategy for Reducing Delirium in the ICU: A Systematic Review and Meta-Analysis. *Critical care medicine, 44*, 992–999. https://doi.org/10.1097/CCM.0000000000001557

143. Demoule, A., Carreira, S., Lavault, S., Pallanca, O., Morawiec, E., Mayaux, J. et al. (2017). Impact of earplugs and eye mask on sleep in critically ill patients: a prospective randomized study. *Critical care (London, England), 21*, 284. https://doi.org/10.1186/s13054-017-1865-0

144. Wallace, C. J., Robins, J., Alvord, L. S. & Walker, J. M. (1999). The effect of earplugs on sleep measures during exposure to simulated intensive care unit noise. *American Journal of Critical Care, 8*, 210–219. https://doi.org/10.4037/ajcc1999.8.4.210

145. Hofhuis, J. G. M., Rose, L., Blackwood, B., Akerman, E., McGaughey, J., Egerod, I. et al. (2018). Clinical practices to promote sleep in the ICU: A multinational survey. *International journal of nursing studies, 81*, 107–114. https://doi.org/10.1016/j.ijnurstu.2018.03.001

146. Locihová, H., Axmann, K., Padyšáková, H. & Fejfar, J. (2018). Effect of the use of earplugs and eye mask on the quality of sleep in intensive care patients: a systematic review. *Journal of sleep research, 27*, e12607. https://doi.org/10.1111/jsr.12607

147. Hu, R.-f., Jiang, X.-y., Zeng, Y.-m., Chen, X.-y. & Zhang, Y.-h. (2010). Effects of earplugs and eye masks on nocturnal sleep, melatonin and cortisol in a simulated intensive care unit environment. *Critical care (London, England), 14*, R66. https://doi.org/10.1186/cc8965

148. Haghayegh, S., Khoshnevis, S., Smolensky, M. H., Diller, K. R. & Castriotta, R. J. (2019). Accuracy of Wristband Fitbit Models in Assessing Sleep: Systematic Review and Meta-Analysis. *Journal of medical Internet research, 21*, e16273. https://doi.org/10.2196/16273

Nachwort

Lässt sich aus den verschiedenen Antworten ein allgemeines Fazit ziehen? Aufgrund der vielen angesprochenen Facetten des Schlafs und der bereits gegebenen Antworten kommt mir das nicht sinnvoll vor. Deshalb möchte ich hier nur noch einige Themen aufgreifen und wiederholen, die ich besonders relevant finde.

Schlaf ist wichtig

Schlaf ist ein wichtiger Bestandteil unseres Lebens und erfordert eine gewisse Zeit und einige Beachtung. Dabei handelt es sich keineswegs um vertane Zeit: Schlaf unterstützt aktiv unsere Wachheit, unsere Gesundheit, unseren Stoffwechsel, unsere Regeneration und Erholung bei Erkrankungen und trägt zur Festigung von Erinnerungen und zur Verarbeitung emotionaler Erlebnisse bei. Deshalb lohnt es sich, ausreichend zu schlafen und die Empfehlungen zur optimalen Schlafdauer zu beachten. Gerade wer regelmäßig zu kurz schläft, sollte es unbedingt ausprobieren, seinen Schlaf zu verlängern. Denn man kann sich an einen zu kurzen Schlaf gewöhnen, das heißt, man merkt selbst gar nicht mehr, dass man zu wenig schläft. Belohnt wird man wahrscheinlich durch eine höhere Lebenszufriedenheit, Leistungsfähigkeit und Gesundheit.

Schlaf ist adaptiv

Unser Organismus ist darauf eingestellt, auch einmal mit wenig Schlaf auszukommen oder in einer Nacht gar nicht zu schlafen. Wenn es die Situation erfordert und wir eine Zeit lang mehr leisten müssen oder stark eingespannt sind, können wir für eine gewisse Zeit unser Schlafbedürfnis reduzieren. Die Wichtigkeit des Schlafs darf also auch nicht überbewertet werden. Problematisch wird es erst, wenn die Phasen der Herausforderung zu lang oder sogar zum Dauerzustand werden. Auf Phasen der Anspannung müssen also wieder längere Phasen kommen, in denen regelmäßig und ausreichend geschlafen werden kann.

Schlaf ist individuell

Schlaf ist individuell sehr verschieden. Wir haben alle ein unterschiedliches Schlafbedürfnis. Daher bringt es nichts, andere als Vorbild zu nehmen und vielleicht sogar neidisch zu sein, dass jemand weniger Schlaf braucht oder besser schläft als wir selbst. Wir müssen unseren eigenen Schlaf akzeptieren. Und wir unterscheiden uns auch in unserem zirkadianen Rhythmus und den von uns bevorzugten Schlaf- und Wachzeiten. Starre Arbeitszeiten oder der gleiche Schulanfang für alle erscheinen vor diesem Hintergrund nicht sinnvoll. Flexible Arbeitszeiten, Kernzeiten, flexibler Schulbeginn (zumindest an einigen Tagen) sind Ideen und Entwicklungen, die für unser individuelles Schlafbedürfnis sehr wichtig sein können. Unternehmen und Schulen sollten die Möglichkeit für einen ausreichenden Schlaf sichern. Eine Erreichbarkeit während 24 Stunden darf deshalb nur die Ausnahme sein. Begrenzte Arbeitszeiten müssen sein, und das ohne Anspruch auf Lesen und Beantworten elektronischer Mitteilungen rund um die Uhr. Alle sollten akzeptieren, dass man zu gewissen Zeiten nicht erreichbar ist und tatsächlich „abschalten" muss.

Die eigene Schlafqualität ist schwierig zu bewerten

Die Bewertung des eigenen Schlafs und unsere objektive Schlafqualität können stark voneinander abweichen. So schätzen wir unsere Einschlafzeit meist viel länger ein, als sie in Wirklichkeit ist. Und wir haben oft den Eindruck, dass wir nachts stundenlang wach lagen, obwohl wir eigentlich geschlafen haben. Gedanken sind kein eindeutiges Zeichen dafür, dass wir wach sind, denn gedankliche Aktivität findet auch im Schlaf statt. Im Extremfall können wir sogar den Eindruck haben, gar nicht geschlafen zu haben, obwohl wir mehrere Stunden stabilen Schlaf hinter uns haben. Zusätzlich ist unsere eigene Bewertung stark davon beeinflusst, wie wir uns beim Aufwachen fühlen und wie wir uns den eigenen idealen Schlaf vorstellen. Deshalb lohnt sich zum Beispiel das Wissen, dass für die meisten Menschen ein häufigeres Aufwachen mit dem Älterwerden ein ganz normaler Vorgang ist, den man einfach akzeptieren muss. Das Problem dabei ist, dass unsere subjektive Bewertung des Schlafs einen wichtigen Bestandteil der Wirkung darstellt, die Schlaf auf unsere Lebenszufriedenheit und Gesundheit hat. Wer denkt, er schlafe schlecht, der fühlt sich auch müde, schlapp, krank oder unzufrieden und ist objektiv tatsächlich weniger leistungsfähig und anfälliger für Erkrankungen. Wer sich durch Verkehrslärm, Kirchenglocken, Windräder, elektromagnetische Felder oder andere Dinge in seinem Schlaf gestört fühlt, den werden diese Geräusche beim Schlafen wirklich stören und die Bewertung des eigenen Schlafs verschlechtern. Unsere Bewertung ist also ein ganz entscheidender Faktor. Aber die Erkenntnis, dass unsere eigene Bewertung von unserer wirklichen Schlafqualität abweichen kann, ist ebenso wichtig. Denn ein als schlecht bewerteter Schlaf, der eigentlich ganz in Ordnung ist, lässt sich anders verändern als ausschließlich körperliche Schlafstörungen. Und wenn wir mal öfter nachts aufwachen, sollten wir uns nicht auch noch einreden, wie schlimm das ist. Denn auch mit wenig Schlaf kann man noch erstaunlich gut funktionieren und schläft einfach in der nächsten Nacht wieder mehr.

Schlaf und Wachheit hängen zusammen

Unser Schlaf und unsere Aktivitäten während des Tages hängen zusammen. Wenn wir am Tag zufrieden und gelassen sind und uns wohlfühlen, dann können wir meistens auch gut schlafen, vor allem, wenn wir am Tag gefordert, körperlich und geistig aktiv sind, Neues ausprobieren und soziale Kontakte pflegen. Eine stärkere Tagesaktivität sollte also einen guten Schlaf begünstigen. Deshalb haben einzelne soziale Aktivitäten, die uns Freude bereiten, erst mal Vorrang vor dem Schlaf, vor allem, wenn man ihn später nachholen kann. Wenn wir dagegen tagsüber angespannt, gestresst, voller Sorge und unzufrieden sind, dann überträgt sich dies auch auf den Schlaf. Wir können also am Tag üben, abzuschalten und Pausen zu machen, um damit das Einschlafen am Abend zu erleichtern. Wir können uns am Tag beispielsweise wiederholt daran erinnern, weniger oft die Zähne zusammenzubeißen, dann machen wir es auch in der Nacht seltener. Wir müssen uns also während des Wachseins gut um uns kümmern, um auch gut zu schlafen. Und bei bestimmten Ein- und Durchschlafstörungen lohnt es sich sogar, weniger zu schlafen, um den Schlaf zu verbessern. Schlaf ist also auf keinen Fall die Lösung für alle unsere Probleme; stattdessen müssen wir sie am Tag angehen, um gut schlafen zu können.

Schlaf ist ein Frühwarnsystem

Schlaf muss in unserem Gesundheitssystem und in der Prävention einen wichtigen Stellenwert bekommen. Hausärzte und Therapeuten brauchen eine Grundausbildung in Schlafprozessen und sollten bei Gesprächen mit Patienten den Schlaf immer kurz mit ansprechen. Und sie sollten nicht einfach Medikamente verschreiben, sondern die Patienten je nach Problem auf die verschiedenen Möglichkeiten der Selbstbehandlung, auf Online-Programme, Schlafspezialisten und Kliniken verweisen. Schlafprobleme könnten durchaus als eine Art Frühwarnsystem genutzt werden, um gerade Erschöpfungserscheinungen, Burnout oder Depressionen frühzeitig zu behandeln oder ihr Auftreten sogar zu verhindern. Es braucht außerdem ein niederschwelliges Beratungssystem für Schlafschwierigkeiten und Schlafstörungen: Menschen sollten nicht unbedingt zum Arzt gehen müssen, um Fragen über ihren eigenen Schlaf stellen zu können. Ein Beratungsnetzwerk könnte viele Unsicherheiten und Fragen schon im Vorfeld beantworten und dabei helfen, Schlafstörungen frühzeitig zu erkennen und eventuelle Behandlungen zu empfehlen.

Optimal schlafen

Schlafoptimierung ist sinnvoll, wenn der eigene Schlaf zu kurz, zu lang oder nicht ausreichend gut ist. Wenn wir jedoch für unser Alter bereits lange und gut genug schlafen, lässt sich der Schlaf wahrscheinlich nicht weiter optimieren. Was aber genau unser individuell optimaler Schlaf ist, bleibt meist offen – deshalb lohnt es sich, auszuprobieren, ob und wie man seinen Schlaf verbessern kann. Einige Methoden und Ansatzpunkte haben Sie in diesem Buch kennengelernt. Seien Sie mutig, seien Sie experimentierfreudig mit sich und Ihrem Schlaf. Denn auch hier lohnt es sich, Gewohnheiten infrage zu stellen und neue Erfahrungen zu machen.

Nimmt man alle Tipps zusammen, wie sähe dann ein perfekter Tagesablauf für einen optimalen Schlaf aus?

- Am Morgen nach dem Aufstehen einen Spaziergang machen bei Tageslicht
- Während des Tages eine gesunde und ausgewogene Ernährung
- Eine sinnvolle und erfüllende Tätigkeit
- Zeit für Pausen, Hobbys und soziale Kontakte, möglichst viel Zeit draußen verbringen
- Keine existenziellen und finanziellen Sorgen, eine sichere Wohngegend, keine Diskriminierung
- Am frühen Abend Sport treiben und aktiv sein, draußen gerne mit Blaulichtfilterbrille
- Eine leichte Mahlzeit am Abend mit ein paar Sauerkirschen
- Danach bewusst entspannen, meditieren oder Qigong machen
- Vielleicht noch etwas lernen oder wiederholen
- Tagwerk bewusst abschließen, digitale Medien abschalten, sich an der eigenen Nichterreichbarkeit erfreuen
- Das Bettritual mit einem warmen Bad zur üblichen Zeit einleiten
- In das nach Lavendel duftende, dunkle, ruhige und kühle Schlafzimmer gehen
- Den bequemen, luftigen, der Jahreszeit angepassten Schlafanzug anziehen
- Sich in das leicht schaukelnde und perfekt temperierte Bett legen
- Schlafhypnose zum Einschlafen anhören
- Morgens ohne Wecker aufwachen und wieder einen Morgenspaziergang machen

Natürlich ist diese Auflistung nicht ganz ernst gemeint. Doch sie zeigt noch einmal deutlich, dass die meisten Tipps für den guten Schlaf eigentlich Vorgänge betreffen, die am Tag während unserer Wachheit stattfinden. Probieren Sie also die Empfehlungen aus, die Ihnen am besten gefallen und die für Sie am besten wirken.

Vielen Dank für Ihr Interesse und das Lesen dieses Buches. Ich wünsche Ihnen viel Experimentierfreude beim Kennenlernen Ihres individuellen Schlafs!

Der Autor

Björn Rasch ist Professor für kognitive Biopsychologie und Methoden an der Universität Fribourg in der Schweiz und ein international anerkannter Experte im Bereich der Schlafforschung. Er hat an den Universitäten Trier, Rutgers-Newark (USA), Lübeck, Basel, Zürich und Fribourg geforscht und gelehrt. Der Fokus seiner Forschung liegt auf der Verbindung zwischen Psyche und Schlaf. In seinen vielbeachteten Arbeiten konnte er zeigen, dass die Gedächtnisbildung durch die Darbietung von Düften oder Wörtern im Schlaf verbessert wird. Im Rahmen eines von der EU-geförderten Projekts untersucht er zur Zeit, wie sich die Qualität des Schlafs mit psychologischen Mitteln verbessern lässt, zum Beispiel durch Gedanken, Vorstellungen, Hypnose, Musik oder Entspannungstechniken.

Björn Rasch schläft selbst nicht immer perfekt, vor allem wenn ihm seine beiden Töchter Ronja und Charlotte den Schlaf verkürzen. Doch er kennt seinen eigenen, ganz persönlichen Schlaf und hat gelernt, das Beste daraus zu machen.

Sachwortverzeichnis